Oposiciones
Fisioterapia
3.000
preguntas
de examen tipo test

**Proporción de
respuestas correctas**

A 660   22,0%
B 735   24,5%
C 765   25,5%
D **840**   **28,0%**

Total en este ejemplar: **3.000**

RESPUESTAS

1 B	26 C	51 A	76 B
2 B	27 C	52 D	77 D
3 B	28 B	53 B	78 C
4 A	29 C	54 B	79 A
5 D	30 D	55 A	80 C
6 B	31 B	56 C	81 D
7 A	32 C	57 D	82 D
8 D	33 D	58 D	83 D
9 C	34 C	59 C	84 A
10 A	35 D	60 D	85 A
11 D	36 B	61 B	86 A
12 C	37 B	62 D	87 C
13 A	38 C	63 B	88 C
14 B	39 D	64 A	89 B
15 A	40 A	65 B	90 D
16 B	41 C	66 A	91 C
17 B	42 B	67 D	92 A
18 B	43 C	68 B	93 A
19 A	44 A	69 D	94 B
20 C	45 D	70 D	95 A
21 A	46 A	71 C	96 A
22 D	47 A	72 A	97 D
23 D	48 C	73 B	98 A
24 C	49 B	74 A	99 A
25 A	50 D	75 B	100 B

FALLOS

1. Un paciente con riesgo de sufrir una espondilolistesis a nivel lumbar puede practicar:

a. Natación (estilo braza o mariposa)
b. Trabajo muscular lumboabdominal
c. Patinaje artístico
d. Gimnasia rítmica

2. Sobre las amputaciones del miembro superior, es FALSO:

a. En la amputación a nivel del antebrazo se facilita el uso de una prótesis mioeléctrica
b. En la desarticulación de la muñeca se puede conseguir una buena protetización
c. La desarticulación del codo no es un buen nivel de amputación
d. En la amputación del primer dedo de la mano pueden encararse ciertas intervenciones de reconstrucción para que pueda existir la posibilidad de realizar una pinza

3. En el tratamiento fisioterápico de la meniscectomia del menisco interno, en fase 1: 24-48 horas NO está indicado:

a. Crioterapia: 15 minutos cada 2-3 horas
b. Isométricos de Aductores
c. Vendaje compresivo
d. Movilización activa de dedos y cadera con rodilla en extensión

4. Cuál de los siguientes efectos terapéuticos NO está producido por la aplicación local de frío:

a. Disminución de la diuresis
b. Disminución del espasmo muscular
c. Disminución de la hipoxia tisular
d. Aumenta la viscosidad de la sangre

5. Uno de los siguientes indicadores para monitorizar las desigualdades de género en Salud es FALSO:

a. Tasa de accidentabilidad en el espacio doméstico
b. Prevalencia de dependencia funcional
c. Prevalencia global de problemas de salud crónicos
d. Buena salud percibida

6. En la prevención de patologías cardiovasculares, qué efecto beneficioso tiene un programa de ejercicio regular y prolongado:

a. Disminuye el tiempo de coagulación
b. Reduce las resistencias vasculares periféricas totales
c. Disminuye el proceso de formación de colesterol HDL
d. Aumenta la resistencia a la insulina y la tolerancia a la glucosa

7. Sobre la utilización del reflejo de estiramiento en la facilitación neuromuscular propioceptiva, es FALSO:

a. Está más indicada en inestabilidades articulares
b. Está contraindicada en caso de dolor
c. Se realiza en la iniciación del movimiento
d. Aumenta la fuerza de la musculatura

12.621 84350?LV000068/1014 [4274520&3]

Oposiciones
Fisioterapia
3.000 preguntas
de examen tipo test

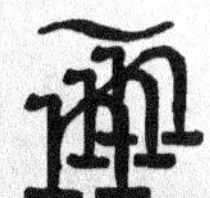

Triple Eñe Ediciones / TapaBlanda
ISBN: 978-8412019681

Fotos de portada: **Urike Mai** Ciudad del Cabo-Sudáfrica [Pixabay]
Interiores: **Angelo Esslinger** Wörth / Alemania y **Andreas** / Alemania [Pixabay]

Diseño y maquetación: **Daniel García** [www.daninet.net]

Última modificación: **26 de septiembre de 2023**

Yo también pasé por ello...

Estimado/a opositor/a; este volumen pretende ayudarte en tu tarea de estudio.
Recopila convocatorias de exámenes reales como repaso

Puedes hacernos llegar cualquier sugerencia de mejora que estimes oportuna

Yo también recorrí el duro camino del opositor y ahora sólo espero
humildemente haber podido facilitarte el tuyo

Agustín Odriozola Kent

PUEDEN INTERESARTE:

Técnico de Laboratorio	Auxiliar Administrativo	Técnico de Farmacia	Constitución Española

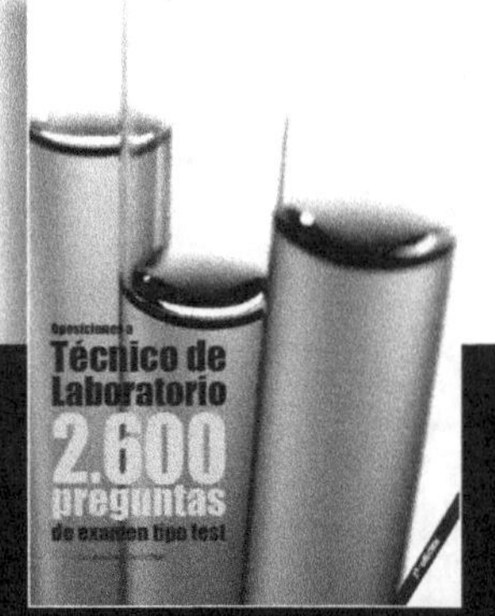

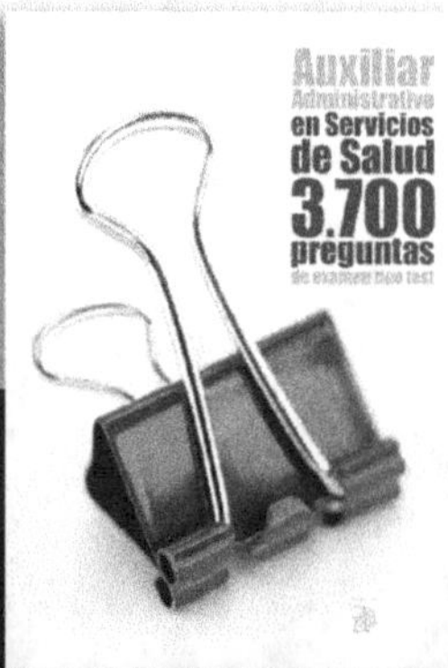

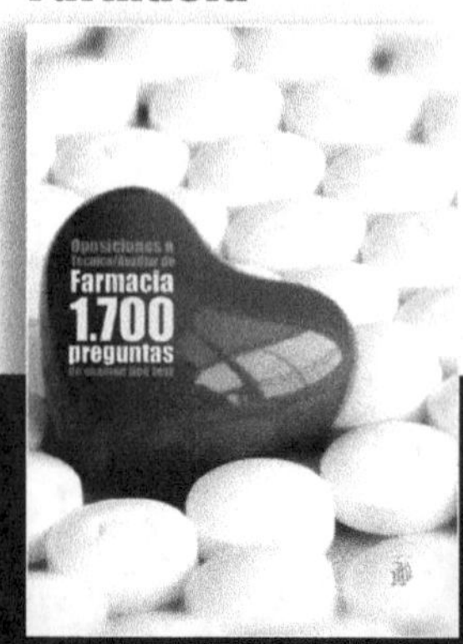

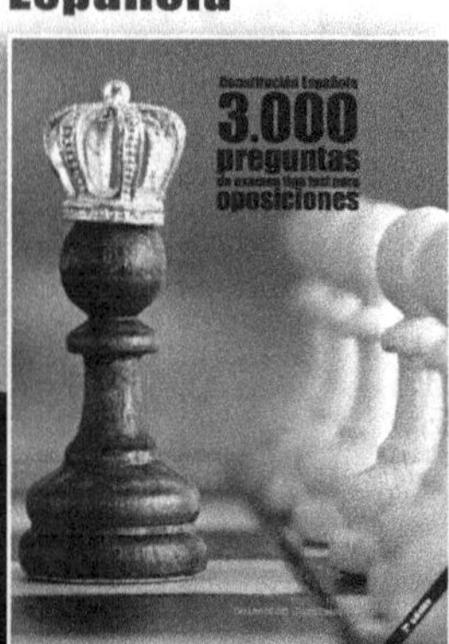

2.600 preguntas	3.700 preguntas	1.700 preguntas	3.000 preguntas

ADEMÁS, CELADOR, PEDIATRÍA Y MÁS TÍTULOS EN AMAZON Y EN:
WWW.CACAHUETEST.COM/SHOP

8. En el tratamiento de la torsión interna o externa del esqueleto tibial en el niño, sería una indicación INCORRECTA:

a. Aprendizaje de otras actitudes posturales
b. Ejercicios de movilización pasiva y activos en corrección
c. Ejercicios de corrección activa de la marcha
d. Férula de Capener

9. La postura de drenaje bronquial del lóbulo inferior, segmento apical es:

a. Decúbito supino, con pie de la cama elevado 35 grados
b. Decúbito supino con rodillas ligeramente flexionadas
c. Decúbito prono con almohada debajo de las caderas
d. Sentado erguido

10. Es una osteocondritis disecante:

a. Enfermedad de König
b. Enfermedad de Legg- Perthes-Calve
c. Enfermedad de Scheuermann
d. Enfermedad de Köhler

11. En la parálisis de Duchene-Erb, el lactante puede realizar:

a. Abducción de brazo
b. Rotación externa de brazo
c. Supinación de antebrazo
d. Prensión

12. En la enfermedad de Duchenne, es FALSO:

a. Frecuente retraso psicomotor
b. Forma hereditaria ligada al cromosoma X
c. Disminución del volumen de las pantorrillas
d. Camina con marcha de pato

13. Los objetivos de fisioterapia NO deben:

a. Estar dirigidos por la consecución de los objetivos
b. Estar centrados en el paciente
c. Ser descritos en términos de logros del paciente
d. Ser realistas y enunciados con precisión

14. Sobre los baños de Nauheim:

a. No se pueden preparar de forma artificial
b. Son baños carbónicos cuyas aguas tienen gran riqueza en CO2
c. Dan sensación de baño frío
d. Suelen estar a una temperatura de entre 15º y 20º

15. Si en la exploración clínica de un paciente encontramos parestesias al pedirle que realice una flexión máxima del carpo, sospecharemos:

a. Compresión del mediano
b. Atropamiento cubital
c. Cervicobraquialgia
d. Parálisis radial

16. En el drenaje linfático manual, según Vodder, el lugar de aplicación para la manipulación en giros será:

a. Sobre la ingle
b. En grandes zonas corporales como la espalda
c. En los antebrazos y las pantorrillas
d. En la cabeza y cuello

17. Sobre el tratamiento conservador de la luxación anterior de hombro, es FALSO:

a. El periodo de inmovilización es variable y depende de la edad del paciente
b. El objetivo prioritario del tratamiento es optimizar la movilidad del hombro
c. Las maniobras de provocación y extensión estarán restringidas durante el tratamiento
d. Los ejercicios en cadena cinética cerrada al inicio del reforzamiento muscular ayudarán a mejorar la estabilidad del hombro

18. Sobre los reflejos tónicos cervicales en la parálisis cerebral infantil:

a. Los estímulos provienen de los laberintos
b. La extensión de la cabeza aumenta el tono extensor de los miembros superiores. En los miembros inferiores reduce el tono extensor y un aumento relativo del tono flexor
c. La rotación de la cabeza causa flexión de las extremidades hacia las cuales se rota la cabeza (miembros faciales) y extensión en los miembros hacia los cuales se rota el occipucio (miembros craneales)
d. La extensión de la cabeza aumenta el tono extensor de las cuatro extremidades

19. Sobre la educación terapéutica del 'mantenimiento de la cabeza' utilizada por Le Métayer:

a. Se justifica su estimulación por ser una de las posiciones antigravitatorias esenciales
b. Tiene como objetivo el aumento de las contracciones de los músculos extensores de la nuca y del eje corporal
c. Utiliza la posición de sentado, manos y miembros superiores dirigidos hacia la cabeza, mientras el bebé agarra los pulgares del observador
d. Trata de excluir los medios de estimulación disponibles para estabilizar el mantenimiento de la cabeza

20. Sobre la fase II o ambulatoria tras infarto de miocardio:

a. Su objetivo es la movilización precoz del paciente
b. Dura aproximadamente una semana
c. La intensidad del ejercicio viene determinada por la realización de la prueba de esfuerzo
d. En todo caso la frecuencia cardíaca del entrenamiento debe encontrarse entre el 40 y el 45% de la frecuencia cardíaca máxima

21. En una valoración urogenital, si realizamos una inspección de la zona perineal, observaremos varios efectos sobre el periné. Indique la FALSA:

a. Si le pedimos a la paciente una contracción activa de la zona perineal y observamos que hay una contracción aceptable veremos como toda la zona perineal se desplazará hacia abajo, cerrando la entrada vaginal
b. Si le pedimos a la paciente una contracción activa de la zona perineal y observamos que no hay respuesta puede ser debido a una falta de concienciación de esta región del cuerpo o a una falta de fuerza muscular
c. Si durante la valoración solicitamos a la paciente que tosa podemos valorar la incompetencia abdominal y cómo repercute sobre el periné
d. Si durante la valoración solicitamos a la paciente que tosa y observamos que el periné se abomba en su totalidad, puede ser signo de hipotonía y mal efecto amortiguador

22. Es característico de las Turbas:

a. Gran plasticidad, homogeneidad, capacidad térmica, escaso poder de conductividad e índice de enfriamiento bajo
b. Color amarillo-verdoso, consistencia gelatinosa, escasa plasticidad, conductividad y capacidad térmica elevada
c. Su componente sólido es de origen orgánico, y su componente líquido está formado por aguas no sulfuradas
d. Baja plasticidad, menor homogeneidad, escasa conductividad e índice de enfriamiento bajo

23. Es una contraindicación del masaje transverso profundo:

a. Entesitis
b. Tortícolis
c. Fascitis
d. Bursitis

24. Cuáles son las características de las duchas de Kneipp:

a. Duchas alternantes, sin presión y de caudal abundante
b. Duchas con presión y temperatura alternante
c. Duchas normalmente frías, sin presión y de abundante caudal
d. Duchas combinadas con masaje

25. En el tratamiento fisioterápico de la fractura de diáfisis del fémur habrá que potenciar los siguientes músculos, pero especialmente:

a. Glúteo medio   b. Cuadriceps
c. Isquiotibiales   d. Tríceps

26. En el tratamiento de urgencia de un esguince de tobillo, NO se debe:

a. Colocar un vendaje de contención
b. Aplicar crioterapia 20 min cada 3-6 horas
c. Apoyar progresivamente en el suelo durante las primeras horas
d. Elevar el miembro afecto

27. Sobre las técnicas espiratorias lentas utilizadas en fisioterapia respiratoria, es FALSO:

a. Son bien toleradas en pacientes con estados de fatigabilidad aumentada
b. Pueden ser utilizadas en enfermos con inestabilidad bronquial
c. Son de elección para la depuración de vías aéreas proximales
d. Pueden se aprendidas por el propio paciente por lo que favorecen la cooperación del paciente en el tratamiento

28. Sobre el corsé de Boston para la escoliosis:

a. Es un corsé pasivo
b. Se utiliza en escoliosis dorso-lumbares de vértice inferior a T8
c. Se utiliza en escoliosis dorso-lumbares de vértice superior a T8
d. Requiere la colocación de un yeso previo

29. En el muñón de un amputado por encima de rodilla, es FALSO:

a. El vendaje debe incluir la cadera
b. El vendaje debe tender hacia la extensión de cadera
c. El vendaje debe tender hacia abducción de la cadera
d. El vendaje acostumbrará al muñón a una compresión

30. En el tratamiento fisioterápico tras fractura del pulgar realizaremos cinesiterapia pasiva con movimientos de:

a. Oposición
b. Retropulsión de TMC (trapecio metacarpiana)
c. Apertura de la primera comisura
d. Todas son ciertas

31. Cuál de estas técnicas es una prueba válida para el diagnóstico de la fibrosis quística:

a. Gasometría
b. Test del sudor
c. Espirometría
d. Test del aliento

32. En cuál de estos modelos de educación para la salud la población diana es exclusivamente la demandante y la información es básicamente unidireccional:

a. Modelo preventivo
b. Modelo comunitario
c. Modelo biomédico
d. Modelo experimental

33. En un paciente con escoliosis leve: menor a 20º:

a. La actividad física que realice el paciente debe ser igual que el resto de adolescentes
b. Hay que evitar que desarrolle sensación de enfermedad
c. Los pacientes esqueléticamente inmaduros deben ser examinadas radiológicamente cada 6 meses
d. Todo lo anterior es cierto

34. En amputaciones del miembro inferior, cuál de estos tipos de pies protésicos se considera uniaxial:

a. Pie Seattle
b. Pie SAFE
c. Pie SACH
d. Pie ST o dinámico

35. NO es un principio propio de la facilitación neuromuscular propioceptiva:

a. La consideración de las potencialidades del paciente
b. Movimiento dirigido hacia un fin
c. El trabajo según el desarrollo normal motor
d. La realización de movimientos específicos aislados

36. Sobre el síndrome del túnel carpiano, es FALSO que:

a. Es la neuropatia por atrapamiento más frecuente
b. Es raro el comienzo agudo
c. Debe diferenciarse del síndrome del pronador
d. El enfermo describe las molestias como hormigueo y tumefacción de la mano de carácter progresivo

37. Sobre la prevención de rigideces articulares y contracturas, es esencial realizar un tratamiento postural desde el primer día postoperatorio:

a. Cuando la amputación conserva la articulación del codo, el muñón debe colocarse en pronación si es largo y en supinación si es corto, manteniendo una flexión de codo de unos 65-70º
b. Cuando la amputación conserva la articulación del codo, el muñón debe colocarse en pronación si es corto y en supinación si es largo, manteniendo una flexión de codo de unos 65-70º
c. En amputados a nivel del brazo el muñón debe adoptar la posición de Adducción y Rotación neutra
d. En amputados a nivel del brazo el muñón debe adoptar la posición de Abducción y Rotación externa

38. Según el concepto Bobath, las reacciones que aparecen sólo cuando no existe otra posibilidad más económica para mantener el equilibrio son las reacciones de:

a. Ajuste postural automático
b. Equilibrio
c. Enderezamiento
d. Apoyo

39. El tratamiento de fisioterapia en la unidad de cuidados intensivos tras transplante pulmonar NO incluye:

a. Cinesiterapia pasiva para mantener los recorridos articulares
b. Cambios posturales para evitar las úlceras por presión
c. Control respiratorio para estimular la respiración diafragmática
d. Estimulación reflejo tusígeno para mantener las vías aéreas permeables

40. Qué tipo de articulación es la subastragalina:

a. Artrodia
b. Trocoide
c. Anfiartrosis
d. Encaje recíproco

41. Las fracturas muy desplazadas del cuello quirúrgico del húmero generalmente producen:

a. Lesión del nervio radial
b. Lesión del plexo braquial
c. Lesión de la vena y arteria axilares, y del nervio circunflejo
d. Lesión del nervio mediano

42. En un estudio que relaciona perímetro torácico, el número de pacientes y las sesiones de fisioterapia percibidas, las variables son de tipo:

a. El perímetro torácico y las sesiones de fisioterapia son variables continuas y el número de pacientes es una variable discreta
b. El perímetro torácico es una variable continua y las sesiones de fisioterapia y el número de pacientes son variables discretas
c. El perímetro torácico es una variable discreta y las sesiones de fisioterapiay el número de pacientes son variables continuas
d. El perímetro torácico y las sesiones de fisioterapia son variables discretas, y el número de pacientes es una variable continua

43. Una maniobra rápida que se realiza de forma enérgica para vencer adherencias, forzando la articulación dentro de límites fisiológicos, es:

a. Movilización pasiva relajada
b. Movilización pasiva forzada mantenida
c. Movilización pasiva forzada momentánea
d. Movilización activa relajada.

44. En la suspensión pendular descentrada, con el paciente en decúbito supino, si queremos realizar un trabajo más intenso de los adductores de la cadera colocaremos el unto de anclaje de la suspensión:

a. En la vertical del extremo distal de la extremidad a movilizar, desplazado hacia el exterior
b. Al aplomo del extremo distal de la extremidad a movilizar
c. En la prolongación de la extremidad a movilizar
d. A nivel de la cadera a movilizar, desplazado lateralmente

45. Sobre el test de los 6 minutos marcha:

a. Es un test normalizado, que permite la evaluación de la capacidad de esfuerzo en el enfermo respiratorio
b. Existe una correlación demostrada entre la distancia recorrida en 6 minutos y el consumo de oxígeno máximo
c. La prueba debe ser realizada preferiblemente, en el interior para evitar fenómenos atmosféricos
d. Todas son ciertas

46. Qué eje describe los movimientos de la articulación tibio-tarsiana:

a. Eje coronal, al ser una articulación troclear
b. Eje de Henke, al tener un eje común con el tarso
c. Eje coronal y otro anteroposterior, al ser una articulación condilea
d. Ninguna de las anteriores

47. Con qué otro nombre es también conocida la 'enfermedad de Scheuermann':

a. Distrofia raquídea de crecimiento
b. Condrodisplasia raquídea aislada
c. Osteocondrosis deformante
d. Osteítis aséptica

48. Cuál de estos sonidos NO puede considerarse patológico en la auscultación pulmonar:

a. Crepitantes
b. Estertores finos
c. Murmullo vesicular
d. Sibilantes

49. Señale la INCORRECTA sobre los nociceptores musculares:

a. Responden a contracciones sostenidas del músculo
b. No responden a la isquemia
c. Pueden ir asociados a las fibras A-delta
d. Responden a la bradicinina y serotonina

50. Localización más frecuente de la espina bífida:

a. Dorsolumbar
b. Torácica
c. Cervical
d. Lumbosacra

51. A qué nivel se sitúa la lesión en la parálisis de Déjerine-Klumpke:

a. C7-C8-D1
b. C5-C6
c. C4-C5
d. D1-D2

52. Sobre la enfermedad de Sinding-Larsen y Johannson:

a. Es un tipo de necrosis aséptica que aparece más frecuentemente en varones de 4 a 8 años
b. Osteonecrosis de la cabeza del húmero que suele empezar en la adolescencia
c. Es importante prolongar la fase de descarga hasta que la reosificación haya acabado
d. Están indicados vendaje funcional, ultrasonidos y crioterapia

53. En una artroplastia de cadera, para prevenir la luxación de la prótesis debemos evitar los movimientos combinados de:

a. Flexión+aducción+rotación externa
b. Flexión+aducción+rotación interna
c. Flexión+abducción+rotación externa
d. Flexión+abducción+rotación interna

54. Dentro de las técnicas de hidroterapia general, las afusiones hacen referencia a:

a. Baños de agua salada
b. Derramar agua sobre el cuerpo a bajas temperaturas
c. Envolturas frías con sábanas mojadas
d. Baños de contraste

55. Sobre los ejercicios de débito inspiratorio controlado (EDIC) utilizados en fisioterapia respiratoria, es FALSO:

a. Correspondan a maniobras inspiratorias rápidas y superficiales seguidas de parada inspiratoria
b. Se realicen en decúbito lateral, situando la región a tratar en posición no dependiente
c. Produzcan una apertura de la ventilación colateral y la llegada de aire a espacios aéreos periféricos
d. Sea una técnica indicada en procesos que cursen con condensación pulmonar y atelectasias localizadas

56. Estudio en el que dos grupos de personas, unas con factor de riesgo (cohorte expuesta) y otras sin factor de riesgo (cohorte no expuesta) se comparan durante un tiempo con el fin de observar la aparición y evolución de la enfermedad o el efecto que se investiga:

a. Estudio manipulativo
b. Estudio descriptivo
c. Estudio prospectivo o análisis de causa-efecto
d. Estudio de casos-controles

57. Indique la correcta:

a. El largo del cuello, por su disposición, es inversor de la columna cervical
b. El largo de la cabeza, el recto anterior mayor y el recto lateral pueden ser inversores cervicales, si el largo del cuello les ofrece un potente punto fijo inferior sobre la columna cervical
c. En exceso, la musculatura hioidea provoca una inversión cervical centrada en C4-C5
d. Son ciertas B y C

58. Qué es el umbral galvanotétano:

a. La intensidad mínima que logra una contracción muscular con estímulos progresivos
b. El producto del coeficiente de acomodación por la cronaxia
c. El producto del coeficiente de acomodación por la reobase
d. Son ciertas A y C

59. En pacientes diabéticos con infección del antepié, cuál de los siguientes niveles de amputación se realiza con más frecuencia:

a. Amputación de Syme
b. Amputación de Chopart
c. Amputación Transmetatarsiana
d. Amputación de Lisfranc

60. Entre las aplicaciones terapéuticas de la ondas de choque está:

a. La pseudoartrosis y retardos de consolidación
b. Epicondilitis y fascitis plantar
c. Calcificaciones tendinosas
d. Todas las anteriores

61. En un amputado transfemoral, el vendaje del muñón debe hacerse:

a. Con venda no elástica
b. Con presión decreciente, de distal a proximal del muñón
c. Solamente 3 veces a la semana
d. Se quitará por las noches para que descanse el paciente

62. Sobre las medidas de contención-compresión de los miembros en el tratamiento y/o prevención de la insuficiencia venosa crónica:

a. La compresión elástica ejerce una presión activa y permanente sobre la piel comprimida y los tejidos blandos subyacentes
b. La contención puede mantenerse durante la noche aunque la compresión elástica deba retirarse
c. La compresión está contraindicada cuando existe una dermatitis infectada
d. Todas son ciertas

63. NO es un punto de estimulación propio de la reptación refleja (terapia Vojta):

a. Epicóndilo medial brazo facial
b. Tuberosidad lateral del calcáneo facial
c. Espina iliaca antero superior facial
d. Acromion nucal

64. La de Kocher-Lorenz es una fractura:

a. del capitellum del húmero que afecta al cartílago articular y a una mínima porción del hueso subcondral
b. de la diáfisis del cúbito asociada a la luxación de la cabeza del radio
c. de la epitróclea del húmero desplazada por la tracción de los músculos flexores de la muñeca
d. del capitellum de húmero que afecta a un fragmento importante del capitellum

65. Sobre las corrientes de Traebert:

a. Proceden de la rectificación de la corriente galvánica
b. Su efecto analgésico es inmediato de corta duración
c. Estimulan selectivamente fibras delgadas
d. No poseen componente galvánico

66. Tras una luxación traumática de la cadera, importante complicación a corto plazo que hay que evitar:

a. Necrosis de la cabeza femoral, cuando hubo lesión vascular
b. Coxartrosis
c. Osteoporosis
d. Ninguna de las anteriores

67. Sobre la fase I del programa de rehabilitación cardiaca tras infarto agudo de miocardio:

a. Puede iniciarse el ejercicio a las 48 horas del ingreso si el paciente es hemodinámicamente Estable

b. El nivel de actividad permitido es de 1-2 MET

c. Las actividades no deben ocasionar un aumento de la frecuencia cardiaca superior a los 10-20 latidos sobre el valor basal

d. Todas las condiciones deben ser observadas para la programación de la actividad en estas fases

68. En la evaluación muscular analítica, basada en la escala de 6 niveles propuesta por Williams, Daniels y Worthigam, en 1958 daremos como valoración 3, cuando:

a. Existe contracción muscular, palpable con los dedos, sin ningún movimiento posible

b. El movimiento es posible, en toda su amplitud, contra la acción de la gravedad

c. El movimiento es posible, en toda su amplitud, contra la acción de la gravedad y contra resistencia manual de mediana intensidad

d. Se vence una resistencia manual máxima

69. En el tratamiento de la vejiga hiperactiva NO está indicado:

a. Electroestimulación transcutánea del nervio tibial posterior

b. Reeducación vesical: programación de las micciones

c. Administración de fármacos anticolinérgicos

d. Reeducación vesical: aumento de la ingesta de líquidos y bebidas excitantes

70. El trabajo del fisioterapeuta de Atención Primaria se centrará en:

a. La salud en el anciano

b. La salud laboral

c. La salud escolar

d. Todas son correctas

71. En el tratamiento fisioterápico tras meniscectomía los objetivos principales son:

a. Iniciar apoyo progresivo del miembro inferior desde el primer día

b. Ganar flexión completa de rodilla lo antes posible

c. Mantener extensión completa de rodilla y recuperar el cuádriceps

d. Fortalecer musculatura isquiotibial

72. Sobre las corrientes de estimulación muscular:

a. La cronaxia de un nervio normal es menor que la cronaxia de un músculo denervado

b. El pulso triangular precisa una intensidad de 2 a 5 veces inferior al pulso cuadrangular

c. La corriente de Koth es una forma de corriente tipo TENS

d. La estimulación eléctrica en la espasticidad no tiene ninguna indicación

73. La miotonía congénita de Thomsen:

a. Está asociada a una distrofia muscular

b. Es una miotonía congénita dominante

c. Comienza en el adulto joven

d. Empeora con la repetición del movimiento

74. Agente físico más indicado para aumentar el flujo sanguíneo, la tasa metabólica y la extensibilidad de los tejidos blandos, a nivel superficial:

a. Bolsa caliente (hot pack)

b. Bolsa de hielo (cold pack)

c. Vendaje elástico

d. Ultrasonido

75. La palanca que se establece en el pie durante el movimiento de flexión plantar en carga por la acción concéntrica de los gemelos es de...

a. Primer género, siendo el fulcro la articulación tibio-tarsiana

b. Segundo género, siendo la resistencia el peso del cuerpo

c. Tercer. género, por aplicarse fuerza en un punto intermedio entre el fulcro y la resistencia

d. Depende del ángulo de tracción de la fuerza

76. La maniobra de Heimlich tiene como objetivo:

a. Garantizar la deglución en apnea

b. Eliminar la obstrucción aguda de la vía aérea en casos de atragantamiento

c. Evitar la penetración de residuos a nivel laríngeo

d. Modificar el flujo y dirección gravitacional del bolo alimenticio

77. En el tratamiento fisioterápico del síndrome del desfiladero torácico es importante la corrección de la actitud profesional evitando:

a. Brazo en abducción

b. Brazos por encima de la cabeza

c. Actividad que cizalle costilla y clavícula

d. Todo lo anterior es cierto

78. La enfermedad de Erb-Goldflam:

a. Es más frecuente en los hombres

b. Está indicado el tratamiento con ejercicios activos y/o resistidos previo al calentamiento de la musculatura (fango, infrarrojos, masaje)

c. Los primeros síntomas aparecen en los músculos inervados por los pares craneales motores

d. Hay una esclerosis masiva de la piel, debida a la degeneración del tejido colágeno de la dermis

79. La oftalmoplejía internuclea es un signo clásico de:

a. Esclerosis múltiple

b. Esclerosis lateral amiotrófica

c. Parkinson

d. Traumatismo cráneo-encefálico

80. Cuando hablamos de corrientes de Le Go, nos referimos a:

a. Corrientes ondulatorias con una frecuencia de 50 Hz y 100 Hz

b. Corrientes compuestas por impulsos elementales rectangulares de 1, 1.5, 2 ms de duración. Cada tren de impulso tiene un ritmo correspondiente a un tercio de segundo o a un segundo. El ciclo aperiódico completo en un minuto comprende 36 trenes de estímulos cortos y largos, separados por reposo largo y corto

c. Son corrientes exponenciales cuyo impulso tiene una duración de 30-50 milisegundos y una pausa de 50-70 milisegundos, cuya frecuencia oscila entre 8 y 12 Hz

d. Ninguna de las anteriores es correcta

81. Entre los procedimientos más específicos de fisioterapia utilizados en la reexpansión del tejido pulmonar tras cirugía pulmonar NO se encuentra:

a. Expansiones costopulmonares

b. Espirometría incentiva

c. Presión espiratoria positiva durante la espiración

d. Vibración endógena

82. Como consecuencia de una enfermedad de Parkinson, un paciente puede presentar (señale la FALSA):

a. Dolores mal sistematizados de larga evolución

b. Fenómeno de festinación

c. Trastornos urinarios

d. Espasticidad

83. En un lactante con metatarso valgo, se harán:

a. Movilizaciones buscando la pronación de la parte anterior del pie

b. Movilizaciones pasivas a nivel de la articulación de Chopart

c. Solamente vendajes correctores

d. Movilizaciones pasivas a nivel de la articulación de Lisfranc

84. Ante un paciente con sacroileitis, sindesmofitos y entesopatías, habrá que sospechar que presenta:

a. Espondilitis anquilosante

b. Lupus Eritematoso

c. Esclerodermia

d. Síndrome de Reiter

85. Es FALSO respecto a los rayos ultravioleta (UV) que:

a. Son ondas electromagnéticas de muy baja frecuencia

b. Pueden aplicarse, de forma local o general

c. Los UVA son muy utilizados en cirugía estética, como los infrarrojos, por su efecto pigmentogénico

d. Se han utilizado en traumatología en los retardos de consolidación de las fracturas

86. Método en el que se toma la opinión de expertos en la materia para llegar a consenso:

a. Delphi
b. Brainstorming
c. Wintrebert
d. Impresiones de la comunidad

87. Sobre la siringomielia congénita:

a. La etiología es desconocida
b. La lesión se localiza en cordones anterolaterales de la médula
c. Son características las amiotrofias de distribución segmentaria
d. La exploración de extremidades inferiores demuestra exaltación de reflejos osteotendinosa y signo de Babinski

88. Se considera un esguince cervical postraumático de grado III cuando el paciente presenta:

a. Dolor en cuello
b. Dolor con signos musculoesqueléticos
c. Dolor con signo neurológicos
d. Dolor asociado a fractura luxación

89. Sobre la capacidad funcional de un tetrapléjico C6 tipo B (clasificación ASIA), es FALSO:

a. Podrá agarrar objetos ligeros
b. Es importante estirar mucho los músculos flexores de los dedos para que no se retraigan
c. Podrá impulsar la silla de ruedas por sus medios en superficies llanas
d. La capacidad respiratoria está disminuida

90. La exploración clínica de una insuficiencia del tendón del tibial posterior da como resultado:

a. Fatiga y dolor en cara palmar y plantar interna de pie y tobillo
b. Colapso del arco longitudinal medial
c. Valgo de retropié y signo exceso de dedos al observar los pies por detrás
d. La elevación del talón (posicion de puntillas) produce una varo de talón

91. El tratamiento preventivo de escaras NO incluye:

a. Masajes tróficos circulares profundos de los puntos de contacto
b. Movilizaciones regulares con finalidad circulatoria
c. Cambios frecuentes de posición, salvo si se usa colchón antiescaras
d. Vigilancia continua y sistemática para detectar la aparición de enrojecimientos

92. Deporte preferentemente indicado para prevenir la osteoporosis en miembros inferiores:

a. Marcha
b. Bicicleta
c. Natación
d. Ninguna de las tres

93. Sobre los ultrasonidos:

a. Utilizaremos US de baja frecuencia para el tratamiento de tejidos profundos
b. En la fonoforesis, necesitaremos saber cuál es la carga eléctrica de la sustancia a aplicar
c. En los procesos agudos, utilizaremos modo continuo con un menor número de sesiones
d. En los procesos crónicos, utilizaremos modo pulsátil con un menor número de sesiones

94. En la artritis reumatoide, índice que supone la suma total de los grados de dolor ejercidos al aplicar una presión sobre el margen de las siguientes articulaciones independientes: hombros, codos, muñecas, rodillas y tobillos. Considerando como un único grupo articular todas las MCF, IFP, MTF, columna cervical, acromioclaviculares y temporomandibulares, valorándolo de 0 a 3 con una puntuación máxima de 78:

a. Índice de Steinbrocker
b. Índice de Ritchie
c. Índice de Lee
d. Índice de Sollerman

95. Sobre la hiperflexión de tronco es FALSO que:

a. Hay compresión en la zona posterior del disco, distorsión discal, y presión del núcleo hacia adelante, más si hay carga adicional
b. El peso del tronco, los brazos y la cabeza queda suspendido por la zona lumbar
c. Se produce gran sobrecarga de la charnela lumbosacra, con sobreestiramiento de los ligamentos lumbares
d. El control se realiza por la contracción excéntrica de los erectores de CV, que no se contraen de forma efectiva a más de 60º de flexión

96. Sobre la hidroterapia, es FALSO:

a. El baño de Nauheim tiene efecto estimulante
b. Los baños escoceses o alternantes se emplean con el objetivo de facilitar la acción del sistema vascular
c. El baño de Hauffe se realiza en un pediluvio que comienza a temperatura indiferente y se va aumentando la temperatura hasta llegar a los 45 grados
d. El baño de Kneipp es un baño parcial de pies y piernas; el paciente pasea por un estanque con un nivel de agua de 10 a 20 centímetros y con el suelo de diferente naturaleza con el objeto de activar la musculatura intrínseca de los pies

97. En el diagnóstico funcional de desarrollo del 1er año de vida según el Método Munich un niño sano se mantiene en pie por sí solo apoyándose en las manos al final de qué mes:

a. 7° b. 8° c. 9° d. 10°

98. Qué contracción máxima produce mayor tensión muscular:

a. Excéntrica
b. Estática
c. Concéntrica
d. Las tres por igual

99. 'Cinemática' es:

a. El movimiento en sí mismo
b. El estudio del equilibrio
c. El estudio de la coordinación
d. Ninguna es correcta

100. Las compresas de Kenny transmiten el calor mediante:

a. Convección
b. Conducción
c. Conversión
d. Radiación

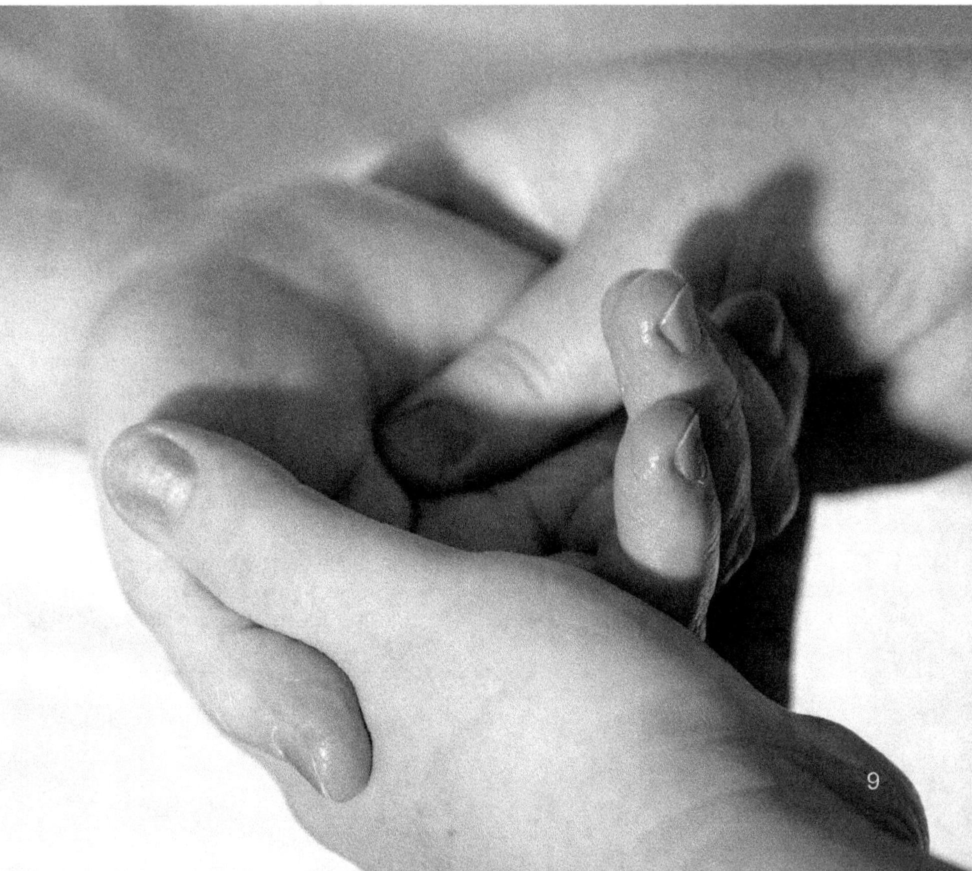

101 A	126 B	151 A	176 C
102 A	127 A	152 C	177 C
103 C	128 A	153 C	178 B
104 A	129 B	154 D	179 A
105 C	130 C	155 D	180 C
106 C	131 C	156 C	181 A
107 D	132 A	157 D	182 A
108 C	133 D	158 D	183 B
109 D	134 B	159 D	184 B
110 C	135 B	160 D	185 C
111 D	136 A	161 D	186 A
112 C	137 C	162 C	187 C
113 A	138 B	163 B	188 A
114 A	139 A	164 D	189 D
115 D	140 C	165 D	190 B
116 C	141 D	166 C	191 A
117 B	142 B	167 D	192 C
118 A	143 D	168 C	193 C
119 B	144 D	169 D	194 C
120 A	145 B	170 C	195 D
121 C	146 A	171 B	196 D
122 A	147 B	172 D	197 A
123 D	148 C	173 A	198 C
124 D	149 B	174 D	199 A
125 B	150 D	175 A	200 C

FALLOS:

101. Estudio en el que se registra la información según van ocurriendo los hechos:

a. Prospectivo
b. Transversal
c. Retrospectivo
d. Longitudinal

102. Sobre la enfermedad de Ledderhose:

a. El tratamiento de elección es el quirúrgico
b. Consiste en un atrapamiento del nervio interóseo entre el 2° y 3° dedos del pie
c. Produce un adormecimiento y hormigueo en la planta del pie
d. Cuando no se trata a tiempo, la deformidad produce un hundimiento del arco plantar

103. En la protetización de una amputación de Pirogoff, qué encaje resulta procedente:

a. Cesta pélvica
b. Encaje de cóndilos femorales
c. PTB (Patella Tendon Bearing)
d. Ninguno de los anteriores

104. En la escoliosis, es FALSO:

a. Las apófisis espinosas rotan hacia la convexidad
b. Las apófisis espinosas rotan hacia la concavidad
c. Las costillas del lado convexo se desvían posteriormente y se verticalizan
d. Las costillas del lado cóncavo se desvían anteriormente y se hacen más horizontales

105. En relación con las leyes que estableció Bourguignon sobre la cronaxia, es FALSO:

a. Todos los músculos sinergistas forman un grupo homogéneo con la misma cronaxia
b. En los músculos que realizan la misma función los proximales tienen cronaxias inferiores a los distales en proporción de 1: 2.5
c. Los músculos flexores tienen una cronaxia de valor doble que la de los músculos extensores
d. Son correctas A y B

106. En un lactante afecto de tortícolis congénita muscular izquierda por fibrosis del músculo esternocleidomastoideo, la posición de la cabeza será:

a. Flexión lateral derecha y rotación izquierda
b. Inclinación lateral derecha y extensión
c. Ligera hiperextensión cervical y retracción del hombro homolateral
d. Rotación izquierda y extensión

107. NO es un efecto terapéutico de la onda corta:

a. Incrementa la extensibilidad de las fibras de colágeno, mejorando la movilidad
b. Vasodilatación local con aumento del aporte de nutrientes
c. Aumento de la temperatura corporal y mejor oxigenación de tejidos
d. Ninguno de los tres lo es

108. Sobre la clínica de la fibromialgia, es FALSO que:

a. El dolor difuso que se refiere tanto a la espalda como a extremidades superiores e inferiores sea de carácter crónico
b. El dolor se exacerbe con estrés y cambios climáticos
c. El dolor siga un patrón mecánico
d. Se produzca una sensación global de cansancio e incapacidad para realizar tareas cotidianas

109. El examen de las alteraciones neuromotrices según Le Métayer NO incluye:

a. Evaluación de la postura
b. Evaluación de la regulación témporo-espacial
c. Evaluación de las posibilidades de control voluntario y de selectividad
d. Incluye todas las pruebas anteriores

110. Cuál NO es un objetivo de la intervención de Fisioterapia postransplante pulmonar. En el periodo que permanece el Paciente en la UCI son estos EXCEPTO:

a. Prevenir las complicaciones circulatorias con cinesiterapia activa
b. Estimular la respiración diafragmática y favorecer la insuflación del pulmón
c. Favorecer la higiene bronquial estimulando el reflejo de la tos
d. Evitar la aparición de úlceras por presión con cambios posturales

111. El manejo de una fractura de la extremidad distal del radio, debe tener en cuenta para favorecer una recuperación óptima que:

a. La contención no debe restringir el movimiento de la articulación metacarpofalángica
b. La muñeca no debe situarse en postura flexionada pues contribuye a la rigidez
c. Se debe prestar atención a la hinchazón limitante de la mano que puede contribuir a la rigidez y a la contractura de la musculatura intrínseca de la mano
d. Las tres son ciertas

112. Sobre la Escala de Tinetti:

a. Valora la capacidad de desarrollo de tareas que implican el manejo de utensilios habituales y actividades sociales del día a día
b. Consta de 30 ítems en 6 áreas diferentes
c. Se utiliza para valorar la marcha y el equilibrio
d. Se basa en el análisis de 4 aspectos: déficit motor del miembro superior afecto, propiocepción, equilibrio y estado cognitivo

113. En la hipotensión ortostática, frecuente en el paciente encamado, se recomiendan las diferentes técnicas de fisioterapia, EXCEPTO:

a. Movilización resistida de miembros inferiores
b. Masoterapia circulatoria
c. Ejercicios respiratorios
d. Verticalización progresiva

114. En el ciclo de la marcha normal, la función principal del glúteo mediano durante el ataque del talón es estabilizar lateralmente la cadera respecto a trocánter mayor mediante:

a. Una contracción isotónica excéntrica impidiendo la oscilación de la pelvis hacia el lado opuesto
b. Una contracción isotónica excéntrica favoreciendo la oscilación de la pelvis hacia el lado opuesto
c. Una contracción isotónica excéntrica que desplaza la pelvis hacia una rotación externa
d. Ninguna de las anteriores es correcta

115. Durante la inspiración…

a. Se produce la activación del largo del cuello que favorece la rectificación de la columna cervical hasta D3
b. El enderezamiento cervical ofrecido por los músculos prevertebrales proporciona un punto fijo superior en el occipucio para los músculos suboccipitales
c. Se produce una lordosis de la columna cervical
d. Son ciertas A y B

116. Sobre los principales diseños y métodos en investigación cualitativa, una de las técnicas de recolección de datos que se utiliza es:

a. Ensayo de campo (Field Trial)
b. Ensayos comunitarios o de intervención (Community Intervention Trial)
c. El dibujo libre
d. Técnicas de enmascaramiento

117. Participar en la planificación y desarrollo de programas de concienciación y orientación al personal subalterno o auxiliar de fisioterapia, así como con los familiares o el entorno del paciente pertenece a la función del fisioterapeuta:

a. Asistencial
b. De docencia
c. De investigación
d. De gestión

118. Tenemos un paciente con Esclerosis Múltiple valorado según la Escala de Kürtzke (EDSS) en un valor de 7 Con esta valoración funcional:

a. Tiene signos neurológicos importantes y su perímetro de marcha está muy disminuido
b. Tendrá dificultades para la alimentación oral y la comunicación
c. Incapacidad de marcha y pérdida progresiva del uso de miembros superiores
d. Ninguna de las anteriores

119. En pacientes que han sufrido una fractura o fisura unicostal:

a. Se pueden realizar ejercicios respiratorios de expansión costal desde el segundo día del traumatismo
b. Antes de la consolidación ósea se debe enseñar al paciente a salvaguardar la región fracturada al toser o estornudar
c. Está contraindicado el masaje descontracturante y analgésico de la caja torácica
d. No deben utilizarse corrientes de baja frecuencia (Ej. TENS)

120. Qué músculo es antagonista del pronador cuadrado:

a. Bíceps braquial
b. Pronador redondo
c. Extensor cubital del carpo o cubital posterior
d. Ninguno de los anteriores

121. Entre las indicaciones del masaje transverso profundo NO se está:

a. Esguince agudo
b. Tenosinovitis
c. Bursitis
d. Esguince crónico

122. Como consecuencia de un accidente de tráfico un niño de 2 años sufre una lesión medular incompleta grado C (escala de Frankel) de nivel C7:

a. Será considerado Lesionado Medular
b. Será considerado Paralítico Cerebral Tetraparésico Espástico
c. Será considerado Paralítico Cerebral Dipléjico Espástico
d. Como la lesión es incompleta y con funcionalidad de los músculos por debajo de la lesión, la lesión se denominará Parálisis Cerebral Disquinética

123. Sobre la evaluación de un programa de fisioterapia, es FALSO:

a. Tiene como función modificar o finalizar un programa
b. La evaluación es un factor fundamental para determinar protocolos, normas, procedimientos… que ayudarán a proporcionar programas de fisioterapia de calidad
c. Consiste en analizar las diferencias entre lo planificado, las acciones ejecutadas y los resultados obtenidos
d. Tiene como finalidad recoger y registrar todos los datos referentes al paciente sobre su posible estado de salud

124. La facilitación del desarrollo de la respiración abdominodiafragmática en el anciano incluirá:

a. Aprendizaje de la ventilación dirigida y de la expectoración provocada
b. Técnica de tos con glotis cerrada
c. Ejercicios de contracción del tronco y de los miembros superiores
d. Adaptación del ritmo y de la amplitud a las actividades diarias y a la marcha

125. Conocemos como evaluación analítica de la motricidad voluntaria a:

a. Hipotonía
b. Balance muscular
c. Espasmo
d. Espasticidad

126. En relación con la mecánica respiratoria, es FALSO:

a. Los 4 músculos de la pared abdominal son espiratorios
b. Los músculos intercostales son inspiratorios
c. El esternocleidomastoideo, pectorales mayor y menor, serrato posterior superior, y trapecio son músculos inspiradores
d. La inervación del diafragma corresponde a los niveles cervicales C3, C4 y C5

127. El método de relajación que propone la experiencia de la gravedad, para conseguir las sensaciones de relajación muscular corresponde a la técnica que utiliza:

a. Schultz
b. Jacobson
c. Zen japonés
d. Alfonso Caicedo

128. Método de tratamiento en PCI que tiene entre sus principios básicos la relajación progresiva de Jacobson y el empleo de movimientos condicionados:

a. Phelps
b. Doman-Delecato
c. Temple-Fay
d. Petö

129. Sobre el microondas, es FALSO que la penetración dependa…

a. de la longitud de onda, a menor longitud menor penetración
b. de la longitud de onda, a mayor longitud menor penetración
c. de la hidratación del tejido, a menor hidratación del tejido mayor penetración
d. de la hidratación del tejido, a mayor hidratación del tejido menor penetración

130. Sobre la Investigación Cualitativa, es FALSO:

a. Se utilizan técnicas como la observación participante
b. Su característica principal es que usa la empatía con los sujetos del estudio
c. Es la más empleada en la actualidad, es muy rigurosa y emplea procedimientos muy bien delimitados
d. Estudia contextos estructurales y situacionales, tratando de identificar la naturaleza profunda de las realidades, su sistema de relaciones y su estructura dinámica

131. La crioterapia está contraindicada en:

a. Tendinitis
b. Lesiones de la médula espinal
c. Cardiopatías
d. Espasticidad

132. Para el tratamiento de la deformidad en niños con parálisis cerebral se recomiendan las siguientes estrategias EXCEPTO:

a. Programa de manejo postural cuando el niño esté despierto

b. Entrenamiento de distintos patrones motores funcionales dentro de las funciones diarias

c. Manejo de la biomecánica de la deformidad con procedimientos terapéuticos, ortesis y equipamiento

d. Todas las estrategias anteriores son recomendables

133. De acuerdo a los protocolos establecidos en Atención Primaria, qué patologías NO son susceptibles de tratamiento fisioterapéutico:

a. Algias vertebrales

b. Hombro doloroso

c. Esguince de tobillo

d. Traumatismos quirúrgicos

134. Sobre la terapia descongestiva compleja propuesta para el tratamiento del linfedema:

a. El drenaje linfático manual utilizado aisladamente influye de forma muy importante en el volumen del linfedema

b. Los vendajes no elásticos representan el elemento esencial de la fisioterapia descongestiva destinada a reducir el volumen del linfedema

c. Las compresiones elásticas consiguen una destacada disminución volumétrica, pero son poco eficaces en el mantenimiento de la reducción conseguida

d. Las sesiones de reposo en posición elevada, utilizadas asiladamente parecen aportar un destacado beneficio desde el punto de vista volumétrico

135. Tras hacer una curva I/T (intensidad/tiempo) de un músculo, obtenemos un coeficiente de acomodación de 2. Cuál será la corriente de elección para una electroestimulación de este músculo:

a. Corrientes Neofarádicas, con trenes de impulsos de 5 segundos, y pausas de 10 segundos

b. Corrientes triangulares de 200 milisegundos con una frecuencia de 2 Hz

c. Corrientes bifásicas simétricas de 300 microsegundos a 50 Hz, con trenes de impulsos de 5 segundos y pausas de 10 segundos

d. Corrientes de estimulación rusa de 50 Hz con trenes de 5 segundos y descansos de 10 segundos

136. Sobre la 'Falsa Inspiración Torácica':

a. Se recomienda realizar este ejercicio respiratorio inmediatamente tras la salida del feto, para activar la circulación dentro del útero, estimular su involución y acelerar la expulsión de la placenta

b. Desde el punto de vista muscular es uno de los ejercicios menos recomendados durante el posparto

c. Se realiza como ejercicio durante el embarazo principalmente

d. Marcel Caufriez recomienda realizarlo únicamente en decúbito supino para así poder evitar posturas que estimulen la contracción de otros grupos musculares

137. Método de relajación cuyo objetivo es la obtención de un movimiento natural, sencillo, y al mismo tiempo relajado, que va a mejorar los hábitos corporales, la autoimagen y la sensibilidad:

a. Método de Jacobson

b. Relajación Dinámica de Caycedo

c. Método de M. Feldenkrais

d. Método de Vittoz

138. Test que explora la sensibilidad táctil combinando las capacidades de motricidad fina y el reconocimiento de objetos de pequeño tamaño:

a. Test de Weber

b. Test de Moberg

c. Test de texturas

d. Test de Apgar

139. Para el tratamiento fisioterápico de una flebitis que se encuentra en la fase de flebotrombosis (3-4 días), medida de fisioterapia correcta:

a. Puesta en declive del miembro inferior 10 - 15 centímetros, con ligera flexión de las rodillas y ligera rotación externa de la cadera, evitando la aparición de actitudes viciosas

b. Movilización pasiva analítica del miembro inferior de forma muy lenta

c. Baños de contraste

d. Drenaje linfático y presoterapia de manera intermitente

140. En pacientes que presentan escápulas aladas, los principales músculos que se deben fortalecer en un tratamiento fisioterápico son:

a. Pectoral mayor, trapecio superior

b. Trapecio inferior, subescapular

c. Romboides, serrato mayor

d. Serrato mayor, dorsal ancho

141. NO es común en la espondilitis anquilosante:

a. Afectación pulmonar

b. Afectación neurológica

c. Afectación renal

d. Afectación dermatológica

142. Entre las medidas preventivas del síndrome femoropatelar, NO se encuentra:

a. Evitar posiciones prolongadas con flexión de rodillas o bipedestación

b. Utilizar bicicletas con sillín bajo

c. Evitar bajar escaleras

d. Evitar caminar por terreno desigual

143. Según el Índice de Katz para la valoración de las actividades de la vida diaria, la graduación G se corresponde con:

a. Independiente en alimentación, continencia, movilidad, uso del retrete, vestirse y bañarse

b. Independiente en continencia, movilidad, uso del retrete, vestirse y bañarse

c. Independiente en movilidad, uso del retrete, vestirse y bañarse

d. Dependiente en alimentación, continencia, movilidad, uso del retrete, vestirse y bañarse

144. La termoterapia está contraindicada en:

a. Bronquiectasias

b. Pleuritis

c. Cistitis

d. Insuficiencia cardiaca descompensada

145. El masaje con la técnica de Dicke consiste en:

a. Maniobras manuales de fricción rápidas

b. Fricciones lentas y lineales de la piel y tejido celular subcutáneo

c. Fricciones para provocar estiramiento muscular

d. Fricciones lentas y lineales al músculo produciendo una sobre-estimulación de la zona a tratar

146. Método de enseñanza utilizado para la educación para la salud en el que la información es compartida o dialogada y la enseñanza se basa en el intercambio de conocimientos entre el educador y el educado:

a. Socrático

b. Didáctico

c. Organizativo

d. de Adiestramiento

147. Entre los parámetros de estimulación eléctrica recomendados para producir contracciones musculares en músculo inervados, NO se encuentra:

a. Onda pulsada bifásica

b. Duración de pulso superior a 350 microsegundos(µs)

c. Frecuencia de pulso entre 35 y 80 pulsos por segundo (pps)

d. Cociente de encendido y apagado de 1: 5 inicialmente

148. Según las recomendaciones de la ERC (European Resuscitation Council), señale la INCORRECTA en relación con el momento temporal en el que deben suspenderse las maniobras de RCP (Reanimación Cardio Pulmonar) básica en adultos:

a. Cuando hay un único reanimador que se encuentra exhausto
b. Cuando después de al menos 30 minutos continúa la ausencia de cualquier tipo de actividad eléctrica cardíaca (excepto hipotermia y ahogamiento)
c. Cuando habiéndose iniciado sin éxito la RCP, se confirma que estas maniobras se instauraron con un retraso superior a 5 minutos con respecto a la iniciación de la parada cardiaca (excepto ahogamientos, hipotermias e intoxicaciones con barbitúricos)
d. Cuando el paciente recupere espontáneamente la circulación

149. Sobre las Corrientes TENS, es FALSO:

a. La aplicación de TENS en modo BURST tiene que producir contracciones musculares para ser efectiva
b. La aplicación de TENS modulado en Intensidad-Tiempo, ambos parámetros ascienden y descienden de forma simultánea para evitar la acomodación
c. En la aplicación de TENS para la Distrofia Simpaticorrefleja, los electrodos se colocarán proximales a la lesión sobre los troncos nerviosos
d. En el TENS aplicado en el tratamiento del dolor del miembro fantasma, el cátodo se colocará sobre la zona de máximo dolor

150. Entre las indicaciones de aplicación de ultrasonidos, NO se encuentra su aplicación sobre:

a. Ulceras venosas de las piernas
b. Calcificaciones tendinosas de hombro
c. Epicondilitis
d. Hematomas recientes

151. En la fase preliminar de una investigación se realiza:

a. La búsqueda y revisión bibliográfica
b. La formulación de hipótesis
c. La planificación del método de recogida de datos
d. La planificación del método de registro de datos

152. Sobre los principios de realización de los estiramientos musculotendinosos, es FALSO:

a. Se deben respetar los grados de libertad articulares
b. No provocar dolor
c. No es necesaria una preparación tisular previa
d. Se elonga la musculatura de forma progresiva

153. Sobre la corriente farádica y neofarádica, es FALSO:

a. Originalmente era una corriente asimétrica, alterna e interrumpida
b. Es generada con una bobina de inducción
c. Es una corriente que se caracteriza por su capacidad para contraer la musculatura denervada
d. La corriente neofarádica tiene una anchura de impulso de 1 milisegundo y se combina frecuentemente con galvánica

154. Sobre la 'Tinea Pedis', es FALSO que:

a. Es una infección causada por hongo
b. El tipo intertriginoso comienza entre los dedos de los pies
c. Es una infección altamente contagiosa
d. En el tipo vesicular la piel aparece blanca y blanda, después se descama dejando un área enrojecida

155. En la fase de encajamiento tras una fractura de cadera NO es importante:

a. Sedestación a las 24-48 horas
b. Evitar flexo de cadera y rodilla 90º
c. Isométricos de cuádriceps y glúteo mayor
d. Alcanzar una flexión de 100º

156. El Síndromde de Pellegrini-Stieda se caracteriza por:

a. Acumulación de líquido sinovial en la bolsa serosa común de los músculos gemelos internos y semimembranoso que cursa asintomático
b. Irritación de la región lateral de la rodilla provocada por el deslizamiento repetido entre el tendón de la banda iliotibial y el epicóndilo del fémur
c. Calcificación-osificación de las partes blandas adyacentes al cóndilo medial de la rodilla tras un traumatismo y que cursa con dolor y limitación de la movilidad de la rodilla
d. Dolor en la cara anterior de la rodilla, que cursa con dolor, derrames, rótula alta y ángulo Q aumentado

157. Las ortesis son dispositivos ortopédicos utilizados para controlar el movimiento de algún segmento corporal con objeto de:

a. Facilitarlo
b. Resistirlo
c. Sustituir el segmento corporal
d. Son ciertas A y B

158. Cuál de estos receptores son los captadores de posición lenta, esencialmente responsables del tacto discriminativo (prensión fina):

a. Corpúsculos de Meissner
b. Corpúsculos de Ruffini
c. Corpúsculos de Meissner y Pacini
d. Corpúsculos de Merkel

159. Sobre la desigualdad de miembros inferiores, es FALSO:

a. Desigualdades de 1 a 2 cm se compensan mediante talonera o plantilla ortopédica
b. Puede tener un origen neurológico, como la poliomielitis
c. Aparece una actitud escoliótica que puede estructurarse
d. Se suele observar una abducción de la cadera del miembro más largo

160. 'Incidencia' es:

a. Disciplina científica que estudia la distribución, la frecuencia, los determinantes, las predicciones y el control de los factores relacionados con la salud y con las distintas enfermedades existentes en poblaciones humanas específicas
b. Número de casos totales de una enfermedad o evento en una población y en un momento dado
c. Disciplina encargada de la protección de la salud a nivel poblacional en un determinado período de tiempo
d. Número de casos nuevos de una enfermedad que se desarrollan en una población de riesgo durante un período de tiempo

161. La técnica de fortalecimiento muscular de Troisier utiliza:

a. Tres contracciones isométricas de 6 segundos cada una con el 75% del F.M.T
b. Como calentamiento 20 contracciones isométricas con el 50% del RM, y posteriormente 10 contracciones isométricas con 3/4 del RM
c. Como calentamiento 10 contracciones dinámicas con el 50% de 10 RM y otras 10 con 3/4 de 10 RM. Posteriormente 10 contracciones también dinámicas con 10 RM
d. 50 contracciones isométricas de 6 segundos cada una con el 50% de la F.M.T

162. Con respecto al pie zambo:

a. Las partes blandas de la cara externa del pie están retraídas
b. Si es unilateral, suele predominar en el lado derecho
c. El escafoides está desplazado hacia dentro
d. El pie se encuentra en equino varo, aductus y pronado

163. Según las recomendaciones para la entrevista clínica a la mujer, ante la sospecha de maltrato NO se debe:

a. Mantener con ella una actitud empática
b. Abordar indirectamente el tema de la violencia
c. Ver a la mujer sola, asegurando la confidencialidad
d. Seguir la secuencia lógica de preguntas más generales a otras más concretas

164. Según el concepto Bobath, los puntos clave son zonas del cuerpo que nos permiten influir sobre el tono postural. Señale la INCORRECTA:

a. Existen puntos proximales y puntos distales de estimulación
b. Son puntos clave de la cabeza, la barbilla y el occipital
c. Los puntos clave distales están localizados en las extremidades
d. Los tobillos son puntos de movilidad del pie con el eje del cuerpo

165. Qué músculo NO es agonista en la flexión de codo:

a. Supinador largo
b. Braquial anterior
c. Bíceps braquial
d. Coracobraquial

166. Sobre el Test de Apgar, es FALSO que:

a. Se realiza en el primer minuto y a los 5 minutos del nacimiento
b. Una puntuación baja indica la existencia de factores de riesgo en el momento del nacimiento
c. A los 5 minutos se evalúa la tolerancia del recién nacido al proceso del nacimiento
d. Si presenta una frecuencia cardíaca menos de 100, recibirá una puntuación de 1 respecto al apartado de frecuencia cardíaca

167. NO es un elemento que configura el diagnóstico fisioterapéutico:

a. Problema
b. Causas
c. Manifestaciones
d. Intervención

168. Desde el punto de vista de las reacciones de equilibrio y enderezamiento, durante el desarrollo psicomotor del niño normal a los 7 meses:

a. Se pone de pie
b. Se desplaza a gatas
c. Puede rotar del decúbito ventral al dorsal y viceversa
d. En posición de sentado se muestra muy estable, puede darse la vuelta, tomar un objeto y volver a la posición inicial

169. NO es una prueba que valora el compromiso neurológico en la región lumbar:

a. Maniobra de Bragard
b. Signo de Neri
c. Maniobra de Lewin
d. Test de Strab

170. NO es un trastorno postural en un paciente con espondilitis anquilosante:

a. Flexo de rodilla
b. Flexo de cadera
c. Retropulsión del hombro
d. Pérdida de lordosis

171. Enfermedad causante de la marcha tabética:

a. Síndrome vestibular
b. Infección por treponema pallidum (sífilis)
c. Distrofia muscular de Steinert
d. Son correctas A y B

172. Sobre la esclerosis múltiple, es FALSO que:

a. Sea una enfermedad desmielinizante del sistema nervioso central
b. Su evolución más típica es en forma de brotes recurrentes y remitentes
c. Son frecuentes los problemas vésico-esfinterianos
d. La aparición de un síndrome pareto-espástico excluye el diagnóstico de la enfermedad

173. En el método Bobath:

a. Se trabaja mediante puntos clave inhibiendo posturas y tono anormal
b. Se inicia el tratamiento en región distal
c. Se intenta el aprendizaje de movimientos aislados
d. Se solicita la respuesta motora a través de estímulos sensitivos

174. En la exploración de la rodilla, al realizar la prueba de Apley (o 'Grinding Test') podemos observar:

a. Dolor en la articulación de la rodilla flexionada durante la rotación con tracción, lo cual indica alteración de la cápsula y los ligamentos
b. Dolor al realizar una presión lo cual indica lesión meniscal
c. Dolor durante la rotación interna lo cual indica lesión en menisco externo
d. Las tres cosas

175. Sobre los ejercicios de Peet:

a. Son un protocolo de ejercicios para tratar el Síndrome del Desfiladero Torácico
b. Son un protocolo de ejercicios para tratar el Vértigo
c. Son un protocolo de ejercicios para la insuficiencia arterial en MMII (miembros inferiores)
d. Ninguna es correcta

176. En el Síndrome de Brown-Sequard:

a. El paciente conserva la sensibilidad térmica y dolorosa por debajo de la lesión
b. El paciente por debajo de la lesión pierde la sensibilidad propioceptiva, térmica y dolorosa ipsolateral, y parálisis motriz contralateral
c. El paciente por debajo de la lesión tendrá una parálisis motriz y pérdida de la sensibilidad propioceptiva ipsolateral, y pérdida contralateral de la sensibilidad térmica y dolorosa
d. Se caracteriza por una arreflexia de vejiga, intestinos y miembros inferiores

177. En una prótesis total de cadera cuya vía de abordaje utilizada ha sido una vía posterior, cuál de los siguientes movimientos o combinación de ellos debemos evitar:

a. Extensión-abducción y rotación externa
b. Adducción y rotación externa
c. Flexión-adducción y rotación interna
d. Flexión-abducción y rotación interna

178. En qué etapa del desarrollo psicomotor de un niño sano se consigue la capacidad de guardar el equilibrio sobre diferentes superficies:

a. 1 a 2 años
b. 2 a 3 años
c. 3 a 4 años
d. 4 a 5 años

179. Sobre las disposiciones de seguridad y salud para la utilización de equipos de protección individual en los trabajos donde se utiliza el láser, se requiere:

a. Gafas de protección ocular o facial
b. Guantes
c. Protectores de oído
d. Mandil de protección contra Rayos X

180. En una parálisis braquial con afectación de las raíces nerviosas C5 y C6 podemos encontrar:

a. Síndrome de Horner
b. Afectación de los flexores de la muñeca
c. Afectación del bíceps braquial
d. Pueden presentarse todos los anteriores

181. En la fractura-luxación de Monteggia se produce:

a. Fractura del cúbito con luxación de la cabeza del radio
b. Fractura del radio con luxación de la articulación radiocubital distal
c. Fractura de cúbito y radio
d. Luxación de cúbito y radio

182. El apoyo simétrico en codos, como desarrollo motor ideal según el doctor Vojta, se produce en el niño sano:

a. A los 3 meses de edad
b. A los 7 meses de edad
c. A la vez que el gateo coordinado
d. A los 5 meses de edad

183. Tras el tratamiento quirúrgico de una fractura de cadera encontramos en la exploración del paciente dificultad en la flexión dorsal del pie y en la extensión del primer dedo deberíamos. Sospechar:

a. Lesión del nervio femoral
b. Lesión del nervio ciático poplíteo externo
c. Infección de la prótesis
d. Es normal tras la intervención

184. Entre las recomendaciones para el tratamiento del dolor de espalda en el embarazo NO se encuentra:

a. Diagnosticar correctamente el problema
b. Realizar posturas mantenidas
c. Utilizar técnicas manuales en los tejidos lesionados
d. Respetar los principios de elongación de la columna y estabilización lumbopélvica

185. Según la Clasificación Internacional del Funcionamiento de la discapacidad y de la salud (CIF) de la OMS, son problemas en la función o estructura corporal, tales como una desviación o una pérdida significativa:

a. Limitaciones
b. Restricciones
c. Deficiencias
d. Incapacidades

186. En relación con un sistema peso-polea aplicado sobre una suspensión axial de cadera para flexo-extensión, la eslinga forma un ángulo recto con el brazo de palanca en la bisectriz del ángulo de movimiento, que es de un rango de 20 grados de extensión y 60 grados de flexión. La resistencia se aplica a la extensión. En la posición máxima flexión:

a. La resistencia será igual que en el punto de máxima extensión
b. Existe un componente coaptador de cadera
c. La resistencia no varía en todo el recorrido
d. Son correctas A y B

187. En el caso de un paciente parapléjico completo L2 que presenta osificaciones heterotópicas en la cadera estaría indicado:

a. Movilización precoz en toda la amplitud para evitar retracciones
b. Termoterapia local y terapia ultrasónica para la inflamación
c. Crioterapia, reposo y posturas alternas
d. Son correctas A y B

188. Sobre las propiedades de la terapia ultrasónica, es FALSO:

a. Sobre la absorción: el coeficiente de absorción de cada tejido depende sobre todo de la cantidad de agua que alberga
b. Sobre la reflexión: cuando la onda ultrasónica llega a un medio con mayor impedancia acústica se refleja en mayor o menor grado
c. Sobre la no uniformidad: en la 'zona de Fresnel' la distribución ultrasónica es muy irregular
d. Sobre la divergencia: la onda ultrasónica se abre progresivamente al atravesar los tejidos

189. Sobre la técnica de EDIC (ejercicios de débito inspiratorio controlado):

a. Utiliza maniobras inspiratorias lentas y profundas seguidas de apnea teleinspiratoria
b. Se realizan en decúbito lateral, situando la región a tratar en posición no dependiente
c. Está indicada en procesos que cursen con condensación pulmonar
d. Todas son ciertas

190. Qué musculatura se debería fortalecer para ayudar a la corrección de un genu varo:

a. Glúteo medio, pelvitrocantéreos
b. Tensor de la fascia lata, bíceps femoral, peroneos
c. Semimembranoso, semitendinoso, sartorio
d. Tibial posterior, tibial anterior

191. La preparación fisioterápica para el parto NO incluye:

a. Ejercicios de anteversión de la pelvis
b. Ejercicios circulatorios de los miembros inferiores
c. Relajación con ejercicios de tipo Jacobson
d. Ensayo de las diferentes fases del parto combinadas con respiración y relajación

192. En la exploración de la columna lumbar las pruebas de Lewin consisten en:

a. En decúbito supino con flexión de caderas (15º-20º aprox.) y rodillas extendidas mantener más de 30 seg. las piernas suspendidas. Después volver a la posición inicial
b. Compresión de las venas yugulares para aumentar la presión intratecal
c. En decúbito supino el paciente cruza sus brazos sobre el tórax y sujetándole los tobillos, se le pide que se incorpore lentamente hasta sentarse. Después vuelve a la posición inicial
d. En decúbito supino, flexión del cuello del paciente

193. No encontraremos en el pie plano:

a. Desviación en valgo del talón
b. Disminución o desaparición de la bóveda plantar
c. Desviación en varo del calcáneo
d. No produce dolor ni alteraciones de la marcha

194. Sobre el efecto de la aplicación de frío sobre un traumatismo:

a. Produce vasodilatación directa
b. Promueve la segregación de histamina
c. Tiene efecto antiespástico
d. Debe aplicarse durante largos periodos de tiempo (30-60 minutos)

195. Sobre el latigazo cervical, es FALSO:

a. Están contraindicadas las manipulaciones vertebrales a alta velocidad
b. Es recomendable el uso de collarines de sostén, especialmente durante los esfuerzos y movimientos fatigosos
c. Se debe insistir en el reequilibrio de la estática cervical y general del cuerpo
d. Están contraindicados todo tipo de masajes cervicales

196. La férula de Hohmann está indicada en:

a. Parálisis cubital
b. Parálisis radial
c. Parálisis de Dejerine Klumpke
d. Ninguna de las anteriores está indicada

197. Qué músculo NO forma parte de la cadena de flexión del miembro superior, según el Método Busquet:

a. Supraespinoso
b. Coracobraquial
c. Interóseos dorsales
d. Braquial anterior

198. Una de las siguientes NO es una característica de la marcha del niño:

a. Longitud del paso irregular
b. Ampliación de la base de apoyo
c. Abordaje del suelo con el antepié
d. Pronación de los pies

199. Sobre el tratamiento fisioterápico de las prótesis de hombro, señale el orden más correcto de ejercicios a realizar, desde el período postoperatorio en adelante:

a. Movilización pasiva, ejercicios isométricos y pendulares, ejercicios activos y resistidos de abducción-aducción, y finalmente rotaciones activas y contra resistencia
b. Ejercicios isométricos y pendulares, movilización pasiva, rotaciones activas y finalmente abducción-aducción resistida
c. Ejercicios pendulares, abducción-aducción y rotaciones activas, y finalmente movilización pasiva
d. Cualquier orden de los anteriores es correcto

200. Sobre los efectos fisiológicos provocados bajo el polo positivo de la corriente galvánica, es FALSO:

a. Se produce una reacción ácida
b. Coagulación y vasoconstricción
c. Acción excitante
d. Rechazo de iones positivos

201 **D**	226 **C**	251 **D**	276 **C**
202 **B**	227 **A**	252 **D**	277 **A**
203 **C**	228 **A**	253 **A**	278 **A**
204 **C**	229 **D**	254 **C**	279 **D**
205 **B**	230 **B**	255 **A**	280 **B**
206 **D**	231 **D**	256 **D**	281 **B**
207 **A**	232 **B**	257 **C**	282 **C**
208 **A**	233 **D**	258 **A**	283 **D**
209 **B**	234 **C**	259 **B**	284 **A**
210 **C**	235 **C**	260 **B**	285 **B**
211 **C**	236 **A**	261 **D**	286 **A**
212 **A**	237 **B**	262 **A**	287 **C**
213 **B**	238 **B**	263 **B**	288 **A**
214 **B**	239 **C**	264 **C**	289 **D**
215 **A**	240 **C**	265 **D**	290 **D**
216 **A**	241 **C**	266 **C**	291 **B**
217 **C**	242 **D**	267 **B**	292 **D**
218 **B**	243 **B**	268 **D**	293 **C**
219 **D**	244 **D**	269 **C**	294 **C**
220 **C**	245 **B**	270 **A**	295 **D**
221 **C**	246 **D**	271 **A**	296 **C**
222 **D**	247 **C**	272 **B**	297 **A**
223 **A**	248 **D**	273 **A**	298 **C**
224 **B**	249 **D**	274 **B**	299 **B**
225 **A**	250 **C**	275 **A**	300 **D**

FALLOS:

201. De estos métodos terapéuticos de rehabilitación para el tratamiento de la escoliosis, cuál basa su principio fundamental en sustraer al menos parcialmente la columna de la acción de la gravedad utilizando el papel de las cinturas escapular y pélvica sobre el eje vertebral:

a. Sohier
b. Schroth
c. Souchard
d. Klapp

202. Cuál de las siguientes afecciones nerviosas tiene mejor pronóstico:

a. Axonotmesis
b. Neuroapraxia
c. Neurotmesis
d. Las tres igual

203. En el síndrome de la arcada de Frohse es FALSO:

a. El nervio afectado es el Nervio Interóseo Posterior
b. La compresión aumenta durante el movimiento de pronación
c. La rama afectada es fundamentalmente sensitiva, desencadenando un dolor incapacitante
d. El tratamiento quirúrgico libera los dos fascículos del músculo supinador corto

204. Las reacciones de equilibrio desaparecen:

a. Sobre los 2-3 años
b. Sobre los 4-5 años
c. No desaparecen nunca
d. Dependen del estado de maduración del niño

205. Las ortesis en la parálisis obstétricas:

a. Hay un gran consenso en que deben utilizarse siempre
b. El brazo se coloca en abducción y rotación externa
c. El brazo se coloca en abducción y rotación interna
d. Son ciertas A y B

206. En relación con la Teoría de la Analgesia por liberación de endorfinas mediante la aplicación de TENS:

a. La enunciaron Wall y Melzack
b. La estimulación tiene que ser enérgica llegando al umbral de dolor para mayor efectividad
c. Este tipo de analgesia utiliza frecuencias altas de 60 a 150 Hz (Herzios) a anchuras de impulso que oscilan entre 40 y 60 microsegundos
d. El efecto analgésico tarda en aparecer entre 25 y 35 minutos

207. Sobre las atrofias musculares espinales es FALSO que:

a. Las parestesias sean importantes a lo largo del curso evolutivo de la enfermedad
b. Sean enfermedades que afecten a la neurona motora inferior
c. Cursen con debilidad y atrofia muscular progresivas
d. No exista disfunción córtico-espinal

208. Entre los siguientes indicadores demográficos de salud, cuál se define como el total de defunciones de residentes en un país a lo largo de un año por cada mil habitantes:

a. Tasa bruta de mortalidad
b. Tasa de morbilidad
c. Tasa de letalidad
d. Tasa de incidencia

209. NO es cierto en la amputación de Chopart:

a. El muñón evoluciona a equino
b. Suele haber un dominio de la musculatura dorsiflexora del pie
c. No es un nivel idóneo de amputación
d. Se consiguen muñones difíciles de protetizar

210. Un signo de timpanismo en la maniobra exploratoria de percusión del tórax es compatible con:

a. Derrame pleural
b. Neumonía
c. Enfisema pulmonar
d. Edema pulmonar

211. El objetivo de marcha para un lesionado medular D7 grado A (escala de Frankel), en fase crónica, es:

a. Bipedestación asistida. Marcha imposible
b. Bipedestación activa. Marcha semipendular con bitutores cortos
c. Bipedestación activa. Marcha pendular con bitutores largos
d. Bipedestación activa. Marcha en 4 puntos con bitutores largos

212. Cuál de los siguientes tratamientos ortopédicos NO está indicado para la luxación congénita de cadera:

a. Bitutores largos
b. Férula de abducción de cadera libre (Férula de Petit)
c. Arnés de Paulik
d. Método Sommerville

213. En la fase terminal de un paciente con demencia senil NO es adecuado:

a. Realizarle cambios posturales cada 2-3 horas, en la cama
b. Tonificar la musculatura utilizando activos resistidos
c. Aplicarle vendajes elásticos en los miembros inferiores para facilitar la circulación de retorno
d. Intentar que el paciente tosa y expectore

214. A cuál de las siguientes fracturas se asocia la parálisis del nervio interóseo posterior:

a. Fractura-luxación de Galeazzi
b. Fractura-luxación de Monteggia
c. Fractura de Smith
d. Fractura de Colles

215. En el caso de tener un paciente respiratorio con un patrón de tipo restrictivo:

a. En la espirometría, el flujo espiratorio máximo en el primer segundo (FEM1) es normal y en índice de Tiffeneau será mayor del 80%

b. En la espirometría, la capacidad vital forzada (CVF) será menor del 80% del valor de referencia, por estar el tórax hiperinsuflado

c. En la espirometría, el flujo espiratorio máximo en el primer segundo (FEM1) estará disminuido y la capacidad vital forzada (CVF) aumentada:

d. En su estadio precoz, debemos evitar que el paciente se acueste sobre el lado sano:

216. Si en la historia clínica de un paciente aparece la maniobra de Yergason positiva, sospecharemos que el paciente presenta:

a. Tendinosis/itis de la porción larga del bíceps

b. Síndrome del desfiladero torácico

c. Lumbociática

d. Cervicobraquialgia

217. En el tratamiento de un paciente con Esclerosis Lateral Amiotrófica (ELA):

a. Si en la escala de Tinetti tiene un valor de 26 es que la marcha está muy afectada

b. En la ELA se produce una afectación de la vía piramidal y de las grandes células ganglionares de astas anteriores, quedando exentos los núcleos bulbares

c. La afectación neuronal no produce alteraciones sensitivas

d. Todas son correctas

218. En un paciente que ha sufrido una fractura aislada estable de la cresta iliaca, a la quinta semana del traumatismo, cuál sería el método de tratamiento más adecuado:

a. Reeducación de la marcha con muletas

b. Hidroterapia

c. Inmovilización con reposo simple en decúbito dorsal

d. Electroestimulación muscular

219. Qué músculos NO deben tonificarse en un genu varo:

a. Tensor de la fascia lata

b. El vasto externo del cuádriceps

c. Bíceps femoral

d. El vasto interno del cuádriceps

220. Es contraindicación absoluta para la aplicación de Drenaje Linfático Manual:

a. Cánceres tratados

b. Post-trombosis, Post-flebitís, post-flebotrombosis

c. Toxoplasmosis

d. Síndrome del seno carotídeo

221. En un recién nacido prematuro que presenta una dificultad respiratoria y se encuentra bajo ventilación asistida convencional en la UCI pediátrica:

a. Le realizaremos vibraciones en el momento de inspiración con una finalidad fluidificante

b. En un niño intubado podemos evacuar las secreciones provocando la tos mediante el reflejo tusígeno

c. Le realizaremos presiones rítmicas suaves que no durarán generalmente más de 15 minutos, en función del estado físico del niño, la viscosidad y la cantidad de las secreciones

d. En la fisioterapia precoz (primeras 24 horas) nunca debemos trabajar en la incubadora

222. Cuál de los siguientes signos, NO corresponde a la exploración física habitual de un paciente con enfisema:

a. Disnea de mínimos esfuerzos

b. Respiración con labios fruncidos

c. Hipersinsuflación torácica

d. Todas las respuestas anteriores son compatibles con la exploración del paciente enfisematoso

223. La teletermografía utiliza la:

a. Radiación infrarroja

b. Radiación ultravioleta

c. Cromoterapia

d. Magnetoterapia

224. Según la clasificación de Gustilo y Anderson de fracturas abiertas, a qué tipo correspondería una fractura abierta con amplia herida, pero los fragmentos óseos permanecen cubiertos por tejidos blandos:

a. Tipo I

b. Tipo III A

c. Tipo III B

d. Tipo III C

225. Si aplicamos Ultrasonidos a una intensidad de 1.5 W/cm2 (vatios/cm2) con el cabezal de 5 cm2 de ERA y 3 Mhz, en modo pulsante al 20% de tiempo de trabajo durante 5 minutos en un área de 20 cm2 de piel Qué dosis hemos aplicado en cada cm2:

a. 22.5 julios

b. La que marque el aparato de 1.5 W

c. 27.5 julios

d. 67.5 W

226. Las respuestas a la aplicación de masaje incluyen:

a. Disminución de la temperatura local

b. Rigidización de tejido conectivo

c. Aumento del metabolismo

d. Disminución de la actividad de las glándulas de secreción

227. En relación con los ejercicios de Frenkel, es FALSO:

a. Los movimientos primero se hacen lentamente y luego se progresa en velocidad

b. En estos ejercicios la progresión es en complejidad, no aplicándose resistencias externas

c. Uno de los principios fundamentales de estos ejercicios es la repetición

d. Están indicados como tratamiento de la ataxia cerebelosa

228. No es una contraindicación general del masaje:

a. Adherencias

b. Inflamaciones agudas

c. Flebitis

d. Fragilidad vascular

229. Sobre la Esclerosis Múltiple, es FALSO:

a. Es una enfermedad desmielinizante del SNC

b. Suele comenzar entre los 20 y los 40 años

c. Es más frecuente en mujeres

d. Su evolución es imprevisible

230. En la aplicación de corrientes interferenciales en modo 2P con una portadora de 6 Khz, una AMF (amplitud de modulación de frecuencia) de 60 Hz, una modulación de frecuencia de 30 Hz 6/6:

a. La modulación de frecuencia pasará de una AMF de 60 Hz a 30 Hz progresivamente en 6 segundos

b. Para evitar la acomodación podemos cambiar la modulación

c. Al tener una portadora de 6 Khz, esta corriente tendrá una importante excitabilidad muscular

d. Todas son correctas

231. Uno de los siguientes NO es un efecto fisiológico de la radiación infrarroja:

a. Efecto antinflamatorio

b. Aumento trofismo tisular

c. Antiespasmódico

d. Reorientación trabéculas óseas

232. En el tratamiento fisioterápico de la osteoporosis, estaría contraindicado:

a. Potenciar la musculatura de los canales paravertebrales

b. Conseguir la máxima flexión posible

c. Evitar la hiperlordosis lumbar

d. Fortalecer la musculatura abdominal

233. La aparición de hemorragia local, desgarro de algunas fibras ligamentosas con edema se asocia a esguince de grado:

a. III

b. I

c. IV

d. II

234. Cuál de las siguientes técnicas de fisioterapia NO debemos aplicar en un paciente al que se le ha realizado una cirugía torácica y se encuentra en la fase inmediata post-operatoria en la UCI:

a. Espiración artificial manual
b. Masoterapia sedante de los músculos paravertebrales
c. Fricciones suaves en posición de Trendelemburg para favorecer la eliminación de secreciones
d. Podemos las tres técnicas

235. Se caracteriza por hiperlaxitud articular, hiperelasticidad cutánea con fragilidad cutánea y en el 25% de los casos se observa una escoliosis de localización predominantemente dorsolumbar con evolución en cifosis acompañada de lordosis torácica severa:

a. Neurofibromatosis
b. Enfermedad de Friederich
c. Síndrome de Ehler-Danlos
d. Síndrome de Marfan

236. Sobre el acoplamiento aparato-paciente, es FALSO:

a. En corrientes galvánicas la potencia máxima admisible es de 0.2 miliamperios
b. El electrodo más pequeño será el que concentre los efectos de la corriente administrada
c. No se puede administrar corrientes con componente galvánico en un territorio con la sensibilidad alterada
d. En la corriente diadinámica el electrodo activo es el cátodo

237. El test de Ott es válido para:

a. Evaluar la estabilidad anteroposterior del tobillo
b. Evaluar la movilidad de la columna dorsal
c. Evaluar la sensibilidad discriminativa cutánea
d. Evaluar el compromiso neuromeníngeo del nervio mediano

238. Sobre la rotura del tendón de Aquiles, es FALSO:

a. Se manifiesta por un crujido, dolor agudo e impotencia funcional en flexión plantar
b. En roturas totales, la presión de la masa muscular posterior de la pierna no se acompaña de flexión dorsal de tobillo (Maniobra de Thompson positiva)
c. El tratamiento precoz es esencialmente quirúrgico
d. Después de retirar el yeso es importante el masaje cicatricial y de la induración peritendinosa

239. Es FALSO respecto a la pulsioximetría que:

a. Permite medir por vía transcutánea la saturación de oxígeno de la hemoglobina arterial
b. Una saturación de 92% es un umbral de alarma, en pacientes sin enfermedad pulmonar crónica
c. Refleja de forma precisa el estado de la ventilación alveolar
d. Requiere una señal de pulso adecuada, que refleje la correcta perfusión tisular

240. En la osteonecrosis de la cabeza femoral, es FALSO que:

a. En un 50% es bilateral
b. Es importante la descarga de la cadera
c. En pocas ocasiones requiere de una prótesis
d. Al comienzo de la enfermedad se pueden realizar perforaciones del cuello para mejorar la vascularización

241. La aparición durante el periodo de rehabilitación postquirúrgica de reparación de ligamento cruzado anterior, de un dolor en la región Posteroexterna de la rodilla:

a. Puede reflejar una tendinitis del bíceps
b. Estar asociado a trabajo de cuadriceps en cadena abierta durante el postoperatorio
c. Ambas son ciertas
d. Ninguna lo es

242. Para conseguir mantener la capacidad de lenguaje en un paciente con demencia senil, el mayor tiempo posible, podemos valernos qué ejercicios de fisioterapia:

a. Ejercicios de soplido
b. Ejercicios moviendo la lengua
c. Ejercicios diafragmáticos
d. Todo ellos serían útiles

243. En relación con las lesiones cutáneas y del tejido subyacente que aparece en la enfermedad reumática llamada Esclerodermia, es FALSO:

a. Tumefacción simétrica e indolora de las manos, produciendo 'dedos en salchicha'
b. Decoloración de la uña 'en mancha de aceite'
c. La dermis se engruesa, pero la epidermis se adelgaza, con pérdida de pliegues y anejos
d. Telangiectasias en el reborde ungueal, cara y superficies extensoras de los antebrazos

244. En la luxación anterior de la cadera, con la cabeza del fémur a nivel del agujero obturador de la pelvis:

a. La extremidad lesionada está en adducción, rotación externa y flexión de cadera
b. Es frecuente la lesión del nervio ciático
c. La maniobra de Stimson se utiliza para la reducción aislada
d. Ninguna de las tres

245. En relación con la parálisis del plexo braquial de tipo Duchenne-Erb:

a. Tendrá una importante atrofia de la musculatura del muñón del hombro, brazo y una hiperreflexia de Reflejo bicipital y Reflejo estilorradial
b. La sensibilidad de los dedos 3°, 4° y 5° está conservada
c. La férula de Oppenheim aumentará la funcionalidad del miembro afecto
d. Son correctas B y C

246. No es una característica del método científico:

a. Empirismo
b. Se facilita hacer generalizaciones
c. Verificación
d. No tiene enfoque sistemático

247. Qué escala es la que se encarga de valorar la movilidad del individuo a través del equilibrio y la marcha:

a. Escala de la incapacidad Física de la Cruz Roja
b. Índice de Barthel
c. Escala de Tinetti
d. Escala OARS

248. Respecto de la prevención primaria en geriatría, es FALSO:

a. Actúa sobre el estilo de vida y el medio ambiente
b. Se lleva a cabo en el periodo prepatogénico de la historia natural de la enfermedad
c. Uno de los objetivos es disminuir la probabilidad de aparición de afecciones y enfermedades
d. Uno de los objetivos es el enlentecimiento de la progresión de la enfermedad, disminuyendo su prevalencia

249. Sobre las fracturas de la extremidad superior de la tibia, es FALSO que se asocien con:

a. Lesión de los ligamentos laterales
b. lesión de los ligamentos cruzados
c. Hemorragia intraarticular
d. Con lesión del nervio tibial

250. Sobre la Enfermedad de Kienböck NO es cierto:

a. Es más frecuente en individuos entre 20 y 40 años
b. Dolor en dorso de muñeca que aumenta con movimientos de flexión palmar forzada
c. Se denomina así a la necrosis avascular del escafoides
d. Radiológicamente es detectable mediante gammagrafía ósea y/o resonancia magnética

251. Uno de los siguientes efectos del frío es FALSO:

a. Aumento de la viscosidad sanguínea
b. Analgesia
c. Disminución de la velocidad de conducción
d. Aumento del flujo sanguíneo

252. Referente a las reacciones de enderezamiento con el tronco, según el concepto Bobath:

a. Son reacciones modificables por la voluntad del paciente
b. Su objetivo es volver a situar el centro de gravedad en la misma base de apoyo, tras su salida de la misma
c. Es conveniente que el paciente las realice bien, para posteriormente poder reeducar la marcha bípeda
d. Todo lo referido es correcto

253. Tratamiento de elección en los retardos de consolidación óseos:

a. Magnetoterapia
b. Ultravioletas
c. Infrarrojos
d. Helioterapia

254. Conjunto de actividades dirigidas a los niños menores de 6 años, a su familia y entorno, y que tiene como objetivo responder a necesidades con trastornos en su desarrollo o que tienen riesgo de padecerlos:

a. Terapia psicomotriz
b. Estructuración Temporo-Espacial según Goodenough
c. Atención Temprana
d. Psicomotricidad Clínica según Wallon y Ajuriaguerra

255. El plano muscular medio del suelo pélvico masculino consta de los siguientes grupos musculares:

a. Esfínter externo de la uretra y los dos músculos transversos profundos
b. Esfínter externo de la uretra y los dos músculos transversos superficiales
c. Los músculos bulbocavernosos e isquiocavernosos
d. El elevador del ano y los músculos isquiococcígeos

256. Sobre el dolor nociceptivo profundo o visceral, es FALSO:

a. Puede estar provocado y mantenido por mediadores de la inflamación
b. Es transmitido por fibras vegetativas
c. Se caracteriza por ser mal localizado
d. Es disestésico y urente

257. Síndrome de Barré-Lieou, o también:

a. Síndrome simpático cervical anterior
b. Síndrome parasimpático cervical anterior
c. Síndrome simpático cervical posterior
d. Síndrome parasimpático cervical posterior

258. Qué músculo actúa en la flexión de la cadera:

a. Psoas mayor
b. Glúteo mayor
c. Glúteo menor
d. Semimembranoso

259. Después de una fractura del cuello anatómico del húmero, durante la segunda semana de inmovilización total del hombro, NO podría realizarse:

a. Masoterapia cervicodorsal
b. Contracciones isométricas de toda la musculatura del hombro
c. Movilización activa suave de codo, muñeca y dedos
d. Ejercicios respiratorios

260. NO es factor de riesgo cardiovascular modificable:

a. Consumo de tabaco
b. Práctica deportiva
c. Hipertensión arterial
d. colesterol elevado en sangre

261. Ventaja que ofrece la mecanoterapia:

a. Permite la objetividad de la medición de las resistencias
b. Facilita la reproductibilidad de los ejercicios
c. Disminuye la fatiga del terapeuta
d. Todas son ciertas

262. El objetivo de la prueba diagnóstica de Ludington es:

a. Determinar si existe rotura del tendón de la porción larga del bíceps braquial
b. Valorar la función estabilizadora de la musculatura escapular o el ritmo escapulohumeral
c. Valorar la presencia de inestabilidad glenohumeral posterior
d. Evidenciar una inestabilidad glenohumeral anterior

263. Sobre la carrera, es FALSO:

a. En la fase de apoyo se produce una pronación del pie bajo carga para absorber el impacto Pie-suelo
b. El despegue del pie se produce con una rotación interna de cadera
c. La fascia plantar es uno de los sistemas de amortiguación del impacto
d. Para el despegue es necesaria una supinación subastragalina

264. Tras la cirugía de reparación de manguito rotador, en líneas generales en el postoperatorio inmediato (0- 10 días), se evitarán los movimientos de:

a. Rotación externa en el plano escapular
b. Rotación interna en el plano escapular
c. Aducción por detrás de la escápula
d. Elevación asistida

265. En relación con las Corrientes Diadinámicas de Bernard, es FALSO:

a. Son corrientes alternas sinusoidales de baja frecuencia y moduladas
b. El impulso siempre es el mismo (10 milisegundos)
c. Son corrientes en las que se pueden experimentar contracciones musculares
d. Su efecto más importante es el vasomotor

266. Está indicado el uso de la crioterapia:

a. Sobre nervios periféricos en regeneración
b. Sobre una zona con mala circulación
c. Para controlar la inflamación aguda
d. En todos los casos anteriores

267. Sobre el dolor neuropático de tipo causalgia, es FALSO:

a. El dolor es intenso, espontáneo, persistente
b. Es muy frecuente en niños y se produce por compresión crónica del nervio
c. La piel se encuentra hipersensible no tolerando el contacto superficial
d. El bloqueo simpático es una medida útil para el diagnóstico y el tratamiento

268. La marcha en estepaje se debe a...:

a. Paresia de los músculos pelvianos
b. Paresia del cuádriceps
c. Afectación de los haces piramidales
d. Parálisis de los músculos anteroexternos de la pierna

269. Si valoramos la fuerza del músculo deltoides, el reflejo bicipital y la sensibilidad de la porción lateral del brazo, estamos explorando la integridad neurológica de:

a. C1
b. C3
c. C5
d. D1

270. Cuál de los siguientes métodos del tratamiento fisioterápico del paralítico cerebral se basa en la adaptación de diversos aparatos ortopédicos para conseguir la máxima funcionalidad del paciente:

a. Método Denver
b. Método Collis
c. Método Petö
d. Método Doman-Delacato

271. En relación con los prolapsos:

a. Cistouretrocele es cuando descienden la vejiga y la uretra, bien a través de la pared anterior o lateral si existe un defecto de las estructuras paravaginales
b. Enterocele es cuando desciende el recto a través de la pared posterior de la vagina
c. Proctocele es cuando se prolapsan las asas intestinales a través del fondo de saco de Douglas
d. Histerocele es cuando desciende la vejiga a través de la pared posterior de la vagina

272. En la exploración de la porción larga del bíceps braquial utilizaremos la:

a. Maniobra de Patte
b. Prueba de Speed
c. Maniobra de Jobe
d. Prueba de Gerber

273. **Maniobra utilizada para valorar la existencia o no de Incontinencia Urinaria por hipermovilidad uretral consistente en:** '*paciente en posición ginecológica, el terapeuta introduce los dos dedos en la vagina del paciente uno a cada lado del cuello vesical, evitando la compresión de la uretra, al tiempo que sube la pared vaginal anterior y el cuello hacia arriba y adelante, solicitándole a la paciente que tosa y empuje con fuerza*':

a. Maniobra de Bonney-Marshall
b. Maniobra de Hodge
c. Maniobra de Risser
d. Maniobra de Sims

274. **La Clasificación Internacional del Funcionamiento de la Discapacidad y de la Salud (CIF) NO se utiliza como herramienta:**

a. Político-social
b. Participativa
c. Educativa
d. Estadística

275. **Tras la retirada de la contención en un paciente con fractura de Colles que presenta dolor urente, aumento de la temperatura cutánea y alteraciones en la coloración de la piel, deberíamos sospechar:**

a. Sd doloroso regional complejo
b. Pseudoartrosis
c. Fenómeno de Raynaud
d. Parálisis radial

276. **En relación con el tratamiento de las cadenas ganglionares del cuello mediante Drenaje linfático Manual, la zona regional de desagüe:**

a. es la primera cadena ganglionar
b. son los ganglios axilares y ganglios paraesternales
c. es el términos
d. son los ganglios axilares y ganglios paravertebrales

277. **Es FALSO respecto al arnés de Pavlik:**

a. El tratamiento dura entre 5 y 15 días
b. Se utiliza en bebés menores de 6 meses
c. Sostiene las piernas del bebé en posición abierta, con las caderas flexionadas
d. Sirve para tratar la displasia del desarrollo de cadera

278. **Sobre los pacientes con mucoviscidosis, es FALSO:**

a. Es de herencia autosómica dominante
b. Suelen ser candidatos a transplante pulmonar
c. Característicamente desemboca en una insuficiencia cardíaca derecha
d. Los 'dedos en palillo de tambor' son una deformación típica

279. **'Cadencia de la marcha' es:**

a. La velocidad que adquiere el sujeto en la deambulación
b. El producto de la longitud de la zancada por la velocidad de la marcha
c. La distancia recorrida en un espacio de tiempo determinado a priori
d. El número de pasos efectuados en un intervalo de tiempo determinado

280. **En relación con los procesos preventivos del lactante:**

a. Evitar que los niños menores de 6 meses duerman en decúbito prono es un tipo de screening para evitar la muerte súbita
b. La prueba del talón es un cribado para el hipotiroidismo congénito
c. El test de Haizea-Llevant sirve como medida de prevención primaria para el retraso psicomotor
d. Son correctas B y C

281. **Un futbolista que recibe un golpe sobre una rodilla en valgo, con flexión y rotación interna de la tibia, puede sufrir:**

a. Esguince aislado del ligamento lateral interno de la rodilla
b. Rotura ligamento cruzado anterior, ligamento lateral interno y desinserción de menisco interno
c. Rotura ligamento cruzado posterior, ligamento lateral externo y rotura menisco interno
d. Rotura aislada del menisco interno

282. **Termoterapia que NO se debe utilizar en artritis reumatoide:**

a. Parafina
b. US
c. Onda corta
d. Las tres pueden ser utilizadas

283. **El músculo palmar mayor interviene en la:**

a. Supinación del antebrazo
b. Extensión del codo
c. Inclinación cubital de la muñeca
d. Inclinación radial de la muñeca

284. **En un síndrome de hemisección medular (Brown-Equard) se da:**

a. Parálisis motriz del lado de la lesión
b. Pérdida contralateral de la sensibilidad propioceptiva
c. Pérdida de la sensibilidad al dolor y temperatura del lado de la lesión
d. Las tres son ciertas

285. **Sobre la hidrocefalia, es FALSO:**

a. Se debe a una pérdida de equilibrio en la circulación del LCR (Líquido cefalorraquideo)
b. Se produce por un acúmulo excesivo de agua en las cavidades ventriculares del cerebro
c. La cirugía consiste en colocar una válvula de derivación ventrículo-peritoneal
d. Es la complicación más importante del curso del mielomeningocele infantil

286. **Teniendo en cuenta la mayor protección del suelo pélvico durante la fase expulsiva del parto, cómo indicaremos que se efectúen los pujos:**

a. Pujo en espiración libre
b. Pujo en espiración resistida
c. Pujo en apnea inspiratoria
d. Ninguna de las anteriores es correcta

287. **Constituiría una contraindicación para la aplicación del vendaje funcional:**

a. Descargas del tendón de Aquiles
b. Distensiones ligamentosas de 1º grado
c. Roturas tendinosas
d. distensiones y elongaciones musculares

288. **La expresión anticipada de voluntades debe formalizarse por escrito, y mediante alguno de los siguientes procedimientos:**

a. Ante notario
b. Ante cuatro testigos mayores de edad y con plena capacidad de obrar, de los cuales dos, como mínimo, no deben tener relación de parentesco hasta segundo grado, ni estar vinculado por relación matrimonial, de hecho o patrimonial con el otorgante
c. Ante dos testigos mayores de edad y con plena capacidad de obrar, de los cuales uno como mínimo, no debe tener relación de parentesco hasta segundo grado, ni estar vinculado por relación matrimonial, de hecho o patrimonial con el otorgante
d. Ante un juez

289. **Entre las aplicaciones terapéuticas del láser de baja energía se encuentran:**

a. Ulceras y heridas cutáneas
b. Artrosis
c. Tendinopatías
d. Todos los anteriores

290. **NO es un efecto fisiológico del masaje de percusión:**

a. Efecto vasodilatador
b. Disminuye la cronaxia
c. Produce un mayor acúmulo de linfa sobre la zona del masaje
d. Disminuye la excitabilidad nerviosa

291. **Sobre la demencia senil:**

a. Consiste en una alteración mental debido a infartos cerebrales repetidos
b. Es la fase terminal del envejecimiento cerebral crónico, con deterioro gradual
c. Es una alteración mental consecuencia de la enfermedad de Parkinson
d. Es una intoxicación cerebral debida a la ingestión de medicamentos neurolépticos de manera crónica

292. **El riesgo de necrosis avascular tras fractura del escafoides de la mano es mayor cuando se localiza sobre:**

a. Cresta ligamentosa
b. Región distal de la cresta
c. En la cintura
d. En el polo proximal

293. De los siguientes derechos del personal estatutario de los servicios de salud, NO tiene la consideración de derechos individuales:

a. La estabilidad en el empleo
b. La formación continuada adecuada a la función desempeñada
c. La actividad sindical
d. La jubilación

294. La armonización de las medidas angulares de las articulaciones pasa por situar el centro del goniómetro de brazos en ciertas localizaciones, que siempre son las mismas. Para medir pues, el arco articular del tobillo, colocaremos el centro del goniómetro:

a. Inmediatamente por debajo del maléolo externo
b. Inmediatamente por encima del maléolo interno
c. Justo en la punta del maléolo externo
d. Justo en la punta del maléolo interno

295. Técnica utilizada en fisioterapia respiratoria contraindicada, en principio, en el periodo neonatal:

a. Vibraciones
b. Tos provocada
c. Aspiración
d. Espiración forzada

296. Cuál de estas técnicas cinesiterápicas es más efectiva en el tratamiento de las escoliosis:

a. Tracciones articulares
b. Movilizaciones pasivas articulares
c. Técnica de Klapp
d. Ninguna de las anteriores

297. Cómo se encuentra el miembro superior en las parálisis obstétricas del plexo braquial:

a. Hombro descendido, brazo en rotación interna y dedos un poco flexionados
b. Hombro descendido, brazo en rotación externa y dedos en extensión
c. Hombro en posición neutra, flexión de codo, antebrazo en pronación y flexión de muñeca y dedos
d. Hombro elevado, brazo en rotación externa y supinación de antebrazo

298. En relación con las Corrientes de Kotz, es FALSO:

a. Se aplican en forma de trenes de impulso
b. Es una corriente alterna
c. Su efecto fundamental es la analgesia
d. Es una corriente de media frecuencia

299. Sobre la aplicación clínica de ultrasonidos (US), es FALSO:

a. Los US calientan áreas más profundas que la mayoría de los agentes de calentamiento superficial
b. Los US calientan tejidos con bajo contenido en colágeno
c. El movimiento del transductor de US durante la aplicación ayuda a prevenir el calentamiento excesivo de tejidos
d. La sensación de calor que refiere el paciente ayuda a determinar la intensidad final del US cuando se aplica para calentar los tejidos

300. Al aparecer la respuesta refleja durante la reptación refleja (terapia Vojta), qué movimiento debe producirse en el paciente:

a. Retroversión pélvica
b. Apoyo en el epicóndilo humeral facial
c. Rotación externa de hombro facial con co-contracción
d. Los tres

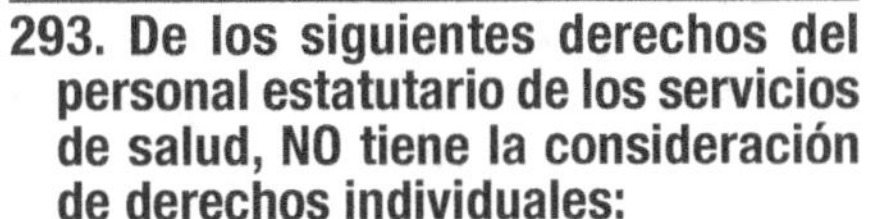

301 A	326 B	351 C	376 B
302 B	327 A	352 A	377 C
303 B	328 B	353 B	378 D
304 D	329 B	354 B	379 C
305 A	330 A	355 B	380 C
306 D	331 A	356 C	381 C
307 D	332 B	357 C	382 B
308 C	333 B	358 D	383 B
309 B	334 B	359 D	384 A
310 C	335 C	360 D	385 C
311 C	336 D	361 D	386 D
312 A	337 B	362 D	387 D
313 D	338 C	363 C	388 D
314 B	339 C	364 D	389 D
315 B	340 B	365 B	390 C
316 C	341 D	366 A	391 B
317 C	342 C	367 B	392 D
318 A	343 A	368 C	393 C
319 C	344 B	369 A	394 C
320 A	345 D	370 A	395 A
321 D	346 D	371 B	396 D
322 D	347 D	372 B	397 D
323 C	348 A	373 C	398 B
324 A	349 A	374 B	399 A
325 C	350 B	375 D	400 D

FALLOS: [ ]

301. 'Amputación mediotarsiana' o de:

a. Chopart
b. Lisfranc
c. Syme
d. Ninguna de las tres

302. Sobre el moviento de rotación medial del miembro superior, qué músculo NO es antagonista del músculo dorsal ancho:

a. Redondo menor
b. Redondo mayor
c. Infraespinoso
d. Deltoides posterior

303. La talasoterapia NO está contraindicada en:

a. Infecciones
b. Raquitismo y afecciones óseas
c. Enfermedades Cardiovasculares graves
d. Hipertiroidismo

304. En caso de diástasis abdominal tras el parto, se recomienda el fortalecimiento muscular:

a. De los abdominales, especialmente los oblicuos
b. En posición de acortamiento
c. En posición de alargamiento
d. Son ciertas A y B

305. NO se encuentra entre las anomalías en la Fisiología del esfuerzo en los trasplantados cardíacos:

a. Disminuye la frecuencia cardiaca en reposo
b. Adaptación cronotrópica alterada, con aceleración lenta y recuperación tardía
c. Reducción de la potencia máxima
d. Disminución del umbral anaeróbico

306. Muestra en la que se divide a la población en grupos con caracteres en común y mutuamente excluyentes y después se obtiene una muestra aleatoria de cada uno de ellos, manteniendo las proporciones observadas en la población de referencia:

a. Muestra aleatoria simple
b. Muestra sistemática
c. Muestra por conglomerado
d. Muestra aleatoria estratificada

307. En la terapia con Láser, es FALSO:

a. La sala donde se aplique el Láser tiene que estar hiperiluminada
b. La dosificación del Láser se mide en Julios/centímetro cuadrado
c. El Láser de Arseniuro de Galio tiene una longitud de onda de 904 nanómetros, por lo que esta fuera del espectro visible
d. A dosis bajas de Láser, se consigue un importante efecto trófico-regenerativo

308. La lesión neurológica de un paciente que presenta una hemiplejía izquierda asociada a midriasis y desviación del ojo derecho hacia abajo y afuera asociada podría estar localizada en:

a. Bulbo raquídeo   b. Cerebelo
c. Mesencéfalo   d. Lóbulo frontal

309. Qué prueba específica podemos realizar para diagnosticar una escoliosis estructurada:

a. Prueba de Adson
b. Test de Adams
c. Test de Valsalva
d. Prueba de distracción

310. Sobre la poleoterapia:

a. La primera polea de un circuito se llama polea de reflexión
b. En un circuito asistido debemos colocar la polea de tal forma que los ejercicios se realicen contra resistencia
c. La polea de tracción debe estar situada sobre el plano de movimiento
d. En la polea de tracción móvil, la polea se encuentra sujeta a un punto de anclaje

311. En ocasiones, la enfermedad remite a cuadros de deficiencia, incapacidad o minusvalía Internacionalmente y según la CIM (Clasificación Internacional de la deficiencia, incapacidad y minusvalía), el concepto de minusvalía se asocia a:

a. Defecto, anomalía, deficiencia, secuela
b. Restricción de habilidades o de función
c. Desventaja
d. Son correctas A y B

312. La aparición de afasia tras sufrir un infarto isquémico cerebral hace sospechar su localización en el territorio vascular de la arteria:

a. Cerebral media
b. Basilar
c. Carótida externa
d. Vertebral

313. Prueba de Roos en el Síndrome del Desfiladero toracobraquial:

a. Realizar movimientos pasivos de circunducción de la extremidad superior, observando si en algún momento desaparece el pulso
b. Que el paciente descienda y lleve a retropulsión el cinturón escapular para cerrar la pinza costo-clavicular
c. Provocamos un aumento de tensión en el escaleno anterior con extensión cervical y rotación al mismo lado
d. El paciente se sitúa con el miembro a evaluar en abducción de 90º y rotación externa, codo en flexión de 90º solicitando en esta posición la apertura y cierre del puño de forma rítmica durante 3 minutos

314. Sobre la onda corta:

a. Es una forma de termoterapia superficial
b. Puede aplicarse con 1 o con 2 electrodos
c. Está indicada en la artritis reumatoide
d. Produce un gran calentamiento sobre la piel

315. La de Maisonneuve se incluye dentro del tipo de fracturas de:

a. La base de los metatarsianos
b. Tobillo por compresión vertical
c. Huesos sesamoideos
d. Tobillo por torsión de la mortaja tibioperonea-astragalina

316. Peloide compuesto de residuos vegetales, arcilla y aguas minerales alcalinas o sulfuradas o agua de mar:

a. Fangos y lodos
b. Limos
c. Turbas
d. Bioglea

317. El masaje transverso profundo es usado en estos casos EXCEPTO en:

a. Lesiones musculares con el músculo relajado y fláccido
b. Lesiones ligamentosas en suave tensión no dolorosa en casos recientes
c. Lesiones tendinosas de tendones sin vaina en máxima tensión
d. Rigideces postraumáticas con sesiones largas

318. En la artritis reumatoide de la mano, deformidad caracterizada por la rotura del ligamento triangular y luxación posterior de la cabeza del cúbito:

a. Tecla de piano
b. Deformidad en ojal
c. Deformidad en Z
d. Deformidad en adductus

319. En las deformación del tórax, objetivo principal de la fisioterapia:

a. Relajar la musculatura escapular y dorsal
b. Trabajar la sensibilidad superficial del tronco
c. Mejorar la función respiratoria y la corrección postural
d. Fortalecimiento muscular de los miembros superiores

320. Según el concepto Bobath, los requisitos para un equilibrio normal de pie son éstos, EXCEPTO:

a. La columna lumbar, estable
b. La cabeza, autónoma
c. La columna torácica, estable
d. La capacidad de mover libremente los centros de gravedad dentro de la base de sustentación

321. La hidroterapia estaría contraindicada:

a. Procesos infecciosos
b. Hipertensión arterial inestable
c. Reumatismos inflamatorios en fase aguda
d. En todos los anteriores

322. La fuerza de la musculatura respiratoria puede ser determinada a través de la valoración de:

a. La presión parcial de CO2 en sangre arterial (Pa CO2)
b. La capacidad pulmonar total (CPT)
c. La capacidad residual funcional (CRF)
d. Presiones respiratorias máximas (PI máx, Pemax)

323. La aparición de clonus en la exploración de un síntomas neurológicos es un signo indicativo de lesión:

a. Cerebelosa
b. Propioceptiva
c. Piramidal
d. Ganglios Basales

324. La condrocalcinosis:

a. Es una artropatía metabólica
b. Su localización más frecuente es el dedo gordo del pie
c. Se debe a un depósito de ácido úrico
d. Todo lo anterior es cierto

325. En la Distrofia Simpático Refleja es FALSO que:

a. Aparecen alteraciones de la sensibilidad y trastornos locales de la sudoración
b. La intensidad de los síntomas suele ser desproporcionada respecto a la causa que lo provoca
c. Es producido por una lesión del nervio periférico o sus ramas
d. En la mayoría de los casos el dolor se irradia a áreas distintas incluso no contiguas

326. Una contraindicación absoluta de la onda corta es:

a. Trastornos de la sensibilidad al calor
b. Marcapasos
c. Trastornos arteriales y venosos
d. Uso de anticoagulantes.

327. Qué porcentaje del ciclo de la marcha ocupa la fase de apoyo final:

a. 30 a 50%
b. 50 a 60%
c. 60 a 73%
d. 87 a 100%

328. La prueba de Naffziger-Jones consiste en:

a. Contener el aire en una inspiración forzada al tiempo que aumentamos la presión intraabdominal
b. Presionar fuerte sobre las venas yugulares, aumentando así la presión del LCR
c. Pedirle al paciente que se incorpore manteniendo los brazos cruzados sobre el pecho desde la posición supina, mientras le sujetamos los tobillos
d. Paciente en prono, se le pide que extienda la cadera con la rodilla flexionada, explorando así la raíz L4 en busca de dolor

329. La espina bífida es:

a. Malformación perinatal
b. Malformación congénita
c. Lesión neuronal postraumática
d. lesión preganglionar

330. Qué NO se atribuye a la hidrocinesiterapia como efecto fisiológico:

a. Disminuye el volumen de eyección
b. Aumenta el trabajo respiratorio
c. Reduce los edemas
d. Aumenta la circulación de retorno

331. NO es una de las principales características propias de la luz láser:

a. la policromía
b. la coherencia
c. la emisión direccional
d. la brillantez

332. Técnica fisioterápica contraindicada en la espondilitis anquilosante:

a. Ejercicios activos hacia la extensión del raquis
b. Manipulaciones vertebrales
c. Termoterapia
d. Masoterapia

333. Sobre la fascitis plantar es FALSO que:

a. El dolor y la rigidez son de inicio insidioso y empeoran al levantarse por la mañana
b. El espolón óseo asociado frecuentemente y localizado en el fondo del talón es el causante del dolor en el 90% de los casos
c. Su aparición está favorecida por la presencia en el paciente de ciertas características anatómicas como el pie plano, gemelos en tensión
d. Los estiramientos repetitivos de fascia y tendón se asocian a la mejora significativa en más del 80% de los casos

334. Sobre el hombro congelado, es FALSO:

a. Puede recuperarse espontáneamente en 6-18 meses
b. La termoterapia está contraindicada
c. Las movilizaciones pasivas no deben ser dolorosas
d. Se pueden emplear ejercicios pendulares para decoaptar la articulación glenohumeral y disminuir la rigidez

335. Lesión que desencadena una 'marcha salutatoria':

a. Lesión vestibular
b. Lesión del ciático poplíteo externo
c. Flexo de cadera
d. Son correctas B y C

336. El trabajo muscular en un aparato de isocinéticos está permanentemente monitorizado obteniendo múltiples parámetros:

a. Mide la potencia máxima en W (vatios), el par en N (newton) y el trabajo en J (julios)
b. Mide la potencia en grados/segundo, el trabajo en W (vatios) y el par en N/m (newton/metro)
c. Mide el trabajo total en N (newton), el par en N/m (newton/metro) y la potencia en W (vatios)
d. Ninguna de las anteriores

337. A qué nivel vertebral se produce la mayor parte de la rotación cervical:

a. Entre occipucio y C1
b. Entre C1 y C2
c. Entre C5 y C6
d. Entre C7 y D1

338. Qué músculo actúa en la acción de cerrar la mandíbula o elevar el maxilar inferior:

a. Cigomático
b. Pterigoideo externo
c. Pterigoideo interno
d. Triangular de los labios

339. Sobre la tenosinovitis estenosante del flexor (dedo en resorte), es FALSO:

a. Los pacientes presentan un atrapamiento brusco del tendón con la flexión y/o con la extensión del dedo, que puede ser doloroso

b. Se presenta frecuentemente un nódulo palpable en el pliegue palmar distal

c. El tratamiento conservador es efectivo e incluye inmovilizar el dedo en extensión

d. El efecto de resorte se induce durante el examen al solicitar el cierre con fuerza del puño y la extensión completa posterior del mismo

340. En un bebé de 18 meses NO es signo de alerta de discapacidad intelectual:

a. Pasa continuamente de una actividad a otra

b. Señala objetos si se le nombran

c. Ausencia de deambulación

d. Incapaz de garabatear

341. Método de relajación por movimientos pasivos utilizado principalmente en los niños pequeños distraídos e inestables que no se adaptan al método de concentración de Schultz:

a. Técnica de Jarreau y Klotz

b. El método de Vittoz

c. El entrenamiento compensado de Aiginger

d. El método de Wintrebert

342. Las tres condiciones en las que se basan los ejercicios de Frenkel son:

a. Comprensión, precisión, repetición

b. Comprensión, precisión, secuenciación

c. Concentración, precisión, repetición

d. Concreción, especificación, repetición

343. Frecuencia diaria recomendada para realizar ejercicios de Codman:

a. 3 ó 4 veces   b. 5 ó 6 veces

c. 7 u 8 veces   d. 8 ó 9 veces

344. El 'Síndrome de Parsonage-Turner' es:

a. Fractura-luxación del escafoides-hueso grande

b. Neuritis braquial aguda

c. Una mala segmentación de los segmentos cervicales

d. Un trastorno del sistema inmunitario

345. Consideramos a un anciano frágil cuando presenta las siguientes características EXCEPTO:

a. Edad superior a 80 años

b. Ingreso hospitalario durante el último año

c. Deficiencia económica

d. Edad superior a 75 años

346. En el método de Klapp se utiliza para la mejora de la escoliosis:

a. Las respiraciones diafragmáticas como base del tratamiento para la corrección

b. Las posiciones lordóticas y cifóticas

c. Las marchas en cuadrupedia

d. Son correctas B y C

347. Sobre el Síndrome de Parsonaje-Turner:

a. En el 60 % de los pacientes se observan secuelas a los 2 años

b. La fase inicial es de debilidad muscular e hipoestesias, y a medida que remite, aparece la fase de dolorosa

c. La prueba diagnóstica definitiva es la gammagrafía ósea

d. Ninguna de las tres

348. Las bronquiectasias se caracterizan por lo siguiente EXCEPTO:

a. Ser reversibles con tratamiento farmacológico y el drenaje bronquial adecuado

b. Tener en general origen infeccioso

c. Localizarse con más frecuencia en las bases, en el lóbulo medio y língula

d. Presentar como síntoma más constante la tos crónica con expectoración abundante

349. En la enfermedad de Raynaud o Angiospasmo NO debemos aplicar:

a. Presoterapia con presión negativa intermitente

b. Ejercicios isométricos e isotónicos de los miembros enfermos con débil tensión y de amplitud creciente asociada al ritmo respiratorio

c. Ejercicios de fuerza: con las manos levantadas por encima de la cabeza, el paciente ejecuta simultáneamente ejercicios de marcha y de carrera

d. Electroterapia aplicando Ionizaciones con histamina

350. La prueba de Macintosh:

a. Evidencia la presencia de líquido intraarticular de la rodilla

b. Evidencia una insuficiencia del ligamento cruzado anterior

c. Valora la presencia de inestabilidad posterior de la rodilla

d. Valora la integridad del menisco lateral

351. En la técnica de iontoforesis, cuál es la concentración habitual de la solución que proporciona mayor porcentaje de ionización y paso a través de la piel:

a. Entre un 5 y 10%

b. Entre 20 y 30%

c. Entre el 1 y 2%

d. La concentración es irrelevante

352. Método de terapia para pacientes con daño cerebral que consiste en un entrenamiento motor orientado a tareas específicas:

a. Carr y Shepherd

b. Bobath

c. Rood

d. Phelps

353. El signo de Finkelstein indica:

a. Rotura del tendón de Aquiles

b. Enfermedad de Quervain

c. Compresión radicular

d. Epicondilitis

354. En el tratamiento fisioterápico de algodistrofia en una muñeca, en fase hiperémica, NO está indicado:

a. TENS

b. Cinesiterapia pasiva forzada

c. Drenaje linfático manual

d. Magnetoterapia

355. Paciente con Siringomielia y una lesión en la mano. Previo a su movilización, técnica indicada:

a. Infrarrojos   b. Ultrasonidos Pulsados

c. Parafangos   d. Las tres

356. En un paciente con lesión del nervio mediano, se puede encontrar:

a. Atrofia de la eminencia hipotenar

b. Dificultad para la extensión de la muñeca y los dedos

c. Déficit de pronación del antebrazo

d. Alteración de la sensibilidad en zona dorsal de los dedo pulgar e índice

357. La lesión en las raíces inferiores C8-D1 del plexo braquial se encuentra en la parálisis de:

a. Duchenne-Erb   b. Bell

c. Dejerine-Klumpke   d. Remack

358. Cuál es cierta:

a. Durante la inspiración, los escalenos elevan las primeras costillas

b. En la espiración, el escaleno anterior fundamentalmente, trabajando con punto fijo inferior sobre la primera costilla, instala la lordosis cervical fisiológica con ápex en el disco de C4-C5

c. El escaleno medio es el encargado de instalar posibles lateroflexiones a nivel cervical trabajando con punto fijo sobre la costilla

d. Todas son ciertas.

359. Tras la fase de shock, es posible encontrar en una lesión traumática neurológica de la médula situada por encima de C7:

a. Disrreflexia autónoma

b. Hipotensión ortostática

c. Alteraciones de la termorregulación

d. Todas son ciertas

360. En la parálisis del nervio radial utilizaremos una ortesis, que:

a. Estabilice la muñeca en extensión

b. Prevenga la retracción de los flexores de la mano

c. Se extienda desde tercio inferior del antebrazo hasta línea de flexión palmar de los dedos

d. Todo lo anterior es cierto

361. Sobre los músculos fusiformes:

a. Sus fibras forman ángulos variables con el eje principal del músculo

b. Tienen un número mayor de fibras por unidad de sección

c. El deltoides braquial es un ejemplo de músculo fusiforme

d. Son generalmente ricos en fibras musculares tipo II

362. En la fase de flebotrombosis de una flebitis está contraindicado:

a. Masoterapia
b. Movilización
c. Declive del miembro inferior
d. Están contraindicadas A y B

363. Después de una luxación anterior o anterointerna del hombro, en un primer momento se deberán evitar los siguientes movimientos:

a. Rotación interna y retropulsión
b. Aducción
c. Abducción, rotación externa y retropulsión
d. Ninguno de los anteriores

364. En el síndrome del desfiladero toracobraquial es FALSO que:

a. En posición de sedestación se consigue un alivio de los síntomas colocando los codos sobre reposabrazos
b. Se recomienda a los pacientes dormir con el hombro en ligera abducción y elevación por medio de almohadas
c. Puede estar causado por la presencia de una costilla cervical
d. Uno de los principales músculos que provoca la compresión vasculonerviosa es el deltoides

365. En una corriente interferencial, frecuencia con que varía la amplitud:

a. Frecuencia de interferencia
b. Frecuencia de modulación
c. Espectro de frecuencia
d. Oscilación del espectro

366. La anomalía caracterizada por la trisomía del cromosoma 18 es el Síndrome de:

a. Edwards   b. Patau
c. Turner   d. Klinefelter

367. Para el reforzamiento muscular la forma más eficaz de corrientes son los trenes de ondas...

a. triangulares
b. rectangulares
c. exponenciales
d. sinusoidales

368. El mecanismo de producción en un esguince de tobillo del ligamento lateral externo es:

a. Pronación, varo y abducción
b. Supinación, varo y abducción
c. Supinación, varo y aducción
d. Pronación, valgo y aducción

369. No forma parte del tratamiento de fisioterapia en el 'síndrome del decúbito' o 'síndrome de inmovilización':

a. Sobreelevación de los pies de la cama 60 grados
b. Prevención y tratamiento de actitudes viciosas, escaras e incontinencia
c. Verticalización progresiva y precoz
d. Reeducación respiratoria

370. Sesgo que se produce cuando los procedimientos utilizados para elegir a los individuos de un estudio o a los factores que influyen en la participación del mismo son erróneos:

a. de Selección
b. de Clasificación
c. de Confusión
d. de Información

371. Sobre las medidas de centralización, es FALSO:

a. La media, la mediana y la moda son medidas objetivas
b. Es posible que en una muestra haya más de una mediana
c. La moda no suele ser utilizada cuando se trata de datos continuos
d. La media no debe ser calculada cuando las observaciones no sean numéricas

372. En una aplicación de Corrientes Diadinámicas de Bernard por una ciatalgia subaguda, es FALSO:

a. Habrá que aplicar el cátodo distal al ánodo en varios posicionamientos
b. Al ser un estado subagudo podremos aplicar directamente CP (cortos períodos) y luego LP (largos períodos)
c. Al ser una corriente de baja frecuencia, solo es útil en nervios superficiales
d. La intensidad de la corriente permitirá contracciones leves

373. Al pie valgo congénito convexo también se le conoce como 'pie...

a. Talo-valgo
b. Zambo
c. En pico de alpinista
d. Ninguna de las tres

374. Sobre la iontoforesis, es FALSO:

a. La concentración del medicamento en la solución iónica será del 1-2%
b. En la iontoforesis no se evita efecto del primer paso
c. En la técnica de Bourguignon se aplica el medicamento en los dos electrodos igualmente
d. En el caso de hipersensibilidad al principio activo a aplicar, estará contraindicada su administración mediante iontoforesis

375. En la exploración de un recién nacido afecto de parálisis braquial obstétrica tipo Duchenne-Erb NO encontramos:

a. Reflejo de Moro asimétrico
b. Reflejo de la prehensión disminuido o abolido
c. El hombro afecto está en abducción y rotación interna
d. El hombro afecto está descendido y en rotación externa

376. En la osteoporosis de inmovilización NO se recomienda:

a. Reeducación respiratoria general
b. Verticalización 4 horas al día como mínimo
c. Contracciones musculares isotónicas
d. Masoterapia circulatoria y trófica muscular

377. En las fracturas de la extremidad superior de cubito y radio la fisioterapia exige una atención especial a:

a. Flexión de codo
b. Extensión de codo
c. Pronosupinación de muñeca
d. Extensión de muñeca

378. Según las recomendaciones de la European Resuscitation Council, respecto a la realización de la RCP (Reanimación Cardio Pulmonar) básica en adultos, es FALSO:

a. Todos los reanimadores, entrenados o no, deberían proporcionar compresiones torácicas a las víctimas de parada cardiaca
b. Para los reanimadores no entrenados, se fomenta la RCP con sólo compresiones torácicas guiada por teléfono
c. El objetivo de las compresiones torácicas debería ser comprimir hasta una profundidad de al menos 5 centímetros y a una frecuencia de al menos 100 compresiones/ min
d. No es esencial hacer compresiones torácicas de alta calidad, así evitaremos el posible retroceso completo del tórax

379. Cuál de los siguientes parámetros NO es recomendado por Le Métayer para la evaluación de la potencialidad cerebromotriz del niño pequeño:

a. La función postural y las funciones antigravitatorias
b. Las funciones de locomoción y control voluntario
c. Funciones cognitivas y afectivas
d. Funciones propias de los miembros superiores

380. Según la Organización Mundial de la Salud se considera una discapacidad intelectual 'moderada' un coeficiente intelectual de:

a. 70-80
b. 50-69
c. 35-49
d. 20-34

381. La fisioterapia en geriatría se caracteriza por todos los siguientes factores, EXCEPTO:

a. La necesidad de un tratamiento precoz y muy a menudo preventivo
b. Adaptación a la psicología individual del anciano y a su mayor lentitud para asimilar los gestos de la reeducación
c. Utilización de un máximo de métodos pasivos y de un mínimo de aparatos y accesorios
d. Creación de un ambiente psicológico favorable y mucha paciencia por parte del fisioterapeuta

382. Sobre la acción de los músculos isquiotibiales:

a. Son músculos que van de la tuberosidad isquiática a la tibia
b. La potencia de contracción dependerá de la
posición de la cadera
c. Su acortamiento se traduce siempre en un
flexo de rodilla
d. Su parálisis provoca característicamente
una marcha en hiperextensión de rodilla por
el desequilibrio muscular

383. En la parálisis del nervio crural, qué músculo NO estará afectado:

a. Pectíneo
b. Tensor de la fascia lata
c. Sartorio
d. Psoasilíaco

384. Característica de la braquiomimia:

a. Rigidez con limitación de los movimientos
debido a un acortamiento de los músculos
b. Sus primeros síntomas aparecen en los
músculos oculares y de la masticación
c. Grado anormal de debilidad de la musculatura voluntaria
d. Contracciones dolorosas intensas e involuntarias normalmente de varios grupos
musculares sinérgicos

385. Sobre la utilización de la PEP (Presión Espiratoria Positiva) durante la espiración en el postoperatorio de la cirugía torácica es FALSO que:

a. Favorece el reclutamiento de unidades al-
veolares cerradas y mal ventiladas
b. Ayuda a la eliminación de las secreciones
c. Su acción precisa de movimientos respiratorios amplios
d. Un exceso de PEP puede aumentar el trabajo respiratorio

386. Sobre los aparatos de marcha en niños con distrofia muscular:

a. Ayudan a alargar el tiempo de deambulación
b. Pueden utilizarse bitutores largos de apoyo
isquiático
c. Usando el cuadrado lumbar y el tensor de la
fascia lata el paciente podrá desplazarse
por terreno llano
d. Todo lo anterior es cierto

387. Cuál de estas pruebas NO puede valorar la fuerza y la resistencia de la musculatura abdomino-espinal:

a. Prueba de Sorensen-Biering
b. Prueba de Shirado
c. Prueba isocinética
d. Las tres son de utilidad

388. Sobre la esclerosis lateral amio-trófica es FALSO que:

a. Es una enfermedad neurodegenerativa de
comienzo en la edad adulta
b. Es frecuente su inicio con torpeza, debilidad
progresivas
c. La afectación bulbar es casi constante en
todos los pacientes en su evolución
d. El tratamiento con corticoesteroides e inmu-
nosupresores permiten la remisión rápida de
los síntomas

389. Sobre la utilización técnica de la cinta de McConell en la rodilla, es FALSO que:

a. Se utiliza en el tratamiento de la inestabilidad recidivante de la rótula
b. Requiere la evaluación previa de la trasla-
ción de la rótula
c. Se utiliza como coadyudante de ejercicios y
equilibrio muscular
d. La utilización de la cinta es permanente, e
indispensable para realizar todo tipo de actividades

390. La fractura de Bennett es una:

a. Fractura del semilunar
b. Fractura de la superficie articular distal del
radio
c. Fractura intraarticular de la base del primer
metacarpiano con desplazamiento proximal
importante de la diáfisis del metacarpiano
d. Fractura intraarticular de la base del primer
metacarpiano sin desplazamiento importante de la diáfisis del primer metacarpiano.
Suele tener forma en 'T' ó 'Y'

391. Sobre los bitutores:

a. Son ortesis para la marcha con apoyo isquiático
b. La bipedestación es factible por bloqueo de
la rodilla en extensión
c. Si el paciente lleva un bitutor no se le puede
adaptar una estimulación eléctrica funcional
d. No requieren un antiequino

392. La causa más frecuente de las fracturas espontáneas son:

a. Metástasis
b. Osteoporosis
c. Osteomalacia
d. Todas son ciertas

393. Método de relajación basado en la educación de la respiración a fin de poner en reposo los centros superio-res de esta función y, a partir de ello, todas las demás funciones cortica-les que controlan el estado afectivo del paciente:

a. Eutonía de Gerda Alexander
b. Método de Wintrebert
c. Entrenamiento compensado de Aiginger
d. Método de E. Eylat

394. En qué lesión se aplicaría la Fé-rula de Stack:

a. Lesión del tendón flexor profundo de los
dedos en su inserción en la falange distal
b. Lesión del tendón extensor común en su inserción en la falange media
c. Lesión del tendón extensor común en su inserción en la falange distal
d. Lesión del tendón extensor corto del primer
dedo de la mano

395. Las tracciones articulares son técnicas que se engloban dentro de:

a. Cinesiterapia pasiva
b. Cinesiterapia activa
c. Cinesiterapia forzada
d. Ninguna de las anteriores

396. No se encuentra entre las medi-das utilizadas en el tratamiento fi-sioterápico del derrame pleural:

a. Ejercicios espiratorios favorecedores de la
reabsorción de líquido
b. Ejercicios de expansión costal
c. Ejercicios correctivos de raquis y cintura escapular
d. Se utilizan todas las medidas anteriores

397. Qué ejercicios serían adecuados que realizase un paciente con de-mencia senil, una vez que se en-cuentra 'en periodo de estado' de la enfermedad:

a. Ejercicios de sedestación-bipedestación
b. Ejercicios de marcha en su domicilio
c. Ejercicios de equilibrio en bipedestación
d. Todos ellos serían adecuados

398. Es una característica del masaje propuesto por Voglery Krauss:

a. El masaje se localiza en pequeñas regiones
muy precisas que son focos de hipertonía
b. Es una terapia manual puntiforme aplicada
sobre una superficie ósea apropiada y de
fácil acceso
c. Es un masaje que permite tratar pequeñas
lesiones tendinosas, ligamentarias o musculares bien localizadas y sin inflamación
aguda
d. Es el masaje del tejido conectivo

399. Sobre la técnica de desobstruc-ción rinofaríngea retrógrada, es FALSO que:

a. Consiste en una maniobra espiratoria forzada destinada a limpiar secreciones rinofa-
ríngeas
b. Se dirige a niños por debajo de los 24
meses, siendo sustituida en niños mayores
por nasoaspiración activa
c. La maniobra puede ser complementada por
la instilación local de una sustancia medi-
camentosa
d. Debería emplearse en infecciones de vías
respiratorias extratorácicas, con independencia de su etiología

400. Sobre la esclerosis lateral amio-trófica es FALSO que:

a. Es una enfermedad neurodegenerativa de
comienzo en la edad adulta
b. Los calambres seguidos de debilidad se presentan precozmente en el paciente
c. La afectación bulbar es casi constante en
todos los pacientes en su evolución
d. El tratamiento con corticoesteroides e inmu-
nosupresores permiten la remisión rápida de
los síntomas

401 B	426 A	451 A	476 B
402 A	427 D	452 D	477 D
403 D	428 D	453 A	478 A
404 B	429 C	454 D	479 A
405 D	430 A	455 C	480 C
406 B	431 D	456 B	481 A
407 B	432 A	457 A	482 C
408 C	433 D	458 A	483 A
409 C	434 D	459 B	484 A
410 D	435 C	460 B	485 C
411 B	436 A	461 A	486 B
412 C	437 C	462 D	487 A
413 D	438 A	463 D	488 C
414 D	439 C	464 B	489 D
415 C	440 B	465 D	490 B
416 A	441 B	466 A	491 C
417 A	442 C	467 A	492 D
418 A	443 A	468 D	493 B
419 B	444 B	469 D	494 B
420 C	445 B	470 C	495 D
421 A	446 C	471 D	496 D
422 A	447 D	472 B	497 D
423 B	448 B	473 D	498 A
424 B	449 D	474 A	499 A
425 B	450 C	475 C	500 B

FALLOS:

401. Las articulaciones interfalángicas son del tipo:

a. Anfiartrosis
b. Troclear
c. Condílea
d. Trocoide

402. Una corriente diadinámica unidireccional, positiva, hemisinusoidal, de Hz es:

a. Monofásica fija
b. Difásica fija
c. Modulada en cortos periodos
d. Modulada en largos periodos

403. En el tratamiento de las fracturas de antebrazo se debe evitar durante las primeras semanas el movimiento:

a. Flexo-extensión de codo
b. Flexo-extensión de muñeca
c. Ejercicios activos de dedos
d. Prono-supinación

404. Sobre la miopatía de Duchenne:

a. Las miocardiopatías son poco frecuentes
b. Es causada por una mutación del gen que codifica la distrofina
c. Hay una disminución de los niveles de CPK (creatina fosfo kinasa) en sangre
d. Es frecuente la calcificación de los hematomas producidos por las caídas

405. El método Vojta se basa en:

a. En la denominada 'pedagogía conductiva'
b. Recurre a diversos aparatos ortopédicos para conseguir la funcionalidad del paciente
c. Estimular las terminaciones nerviosas de la piel mediante percusiones manuales, crioterapia…etc
d. Provocar determinadas reacciones motoras (patrones de locomoción refleja) a partir de unos estímulos definidos y desde unas determinadas posturas

406. De los doce reflejos propuestos por Mahony, el 12 es el reflejo…

a. perineal inhibidor del detrusor: la hipotonía del suelo pélvico puede desencadenar una excitación del centro parasimpático
b. perineobulbar inhibidor del detrusor: la contracción de los músculos perineales hace que cese la contracción del detrusor y se inicie la fase de llenado vesical
c. simpático activador del esfínter: el aumento de tensión en el detrusor provoca la contracción del esfínter interno
d. perineobulbar facilitador del detrusor: la relajación del periné y el aumento de la presión abdominal estimula el inicio de la micción por la contracción del detrusor

407. En las amputaciones tibiales se utilizan varios tipos de encajes. En cuál de los siguientes casos está indicada la utilización del encaje KBM (Kondylen Bettung Munster):

a. En muñones muy cortos, menos de 8 centímetros desde la interlínea articular
b. En muñones de más de 12 centímetros
c. En muñones con extremo distal poco hipotónico
d. En muñones con diámetro basal menor que el intercondíleo

408. Una paciente mastectomizada y con linfedema en el brazo correspondiente es adiestrada para su correcto cuidado y evitar complicaciones. Qué tipo de prevención es:

a. Prevención Primaria
b. Prevención Secundaria
c. Prevención Terciaria
d. No se trata de un tipo de prevención

409. No es un objetivo de la fisioterapia posparto:

a. Favorecer la cicatrización de los tejidos lesionados durante el parto
b. Proteger el suelo pélvico de las situaciones de hiperpresión
c. Relajar la musculatura del compartimento abdominopélvico
d. Devolver estabilidad a la columna y la pelvis

410. Sobre la apraxia ideatoria:

a. Aparece más frecuentemente en lesiones del hemisferio cerebral derecho
b. El paciente es incapaz de entender la acción que se le solicita
c. El paciente planea con éxito actividades motoras sin poder exponer las expresiones que corresponden a esa actividad
d. Ninguna es correcta

411. Sobre el Método de potenciación muscular de Dotte, es FALSO:

a. Hay que evaluar previamente el 1RM
b. La metodología es parecida al Método de Delorme y Watkins, pero la resistencia es decreciente
c. Cada ciclo consta de un descanso de igual duración que el tiempo de trabajo
d. También se le conoce por el método de Resistencia Dinámica Progresiva

412. Técnica de masaje que consiste en pequeños movimientos elípticos efectuados generalmente con las puntas de los dedos, que movilizan en superficie la piel y los músculos, uno sobre otro:

a. Roce o deslizamiento
b. Amasamiento
c. Fricciones
d. Vibraciones

413. La enfermedad de Kummel-Verneuil afecta a:

a. La articulación Temporomandibular
b. La articulación Coxofemoral
c. La articulación Esternocostoclavicular
d. Columna vertebral

414. En la inestabilidad del hombro, tanto para el tratamiento conservador como para el tratamiento post-cirugía, se potenciarán:

a. Los rotadores internos en la inestabilidad anterior
b. Los rotadores externos en la inestabilidad posterior
c. El deltoides en la inestabilidad inferior
d. Todas son correctas

415. NO es característico del fenotipo en niños con Síndrome de Down:

a. Estatura baja
b. Palmas de las manos con un único pliegue transversal
c. Lóbulos de las orejas altos
d. Epicanto

416. En una luxación de la mano, a nivel de la articulación metacarpofalángica o interfalángica, el principio básico de tratamiento, después de la reducción, es:

a. Movilización precoz
b. Inmovilización absoluta durante 4-6 semanas
c. Realizar únicamente masaje antiedema
d. Reposo y crioterapia

417. Cuál de estos métodos terapéuticos es más específico para mejorar equilibrio y coordinación:

a. Frenkel
b. Kabat
c. Brunstrom
d. Sohier

418. Es una contraindicación de la Crioterapia:

a. Anemia
b. En espastlcidad de origen neurológico
c. Algoneurodistrofias en fase inicial
d. Algias cervicodorsolumbares

419. Según los criterios de la ICS (International Continence Society) hablamos de un prolapso en estadio II cuando:

a. La porción más distal del prolapso es mayor de 1 cm por encima del plano himeneal
b. La porción más distal del prolapso está entre -1 y +1 cm con respecto al himen
c. El prolapso se extiende más allá del anillo himeneal
d. La porción más distal del prolapso es mayor de 1 cm por debajo del nivel del himen, protuyendo no más de 2 cm menos de la longitud total de la vagina

420. Sobre la enfermedad de parkinson es FALSO que:

a. En su aparición se invocan factores genéticos y ambientales
b. Temblor, rigidez y acinesia son manifestaciones fundamentales de la enfermedad
c. Presenta un patrón de marcha modificado con pasos largos y aumento de la base de sustentación
d. Las alteraciones del equilibrio y enderezamiento complican su evolución

421. Las manipulaciones se consideran una movilización:

a. Pasiva forzada momentánea
b. Pasiva forzada mantenida
c. Pasiva relajada
d. Activa resistida manual

422. De los siguientes tipos de duchas cuál utiliza cambio de temperatura:

a. Escocesa
b. De Vichy
c. De Kneipp
d. De Priessnitz:

423. La prevención de las caídas en las personas de edad avanzada incluirá lo siguiente, EXCEPTO:

a. Evaluación de la marcha, del equilibrio y de las reacciones posturales
b. Lucha contra la antepulsión
c. Prevenir el miedo a caerse
d. Ejercicios de estática vertebral, de propiocepción y de desarrollo de los reflejos

424. En el tratamiento de las lesiones de los tendones flexores de la mano, la técnica de Kleinert consiste en:

a. Sutura atraumática con movilización pasiva
b. Sutura atraumática +ortesis de movilización precoz que flexiona pasivamente el dedo
c. Sutura atraumática +ortesis de movilización precoz que flexiona activamente el dedo
d. Método de cinesiterapia activo

425. Un error muy común en una transferencia es:

a. Decirle al paciente hacia dónde se le va a mover
b. No preparar el entorno previamente
c. Moverse simultáneamente con el paciente
d. Mover el cuerpo progresivamente

426. Sobre el ejercicio terapéutico cognoscitivo (técnica de Perfeti) utilizado en la reeducación del paciente hemipléjico:

a. El método se basa en que para producir un aprendizaje motor el paciente debe disponer de Informaciones conscientes y precisas
b. Se utiliza preferentemente la información visual par el aprendizaje
c. El paciente desarrolla el movimiento solicitado guiado por el tacto
d. El sentido de la progresión es próximo-distal dada la importancia del tronco en la estabilidad previa al movimiento

427. Sobre la utilización de la estimulación nerviosa eléctrica transcutánea (TENS) convencional (corrientes anatágicas 'I') para modular el dolor:

a. La disminución de dolor provocada se ha explicado fundamentalmente a través de la producción de opioides endógenos
b. Se recomienda clínicamente su aplicación para tratamiento de dolores crónicos y difusos
c. Utiliza frecuencias de pulso por debajo de los 10 pps y duraciones de pulso entre 200-300 microsegundos(µs)
d. Puede aplicarse siempre que el paciente tenga dolor, produciendo un efecto antágico rápido y localizado, hasta 24 h si fuera necesario

428. En el accidente cerebro vascular (ACV) se consideran factores de mal pronóstico para la recuperación:

a. Presencia de flacidez prolongada
b. Ausencia de movimiento en mano tras 4-5 semanas
c. Espasticidad proximal severa
d. Todas son ciertas

429. Sobre la metodología de trabajo en AP, el nivel de actuación en prevención en una persona diagnosticada por hallazgo de una hernia discal lumbar a nivel L4-L5, con irradiación a miembro inferior y dolor, corresponde a la prevención:

a. primaria
b. secundaria
c. terciaria
d. Ninguna de las tres

430. En relación con la técnica de vendaje funcional para el tratamiento de la circulación de retorno (varices):

a. El vendaje funcional está contraindicado
b. Las tiras estarán dirigidas a los grandes ganglios linfáticos
c. Las tiras estarán orientadas en la misma dirección que las grandes venas
d. Las tiras estarán orientadas oblicuamente a las grandes venas

431. Sobre los efectos de las corrientes eléctricas sobre el organismo:

a. En la mayoría de las aplicaciones, las corrientes eléctricas ejercen sus efectos fisiológicos despolarizando las membrana nerviosas y produciendo un potencial de acción
b. Para la estimulación sensitiva se utilizan pulsos más cortos y amplitudes de corrientes más bajas que para la estimulación motora
c. Los potenciales de acción se transmiten más rápidamente en los nervios mielínicos de gran diámetro que en los nervios amielínicos o de pequeño tamaño
d. Las tres son ciertas

432. La marcha patológica denominada 'marcha danzante':

a. Presenta rigidez y falta de coordinación, con una combinación de espasticidad y ataxia en las extremidades inferiores. Siendo típica de Esclerosis Múltiple
b. Presenta movimientos incoordinados con aumento de la base de sustentación. Siendo típica de la ataxia
c. Presenta ambas extremidades inferiores espásticas, las extremidades se mueven hacia delante en sacudidas y acompañadas de movimientos compensadores del tronco y de los miembros superiores. Siendo típica del tabes dorsal
d. Presenta una marcha lordótica que utiliza la gravedad para mantener la extensión de la cadera inclinando el tronco hacia el lado del miembro apoyado. Siendo típica de la distrofia muscular

433. Cuál de estas complicaciones es menos frecuente en los esguinces:

a. Dolor
b. Edema residual
c. Inestabilidad precoz
d. Artrosis

434. La 'marcha en estrella' es característica de:

a. La ataxia cerebelosa
b. La ataxia de Friedreich
c. La lesión de cordones posteriores
d. Ninguna de las anteriores

435. La posición de drenaje bronquial en decúbito prono, con una almohada bajo las caderas y el pie de la cama elevado 30 cm corresponde a:

a. Segmento de Nelson
b. Segmento anterior del lóbulo inferior
c. Segmento posterior del lóbulo inferior
d. Segmento anterior del lóbulo medio

436. En el síndrome del túnel carpiano se enseñará al paciente a evitar movimientos contraindicados, que son:

a. Flexión de muñeca
b. Desviación cubital de muñeca
c. Flexión de codo
d. Extensión de hombro

437. Sobre el temblor del Parkinson, es FALSO:

a. Cede con el sueño
b. Cede con la actividad
c. No suele ser rítmico
d. Es un temblor de reposo

438. La psamoterapia consiste en la aplicación de un termóforo

a. Sólido
b. Semilíquido
c. Líquido
d. Gaseoso

439. La deformidad del dedo en forma de 'cuello de cisne' típico de la artritis reumatoide del adulto se caracteriza por:

a. Una flexión de la interfalángica proximal, con hiperextensión de la interfalángica distal
b. Posición espontánea en flexión de la interfalángica distal
c. Asocia una hiperextensión de la interfalángica proximal con una flexión de la interfalángica distal
d. Ninguna de las tres es correcta

440. En electroterapia 'cronaxia' es:

a. La intensidad mínima liminar de una corriente que induce una contracción mediante el uso de una corriente de larga duración
b. El tiempo mínimo de aplicación de la corriente, para obtener una contracción mínima utilizando una intensidad doble de la reobase
c. La resistencia de la piel al paso de la corriente
d. Ninguna de las anteriores

441. Aplicación de un masaje manual bajo una lluvia de regadera. 'Ducha...

a. circulatoria
b. de Vichy
c. escocesa
d. finlandesa

442. En el tratamiento fisioterápico de la Displasia Epifisaria Multiple:

a. Los codos y las rodillas son las articulaciones diana
b. La afectación de las articulaciones costovertebrales y costotransversas provoca una hipomovilidad torácica con restricción respiratoria
c. Las manos son funcionales pero típicamente con braquidactilia
d. Característicamente aparece una escoliosis dorsolumbar grave

443. El signo de Zohler busca valorar:

a. la existencia de condromalacia rotuliana
b. la integridad del menisco interno
c. la integridad de ambos meniscos
d. la plica mediopatelar

444. Sobre la utilización de ultrasonidos (US):

a. Para el calentamiento de los tejidos se utilizarán los US de modo pulsado
b. Se utilizarán US de alta frecuencia para el tratamiento de tejidos superficiales
c. la duración de la aplicación de US es independiente de la intensidad y frecuencia de la aplicación
d. Nunca deben utilizarse los US inmediatamente antes de la aplicación de un estiramiento

445. La valoración fisioterápica de la paciente en obstetricia y uroginecología incluirá la realización por parte del fisioterapeuta de estas pruebas, EXCEPTO:

a. Valoración articular de la región lumbopélvica
b. Curva de flujo-presión
c. Tacto vaginal
d. Valoración de la fuerza muscular del suelo pélvico

446. Sobre el baloncesto en silla de ruedas, es FALSO:

a. A cada jugador se le atribuye una puntuación de 1 a 4.5 según la importancia de su discapacidad
b. La suma de los puntos por incapacidad de los jugadores, de cada equipo, en cancha nunca podrá sobrepasar los 14.5 puntos
c. Se juega en una pista adaptada y con la altura de la canasta menor que en el baloncesto para no discapacitados
d. La silla de ruedas se considera como parte del jugador

447. En el tratamiento fisioterápico de la fractura de codo, en fase de inmovilización relativa estará contraindicado:

a. Termoterapia profunda
b. Masoterapia en foco de fractura
c. Autopasivos de flexo-extensión
d. Están contraindicadas A y B

448. NO es una de las consecuencia del síndrome del inmovilizado:

a. Pérdida de masa ósea
b. Problemas de audición
c. Estreñimiento
d. Disminución de la función respiratoria

449. Cuál de los siguientes músculos NO realiza una flexión del tronco:

a. Recto del abdomen
b. Psoas
c. Oblicuo externo abdominal
d. Iliocostal

450. Sobre la espina bífida:

a. Los síntomas neurológicos asociados a una espina bífida oculta aparecen habitualmente en el momento del nacimiento
b. En el meningocele observamos además del defecto en el arco posterior, una hernia meníngea con líquido cefalorraquídeo y raíces raquídeas
c. La hidrocefalia se desarrolla normalmente después del cierre de la lesión espinal
d. Se ha involucrado en su etiología el exceso de folatos en el organismo de la madre previo inmediatamente o en los primeros meses del embarazo

451. Transmite la señal de dolor al cerebro:

a. Neurona nociceptiva
b. Corpúsculos de Pacini
c. Corpúsculos de Merkel
d. Corpúsculos de Krause

452. En la valoración de las actividades básicas de la vida diaria, según el índice de Katz, un anciano con una puntuación Ges:

a. Independiente en las 7 funciones que evalúa
b. Independiente en las 6 funciones que evalúa
c. Dependiente en las 7 funciones que evalúa
d. Dependiente en las 6 funciones que evalúa

453. Sobre la magnetoterapia:

a. La magnetoterapia consigue el efecto de regeneración ósea si genera suficiente electronegatividad en la zona de fractura
b. La magnetoterapia consigue el efecto de regeneración ósea si genera suficiente electropositividad en la zona de fractura
c. La regeneración ósea en caso de fractura, no depende de la electropositividad o electronegatividad en la zona de la fractura
d. Ninguna es correcta

454. Sobre la Prueba de Kerning: Señale la FALSA:

a. Tiene por objeto estirar la médula espinal y reproducir el dolor
b. Se pide al enfermo que se coloque en decúbito supino, coloque ambas manos por detrás de la cabeza y que haga una flexión forzada de la misma hacia el tórax
c. En esta prueba el paciente se puede quejar de dolor en columna cervical y, en ocasiones, en la parte baja del dorso o en las piernas
d. En esta prueba se pide al enfermo que mantenga las piernas rectas y las eleve hasta una posición que esté a unos 5 cm desde la mesa

455. Sobre el masaje de fricción, es FALSO:

a. Debe aplicarse con precisión en el lugar de la lesión
b. Se aplica mediante maniobras de fricción perpendiculares a las fibras del músculo o tendón
c. Los dedos del fisioterapeuta se deslizan sobre la piel
d. Tiene como objetivo promover la recuperación del tejido dañado

456. Sobre el grado de inmovilización:

a. En fracturas y esguinces graves se utilizan vendajes elásticos de soporte con una inmovilización mínima

b. En distensiones musculares y esguinces ligamentosos se aplica un grado de inmovilización mediana y parcial

c. En las tendinopatías se debe aplicar una inmovilización total con vendajes o férulas de yeso

d. Tras una contusión se debe aplicar un vendaje de extensión con compresión total

457. Las amputaciones de Syme clásica y modificada se realizan a nivel:

a. Desarticulación de tobillo o transmaleolar y supramaleolar

b. Transmetatarsiana y mediotarsiana

c. Transmetacarpiana e interfalángica

d. Ninguna de las tres

458. En la secreción pancreática, cuál de estas enzimas favorece la digestión de los hidratos de carbono:

a. Amilasa pancreática

b. Lipasa pancreática

c. Tripsinógeno

d. Quimiotripsinógeno

459. En el tratamiento de las miopatías:

a. Se realizará trabajo intenso durante las primeras semanas de tratamiento

b. Se evitará todo tratamiento que produzca fatiga

c. Las inmovilizaciones serán importantes para retrasar el proceso evolutivo

d. Se realizarán estiramientos musculares aunque éstos sean dolorosos

460. En el baloncesto en silla de ruedas, es FALSO:

a. La puntuación atribuida a cada jugador según su grado de discapacidad va de 1 a 4.5 puntos

b. La suma total de puntos de un equipo en la pista debe ser como máximo 15

c. Si el equipo supera la puntuación permitida en pista se sanciona con falta técnica al entrenador

d. Si se produce algún problema en la silla de ruedas y no puede ser resuelto en un máximo de 50 segundos el jugador debe ser sustituido

461. La atrofia muscular es debida a los siguientes factores:

a. En la inmovilización, disminuye más el tipo de fibra muscular I, que el tipo II

b. En la enfermedad crónica, disminuye más el tipo de fibra muscular I, que el tipo II

c. Con el aumento de edad, disminuye más el tipo de fibra muscular I, que el tipo II

d. Todas son correctas

462. NO es un objetivo de la electroestimulación en el tratamiento de las disfunciones del Suelo Pélvico:

a. Efecto antiálgico

b. Activación muscular

c. Mejora de la propiocepción

d. Aumento de la hiperactividad vesical

463. Para prevenir ulceraciones de los pies en personas diabéticas:

a. No se debe utilizar nunca los polvos de talco para mantener secos los pies

b. Para secar los pies se debe utilizar el secador de pelo

c. Se deben utilizar zapatos bastantes holgados

d. Se debe reducir mediante una lima la largura de las uñas hasta el límite de los dedos

464. Objetivo de la técnica de inhibición recíproca según Sherrington:

a. Aumentar el tono muscular

b. Aumentar el movimiento mediante reducción del tono de los antagonistas

c. Relajar la musculatura

d. Todas son correctas

465. La articulación trapeciometacarpiana es de tipo:

a. Enartrosis

b. Condílea

c. Tróclea

d. De encaje recíproco

466. Sobre las actividades afectadas por situaciones de incapacidad:

a. Las actividades básicas de la vida diaria comprenden todos aquellos actos esenciales para el día a día

b. Las actividades instrumentales de la vida diaria se refieren a la ejecución de tareas más sofisticadas relacionadas con la interacción social, proyección personal o profesional

c. Las actividades avanzadas de la vida diaria incluyen actividades esenciales para la vida independiente y que precisan mayor destreza como manejar dinero o controlar la medicación

d. Todas son correctas

467. Señale la INCORRECTA respecto a las siguientes herramientas de exploración del equilibrio:

a. En el test 'Timed Up and Go': se cronometra el tiempo en que un sujeto se levanta de la silla, camina 4 metros, gira sobre sí mismo y vuelve a sentarse

b. La prueba Clínica para la Interacción Sensorial del Equilibrio CTSIB requiere que el sujeto mantenga un equilibrio bípedo en 6 situaciones sensoriales distintas

c. La escala de Tinetti valora dos dimensiones: equilibrio y marcha

d. La escala de Berg valora el equilibrio durante las actividades funcionales mediante 14 ítems

468. El nervio ciático poplíteo externo corresponde a qué nivel vertebral:

a. L2-L4

b. L4-L5

c. L5-S1

d. L4-L5-S1-S2

469. Estas estructuras forman el núcleo pulposo del disco intervertebral, EXCEPTO:

a. Células cartilaginosas y vasos

b. Células cartilaginosas y nervios

c. Capas fibrosas concéntricas

d. Vasos y nervios

470. La imposibilidad de mantener la posición erecta con los pies juntos y los ojos cerrados se manifiesta en el signo de:

a. Babinski

b. Oppenheim

c. Romberg

d. Gordon

471. Músculos transversos cuyas fibras musculares son perpendiculares al eje del raquis:

a. Escalenos

b. Rectos del abdomen

c. Esternocleidomastoideo

d. Diafragma

472. Es FALSO:

a. El baño de Kneipp es un baño parcial de pies y piernas

b. La temperatura de los baños de reeducación se establece entre 21-26 grados

c. La temperatura de los baños de reeducación se establece entre 35-36 grados

d. Los baños de reeducación tienen efectos antiálgicos y miorrelajantes

473. Para la evaluación analítica de la musculatura esquelética, la Asociación Americana de Lesión de la Médula Espinal asigna a cada grupo muscular la raíz nerviosa más representativa Indique qué relación es INCORRECTA:

a. C5 - Flexores del codo (bíceps braquial)

b. C6 - Extensores carporradiales

c. L3 - Extensores de la rodilla (cuádriceps)

d. L5 - Flexores plantares (gemelos y sóleo)

474. A qué músculo corresponde la actividad muscular presente en la fase final del apoyo durante la marcha:

a. Tríceps sural

b. Tibial anterior

c. Tibial posterior

d. Peroneo lateral corto

475. La duración del tratamiento con infrarrojos oscilará entre:

a. 5 y 10 min

b. 10 y 20 min

c. 15 y 30 min

d. 30 y 45 min

476. Cuál es el principio mecánico más importante de la Hidroterapia:

a. La densidad del líquido
b. La presión hidrostática
c. La profundidad de la piscina
d. La flotabilidad

477. Es una prueba funcional de la articulación de la cadera:

a. Signo de Fabere-Patrick
b. Signo de Froment
c. Prueba de Roser-Ortolani-Barlow
d. Son correctas A y C

478. La ausencia de presión en el agua es característica de qué hidroterapia:

a. Afusión de Kneipp
b. Ducha escocesa
c. Ducha de Vichy
d. Chorro de Fey

479. El músculo supinador corto es inervado por el nervio:

a. Radial
b. Cubital
c. Mediano
d. Musculocutáneo

480. Característica NO presente en la fibrosis quística:

a. Es una enfermedad multisistémica
b. Presenta mayor incidencia en la raza caucásica
c. Es una enfermedad autosómica dominante
d. Las tres están presentes

481. En la fase de llenado vesical:

a. Predomina la actividad simpática; se contrae el esfínter uretral, aumenta el tono de los músculos del suelo pélvico y se relaja el detrusor. La presión intravesical es baja
b. Predomina la actividad parasimpática; se contrae el esfínter uretral, aumenta el tono de los músculos del suelo pélvico y se relaja el detrusor. La presión intravesical es baja
c. Predomina la actividad simpática; se contrae el esfínter uretral, disminuye el tono de los músculos del suelo pélvico y se relaja el detrusor. La presión intravesical es alta
d. Ninguna de las tres

482. Sobre ventilación mecánica (VM):

a. La VM es un procedimiento de respiración artificial que sustituye la musculatura inspiratoria y espiratoria
b. En la VM la inspiración es pasiva y la presión alveolar es negativa
c. El vaciado pulmonar durante la VM es causado por la retracción elástica del pulmón insuflado
d. En la VM la inspiración y espiración son pasivas y la presión pleural negativa

483. Es característica física del láser:

a. Monocromaticidad
b. Poca coherencia
c. Poca direccionalidad
d. Son correctas A y B

484. Según el Concepto Bobath, qué nos permiten las reacciones de enderezamiento:

a. Mantener la posición normal de la cabeza en el espacio y en relación con el cuerpo y la alineación normal del tronco y los miembros
b. Mantener y restablecer el equilibrio durante todas nuestras actividades
c. Permiten un equilibrio entre agonistas y antagonistas al desplazar el centro de gravedad fuera de la base de sustentación
d. Permiten mantener un brazo o una pierna sin que se caiga en cualquier etapa de un movimiento

485. Cuál NO forma parte de los componentes de los equipos de Atención Primaria:

a. Fisioterapeuta
b. Matrona
c. Traumatólogod. Pediatra

486. Qué tipo de corriente es la de baja y media frecuencia:

a. Continua
b. Variable
c. Alta frecuencia
d. Son correctas B y C

487. La articulación calcáneoastragalina también se conoce como:

a. Subastragalina
b. Tarsometatarsiana
c. De Lisfranc
d. Mediotarsiana

488. Entre las contraindicaciones del vendaje funcional NO se encuentra:

a. Fracturas
b. Problemas de circulación de retorno
c. Laxitudes ligamentosas
d. Grandes edemas

489. El sistema circulatorio linfático:

a. Transcurre paralelamente a las venas siguiendo el mismo sentido
b. Se inicia en el espacio intracelular con los vasos iniciales linfáticos
c. Termina a nivel de los ángulos yugular-subclavio derecho e izquierdo
d. Todas son correctas

490. Cuando el músculo a estirar está en un estado de contracción previa:

a. La amplitud del alargamiento es mayor
b. La amplitud del alargamiento es menor
c. La solicitación de los tendones es más lenta
d. Son correctas A y C

491. Un calor específico elevado del agua significa que:

a. La temperatura es uniforme
b. La temperatura es eliminada o transferida al ambiente
c. Mantiene muy bien su temperatura
d. Pierde con facilidad su temperatura

492. NO es una posición básica o gesto fundamental del método Dotte de manutención de enfermos:

a. La posición del caballero sirviente
b. El gesto del rappel
c. La posición de la banqueta
d. El gesto del lanzador

493. La helioterapia usa:

a. El agua
b. El sol
c. El mar
d. El aire

494. Para prevenir alteraciones venosas en los pacientes que tienen poca movilidad se recomienda:

a. Permanecer sentado con las piernas colgando
b. Elevar los pies de la cama
c. Someterse al calor de estufas, baños de agua caliente o de sol
d. Usar tobilleras para caminar

495. Cuando un paciente anciano pasa por un proceso de encamamiento prolongado, NO es habitual que se produzca:

a. Osteoporosis
b. Pérdida de elasticidad muscular
c. Acortamiento de la cápsula articular
d. Hipertrofia muscular

496. Se producirá una mayor absorción de energía tras la aplicación de onda corta en tejidos con...

a. baja concentración hídrica
b. elevada concentración de lípidos
c. baja concentración de lípidos
d. elevada concentración hídrica

497. La deformidad de 'Dedos en garra' se debe a la parálisis del nervio:

a. Cubital
b. Radial
c. Mediano
d. Son correctas A y C

498. El neumotórax es la presencia de:

a. aire en el espacio interpleural
b. sangre en el espacio interpleural
c. líquido en el espacio interpleural
d. Inflamación del espacio interpleural

499. Marcha caracterizada por pasos pesados o rápidos y cortos, brazos que se mantienen rígidos y que carecen de movimientos de asociación normales:

a. Parkinsoniana
b. Trendelenburg
c. Artrogénica
d. Estepage

500. La valoración de las quemaduras se realiza teniendo en cuenta:

a. La profundidad, pero no la extensión ni el tiempo de evolución de la quemadura
b. La extensión, profundidad y tiempo de evolución de la quemadura
c. La extensión, pero no la profundidad de la quemadura
d. La extensión y la profundidad, pero no el tiempo de evolución de la quemadura

501 B	526 C	551 B	576 D
502 D	527 B	552 C	577 A
503 D	528 C	553 C	578 A
504 B	529 D	554 D	579 A
505 B	530 D	555 D	580 B
506 A	531 A	556 D	581 A
507 D	532 B	557 C	582 C
508 B	533 D	558 B	583 D
509 B	534 D	559 C	584 B
510 C	535 D	560 C	585 A
511 D	536 A	561 D	586 C
512 D	537 A	562 D	587 B
513 A	538 C	563 B	588 D
514 D	539 C	564 B	589 B
515 A	540 D	565 B	590 B
516 B	541 D	566 C	591 A
517 D	542 A	567 C	592 C
518 B	543 A	568 A	593 C
519 B	544 A	569 A	594 C
520 B	545 D	570 B	595 C
521 C	546 D	571 B	596 D
522 B	547 A	572 D	597 A
523 C	548 C	573 C	598 B
524 D	549 B	574 A	599 A
525 A	550 B	575 C	600 C

FALLOS:

501. En la técnica de Ciclo Activo Respiratorio:

a. Se movilizan fundamentalmente secreciones de vías respiratorias distales
b. Se realiza mediante fase de control respiratorio, fase de expansión torácica y fase de TEF
c. Se inicia con la fase de expansión torácica
d. Sólo se puede realizar en postura de sedestación

502. El diafragma se inserta:

a. Sobre la cara dorsal de la apófisis xifoides
b. Sobre la cara interna de las seis últimas costillas
c. Sobre el arco del cuadrado lumbar
d. Sobre los tres

503. Principales causas de quemadura por onda corta:

a. Concentración del campo eléctrico
b. Exceso de corriente
c. Contacto de los cables con la piel
d. Las tres son correctas

504. Se mantiene la posición de inhibición del punto doloroso durante 90 segundos en la técnica...

a. de Hoover
b. de Jones
c. de articulación
d. de bombeo

505. Cuál de los siguientes NO es un 'punto sensible' o 'tender point' utilizado en el diagnóstico diferencial de la fibromialgia:

a. Segunda costilla bilateral
b. Cervicales medias bilaterales
c. Epicóndilo externo bilateral
d. Trocanter mayor bilateral

506. NO es una contraindicación en la aplicación del ultrasonido:

a. Neuralgias
b. Tuberculosis
c. Región craneana
d. Fragilidad vascular

507. En una espirometría qué es la 'Capacidad vital':

a. El volumen espirado o espiración forzada máxima por segundo, partiendo de una inspiración máxima
b. El resultado que se establece relacionando el volumen espirado máximo por segundo con la capacidad vital
c. El aumento de la Pa CO2 por encima de 35-45 mmHg
d. El volumen espirado, en una espiración máxima, partiendo de una inspiración máxima

508. Los ejercicios que aumentan la movilidad de las articulaciones costovertebrales están indicados en:

a. Espondilitis tuberculosa
b. Enfisema pulmonar
c. Osteomielitis
d. Cáncer metastásico

509. NO es un objetivo en el tratamiento rehabilitador de Alzheimer:

a. Mantener la movilidad e independencia funcional
b. Evitar la deambulación para disminuir el riesgo de caídas
c. Lograr la integración en el medio
d. Mejorar la calidad de vida del paciente

510. El equipo a Atención Temprana, con un modelo centrado en la familia y el entorno, se caracteriza por ser:

a. Pluridisciplinar
b. Multidisciplinar, donde los miembros del equipo son responsables de su plan específico según su disciplina
c. Transdisciplinar, donde el profesional de referencia pone en práctica el plan con la familia y el repto de miembros del equipo le brindan orientación para la implementación efectiva del entorno
d. Interdisciplinar, donde los miembros del equipo desarrollan planes específicos de cada disciplina por separado y lo comparten entre ellos

511. Enfermedad hereditaria que se transmite de modo autosómico recesivo, presenta una difusión generalizada de las glándulas exocrinas y un nivel anormalmente elevado de electrólitos en sudor:

a. Bronquiolitis
b. Asma
c. Enfisema pulmonar
d. Mucoviscidosis

512. El impulso eléctrico es propagado a lo largo del axón gracias a:

a. La entrada de ion sodio
b. La salida de ion potasio
c. La entrada de ion calcio
d. Son correctas A y B

513. Es un efecto de estimulación simpática:

a. Liberación de glucosa por el hígado
b. Aumento de la diuresis
c. Contracción pupilar
d. Excitación del músculo detrusor de la vejiga

514. La gripe puede definirse como una enfermedad de:

a. Baja letalidad y baja morbilidad
b. Alta letalidad y baja morbilidad
c. Alta letalidad y alta morbilidad
d. Alta morbilidad y baja letalidad

515. A qué nivel neurológico corresponden la eversión del pie, la flexión plantar del pie y la extensión de la cadera

a. S1
b. L5
c. L4
d. L3

516. Sobre la fibromialgia es FALSO:

a. Dolor a la presión digital en al menos 11 de los 18 puntos específicos
b. Proceso reumático crónico e inflamatorio que afecta a las partes blandas
c. Proceso reumático y no inflamatorio que afecta a las partes blandas
d. Su evolución es crónica

517. La fase II o de convalecencia de un programa de rehabilitación cardíaca incluye:

a. Un período de calentamiento de 20 minutos
b. Un período de entrenamiento aeróbico de 10 minutos
c. Un período de entrenamiento anaeróbico de 15 minutos
d. Un período de enfriamiento de 15 minutos

518. Cuánto debe durar la aplicación de termoterapia para que sea efectiva:

a. 3 a 40 min
b. 5 a 30 min
c. 5 a 15 min
d. 5 a 10 min

519. Un niño de 8 años, con artritis en articulaciones grandes, columna y sacroilíacas, con HLA-B27 positivo, puede padecer una artritis idiopática juvenil de tipo:

a. Sistémica
b. Artritis relacionada con entesitis
c. Artritis psoriásica
d. Poliartritis seronegativa

520. Un paciente que realiza ejercicios de Codman debe estar:

a. Sentado
b. En bipedestación
c. En decúbito supino
d. En decúbito prono

521. Sobre la fisioterapia en cirugía abdominal y torácica, es FALSO:

a. Las complicaciones respiratorias tienen una elevada incidencia en los pacientes sometidos a cirugía abdominal y torácica
b. El estado prequirúrgico del paciente puede alterar el pronóstico en términos de morbimortalidad
c. Las vías de abordaje quirúrgico no influyen en la recuperación posterior del paciente
d. Uno de los objetivos primordiales en este tipo de cirugías es el control del dolor postoperatorio

522. Qué tipo de afectación esperamos encontrar en el Síndrome de Brown-Sequard:

a. Pérdida de función motora y sensibilidad dolorosa del mismo lado de la lesión, y pérdida de sensibilidad propioceptiva y térmica del lado contralateral a la lesión
b. Pérdida de la función motora y sensibilidad propioceptiva del mismo lado de la lesión, y pérdida de la sensibilidad dolorosa y térmica del lado contralateral a la lesión
c. Pérdida de sensibilidad dolorosa y térmica del mismo lado de la lesión, y pérdida de la función motora y sensibilidad propioceptiva del lado contralateral a la lesión
d. Pérdida de sensibilidad propioceptiva y dolorosa del mismo lado de la lesión, y pérdida de la función motora y sensibilidad térmica del lado contralateral a la lesión

523. Cuando en una investigación científica en el ámbito de la salud la exposición de los participantes a las variables a estudio es precedida en el tiempo por la construcción del mismo, dicho estudio es:

a. Aleatorizado
b. De sesgo controlado
c. Prospectivo
d. Retrospectivo

524. En una revisión sistemática de 2019 Lin et al determinaron las mejores recomendaciones de práctica clínica para el manejo del dolor musculoesquelético Cuál NO forma parte de ellas:

a. Atención centrada en el paciente
b. Cribado de patología severa (Banderas rojas)
c. Valoración de factores psicosociales
d. Aplicar terapia manual como tratamiento principal

525. La eliminación de factores morbígenos del medio ambiente es una profilaxis de:

a. Exposición
b. Disposición
c. Secundaria
d. Terciaria

526. Fractura en la que existe rotura de la extremidad inferior del radio con desplazamiento anterior:

a. Monteggia
b. Galeazzi
c. Smith
d. Colles

527. Dentro del proceso de prevención de las enfermedades no transmisibles, reconocemos por 'período patogénico':

a. Al período sin enfermedad pero con factores de riesgo
b. Al período con enfermedad presente
c. Al período de curación o secuelas
d. Al período de cronificación de la patología

528. Tipo de corriente más utilizada en la estimulación neuromuscular:

a. Diadinámica
b. Galvánica
c. Pulsada
d. Son correctas A y B

529. La causalgia o dolor de tipo quemadura se observa con más frecuencia en qué nervio:

a. Mediano
b. Ciático
c. Cubital
d. Son correctas A y B

530. La articulación costotransversa está formada por la apófisis transversa y...

a. la cabeza de la costilla
b. el cuello de la costilla
c. la tuberosidad costal
d. Son correctas A y C

531. Fracturas frecuentes en ancianos:

a. Pertrocantéreas de fémur
b. Distales de antebrazos
c. De cuello femoral
d. Proximales de húmero

532. Qué significa un balance 3 en la exploración de la fuerza muscular:

a. El movimiento es posible si la acción de la gravedad está anulada
b. El movimiento es posible contra la acción de la gravedad
c. La contracción es insuficiente para conseguir un desplazamiento
d. El movimiento es posible contra la gravedad y contra resistencia

533. Complicación que NO aparece nunca en la evolución de una fractura trimaleolar de tobillo:

a. Síndrome de Volkmann
b. Callos viciosos
c. Inestabilidad de tobillo
d. Todas ellas pueden aparecer

534. Dentro de las maniobras que exploran la existencia de irritación meningea se encuentra el 'Signo de Brudzinski' que consiste en:

a. Intentar que flexione el cuello colocando las manos debajo del occipucio. El paciente refiere dolor y espasmos musculares
b. Partiendo de una posición de caderas y rodillas flexionadas 90°, se intenta extender completamente la rodilla, apareciendo dolor y dificultad para extenderla
c. Con el paciente en decúbito supino, la mano del explorador levanta uno de sus miembros inferiores por el talón. A cierta altura, el paciente no puede mantener el miembro extendido y éste se flexiona a nivel de la rodilla
d. El paciente flexionará de forma inconsciente las rodillas cuando el examinador intenta flexionarle el cuello

535. Cuál de estas características NO define a la Escoliosis Estructurada:

a. Rotación en los cuerpos vertebrales hacia el lado de la convexidad en el plano horizontal
b. Acuñamiento asimétrico del cuerpo vertebral que se produce siempre hacia el lado de la concavidad
c. Contractura de partes blandas producida como adaptación de los ligamentos y musculatura paravertebral a la alteración biomecánica
d. Se puede corregir la curva inclinando al paciente hacia el lado convexo

536. Para determinar la gravedad de la EPOC se usará la clasificación de la GOLD (Global Initiative for Chronic Obstructive Lung Disease, 2016). Se elabora teniendo en cuenta tres factores principalmente:

a. Intensidad de los síntomas, grado de limitación al flujo aéreo (FEV1) e historia de agudizaciones
b. Intensidad de los síntomas, grado de limitación al flujo aéreo (FEV1) y factores de riesgo individuales
c. Grado de limitación al flujo aéreo (FEV1), historia de agudizaciones y comorbilidades
d. Grado de limitación al flujo aéreo (FEV1), factores de riesgo individuales y comorbilidades

537. Para valorar el IV par craneal pedimos al la paciente que:

a. Mire hacia abajo
b. Abra la boca
c. Abra los ojos
d. Cierre los párpados

538. Ligamento que se encarga de unir cada lamina en la columna vertebral, insertándose por abajo en el borde superior de la lámina subyacente y por arriba en la cara interna de la lámina contigua superior:

a. Ligamento interespinoso
b. Ligamento supraespinoso
c. Ligamento amarillo
d. Ligamento intertransversal

539. Cuál de los siguientes efectos provocados en el ánodo por la corriente galvánica es FALSO:

a. Se produce una reacción ácida
b. Se produce coagulación y vasoconstricción
c. Se produce una acción excitante
d. Se liberan protones

540. La aplicación de la bomba de compresión neumática intermitente en el tratamiento del edema está indicada en:

a. Tromboflebitis
b. Insuficiencia cardiaca o edema pulmonar
c. Infección cutánea local aguda
d. Edema por retención de sodio y agua

541. La exploración de una paciente con disfunción de suelo pélvico NO conlleva:

a. Exploración articular lumbopélvica
b. Exploración de los músculos diafragma torácico y los músculos abdominales
c. Exploración del suelo pélvico
d. No conlleva ninguna de las tres

542. Sobre la enfermedad de Perthes:

a. Hay un trastorno del riego sanguíneo
b. Existe un defecto congénito de la cabeza del fémur
c. Las radiografías muestran una osteoporosis generalizada
d. Las tres son correctas

543. Técnica que NO se usa en los patrones de movimiento del método de los anillos de Bad Ragaz:

a. Inversión de agonistas
b. Contracción-relajación
c. Iniciación rítmica
d. Estabilización rítmica

544. Son efectos cardiovasculares del ejercicio físico, EXCEPTO:

a. Disminución del volumen de las cavidades cardiacas
b. Disminución de la frecuencia cardiaca
c. Aumento del volumen y grosor parietal de las cavidades cardiacas
d. Incremento del volumen sistólico

545. En relación con la prevalencia, es FALSO:

a. Mide la proporción de individuos de una población que tienen la enfermedad en un momento dado
b. Indica la probabilidad de estar afectado o expuesto en un momento determinado
c. A mayor tasa de incidencia, mayor debería ser la prevalencia
d. Mide el número de casos nuevos de enfermedad que se desarrolla en una población en riesgo de enfermar, durante un periodo de tiempo concreto

546. Las corrientes de Kotz, también conocidas como corrientes rusas, pertenecen a las corrientes:

a. De baja frecuencia
b. De alta frecuencia
c. De baja y media frecuencia
d. De media frecuencia

547. Una baja conductividad térmica en el tejido adiposo provocará en los tejidos subyacentes:

a. Calentamiento leve
b. Calentamiento intenso
c. Acumulación y cesión mucho calor
d. Acumulación y cesión de poco calor

548. En la luxación del semilunar, nervio causante de parestesias:

a. Cubital
b. Radial
c. Mediano
d. Interóseo

549. En una investigación, cuando el grupo de estudio no refleja la misma distribución por edad, sexo, etc que la población diana, hablamos de sesgo de:

a. Información
b. Selección
c. Confusión
d. Observación

550. El generador central de patrones en el concepto Bobath se encuentra establecido en:

a. la médula y el cerebelo
b. la médula y el tronco del encéfalo
c. el tronco del encéfalo y el bulbo
d. la médula y el córtex cerebral

551. Señale la correcta:

a. La potencia de una corriente eléctrica se mide en voltios
b. La resistencia de los cuerpos al paso de la corriente eléctrica se mide en ohmios
c. La diferencia de potencial se mide en vatios
d. El calor generado por una corriente eléctrica es inversamente proporcional al tiempo de exposición a dicha corriente eléctrica

552. Los parámetros que establecen una forma de onda determinada pueden cambiar con el tiempo siguiendo un patrón determinado Esta variación se conoce con el nombre de:

a. Forma de onda o señal
b. Polaridad
c. Modulación
d. Carga de fase

553. Proceso de destrucción de los tejidos debido a la acción cáustica y química de la corriente galvánica:

a. Cataforesis
b. Iontoforesis
c. Electrólisis
d. Sonoforesis

554. Cuando la aplicación de pesos o cargas es directa se pretende:

a. Aumentar el peso del segmento
b. Producir un desplazamiento del centro de gravedad de ese segmento
c. Producir un aumento de la potencia del músculo con su hipertrofia consiguiente
d. Todas son correctas

555. Está destinada al aparato digestivo la 'Técnica...

a. de Vögler
b. de Rabe
c. de Bugnet
d. de Grossi

556. Un prolapso urogenital es:

a. Una rotura parcial o total de los órganos sexuales internos de la mujer
b. Una inflamación de los órganos sexuales externos de la mujer
c. Una inflamación de los órganos sexuales internos de la mujer
d. Un descenso total o parcial de los órganos sexuales internos de la mujer

557. En los ultrasonidos, cuáles son las características principales en los campos o zonas de Fresnel y de Fraunhofer:

a. Zona de Fresnel, ausencia de interferencias y máxima divergencia del haz ultrasónico
b. Zona de Fraunhofer, máxima interferencia y ligera convergencia del haz ultrasónico, siendo esta zona donde se producen los principales efectos terapéuticos
c. Zona de Fresnel, en esta zona pueden aparecer picos de intensidad de cinco a diez veces mayores que los valores ajustados en el equipo
d. Las respuestas A y B son ciertas

558. Qué test NO utilizarías para valorar los músculos del manguito rotador del hombro:

a. Test de Jobe
b. Prueba de Yergason
c. Rascado de Apley
d. Prueba de Patte

559. Es una técnica neurocognitiva para modular el tono:

a. Concepto Bobath
b. Rood
c. Concepto Affolter
d. Brunnstrom

560. Cuál de los siguientes microorganismos NO son destruidos por desinfectantes de potencia media:

a. Formas vegetativas de bacterias y hongos
b. Virus lipídicos
c. Esporas
d. Micobacterias

561. Los meniscos son fibrocartílagos interarticulares de forma más o menos semilunar, lo que supone que:

a. El menisco externo se deforme más que el menisco interno
b. El menisco externo se desplace más que el menisco interno
c. El menisco interno se deforme más que el menisco externo
d. Son correctas A y B

562. Incapacidad de efectuar movimientos en sentido opuesto con un ritmo rápido:

a. Discronometría
b. Dismetría cerebelosa
c. Asinergia cerebelosa
d. Adiadococinesia

563. Las lesiones en latigazo en la columna cervical se producen por...

a. Rápida flexión seguida de extensión
b. Rápida extensión seguida de flexión
c. Rápida flexión seguida de flexión
d. Rápida extensión seguida de extensión

564. La 'Enfermedad de Still' es:

a. Espondilitis anquilopoyética
b. Artritis reumatoide juvenil
c. Reumatismo poliarticular agudo
d. Artritis por Brucella

565. Es una técnica de punción seca NO superficial:

a. Técnica de Fu
b. Estimulación intramuscular de Gunn
c. Técnica de Baldry
d. Las tres son técnicas superficiales de punción seca

566. En qué músculos se inicia la paresia en la distrofia muscular distal o de Gowers-Welander:

a. Respiratorios
b. Faciales
c. Intrínsecos de la mano
d. Extensores de la cadera

567. El músculo serrato mayor o anterior está inervado por el nervio:

a. Subclavio
b. Mediano
c. Torácico largo
d. Radial

568. Señale la afirmación FALSA:

a. La disminución de la movilidad articular para ser atribuida únicamente a los elementos capsuloligamentosos y óseos debe colocar en posición acortada los músculos agonistas del movimiento
b. Las causas más frecuentes de la limitación articular de tipo simétrico son por ejemplo la hidrartrosis, hemartrosis, burisitis
c. La limitación articular asimétrica puede tener origen cutáneo (cicatriz retráctil) o musculotendinoso
d. Las causas más frecuentes de limitación articular asimétrica se deben esencialmente a lesiones de la cápsula y/o de los ligamentos

569. 'Cadencia de la marcha' se refiere a:

a. El número de pasos efectuados en un intervalo de tiempo determinado
b. El producto de la longitud de la zancada por la velocidad de la marcha
c. La velocidad que adquiere el sujeto en la deambulación
d. La distancia recorrida en un espacio de tiempo determinado previamente

570. Al realizar un drenaje postural en fisioterapia respiratoria, si colocamos al paciente acostado en decúbito prono con una almohada bajo la pelvis qué lóbulo o lóbulos estamos intentando drenar:

a. Basal derecho
b. Inferiores
c. Superiores
d. Superior izquierdo

571. En la aplicación de corrientes de alta frecuencia, el grado II corresponde a:

a. Calor muy suave, apenas imperceptible
b. Calor suave apenas perceptible
c. Calor fuerte percepción agradable
d. Calor fuerte casi quemante

572. En un paciente que ha sufrido una amputación de muslo, presentando un muñón largo, qué posición tiende a adoptar el muñón:

a. Flexión
b. Abducción
c. Adducción
d. Son correctas A y C

573. En una tracción cervical con el paciente sentado, la tracción axial se efectuará desde un ángulo aproximado de:

a. 100°   b. 80°   c. 60°   d. 45°

574. Es una ortesis utilizada para la corrección de la cifosis dorsal:

a. Corsé de Swan
b. Lumboestato
c. Ortesis Von Rossen
d. Ortesis de Atlanta

575. En el examen para la diástasis de rectos en el postparto la mujer está tumbada de plano sobre la espalda con las rodillas...

a. estiradas y eleva las piernas hacia el techo
b. estiradas y eleva la cabeza y hombros con los brazos estirados hacia el frente
c. dobladas y eleva la cabeza y hombros con los brazos estirados hacia el frente
d. dobladas y eleva las piernas hacia el techo

576. Las contraindicaciones del vendaje neuromuscular son:

a. Patologías articulares
b. Problemas cardiacos
c. Roturas musculares
d. Trombosis y alteraciones de la sensibilidad

577. Dar una patada a un balón se clasifica como una cadena cinética:

a. Abierta
b. Cerrada
c. Mixta parcial
d. Mixta total

578. Durante la marcha normal (no patológica) invertimos aproximadamente:

a. Un 60% del ciclo en la fase ortostática y un 40% en la fase oscilatoria
b. Un 30% del ciclo en la fase ortostática y un 70% en la fase oscilatoria
c. Un 40% del ciclo en la fase ortostática y un 60% en la fase oscilatoria
d. Ninguna es correcta

579. Unidad de frecuencia:

a. Hertzio   b. Julio
c. Vatio   d. Ohmio

580. Método para el tratamiento de la deformidad del raquis que se basa en la corrección de la curva mediante la potenciación de la musculatura transversa de la cintura escapular:

a. de Schroth
b. de Niederhöffer
c. de Méizières
d. Gocht-Gessner

581. Enfermedad pulmonar caracterizada por una fibrosis cicatricial con destrucción epitelial y estrechamiento del calibre de los bronquios que puede llegar a obstruirlos por completo:

a. Bronquiolitis
b. Asma
c. Enfisema pulmonar
d. Mucoviscidosis

582. Porción del cuádriceps que flexiona la articulación de la cadera:

a. Vasto externo
b. Vasto interno
c. Recto anterior
d. Ninguna de las tres

583. Son indicaciones de tratamiento con Biofeedback:

a. Pacientes con hipertensión arterial
b. Personas con demencia
c. Tratamiento de parálisis completa de nervios periféricos
d. Tratamiento de la relajación muscular

584. La experiencia de gravedad, calor, regulación cardíaca y respiratoria son etapas de:

a. La Eutonía de Gerda Alexander
b. El Training Autógeno de Schultz
c. La relajación progresiva de Jacobson
d. La Sofrología

585. La fractura de Duverney es:

a. del ala ilíaca
b. del trocánter
c. de la rama isquiática
d. intertrocantérea

586. La fiebre reumática:

a. Es una enfermedad inflamatoria sistémica del tejido conectivo, posterior a una infección faríngea o de las amígdalas por el estreptococo del grupo C
b. Es la causa más frecuente de enfermedad cardiaca congénita entre los 5 y 30 años
c. Se expresa como una reacción inflamatoria que compromete principalmente el corazón, las articulaciones y el sistema nervioso central
d. Se conoce también como enfermedad de Gottron

587. Qué profundidad suele alcanzar bajo la piel la radiación infrarroja:

a. 2 a 3 mm   b. 2 a 3 cm
c. 6 a 8 cm   d. 8 a 10 cm

588. Cuál de las siguientes articulaciones constituye una palanca de primer género:

a. Articulación occipitoatloidea
b. Articulación tibiotarsiana
c. Articulación coxofemoral
d. Son correctas A y C

589. Músculos rectilíneos cuyas fibras son paralelas al eje del raquis:

a. Pectorales
b. Esternocleidomastoideo
c. Intercostales externos
d. Intercostales internos

590. Efecto principal de las corrientes de alta frecuencia:

a. Excitación neuromuscular
b. Calentamiento de los tejidos
c. Potenciación muscular
d. Contracción muscular

591. Qué ejercicio resulta más eficaz para prevenir la pérdida de masa ósea en el anciano:

a. Caminar durante una hora al día
b. Ciclismo estático
c. Natación
d. Los tres

592. En la posición de referencia nos encontramos alineados en el mismo eje el Radio y...

a. escafoides, piramidal y tercer metacarpiano
b. escafoides, grande y tercer metacarpiano
c. semilunar grande y tercer metacarpiano
d. piramidal, grande y tercer metacarpiano

593. Según el concepto Bobath, qué factor NO pertenecen al mecanismo de control postural normal:

a. Sensibilidad
b. Inervación recíproca normal
c. Puntos clave del control
d. Coordinación espacial y temporal normal

594. La eficacia de los músculos flexores del codo es máxima cuando el codo está flexionado:

a. 20°   b. 60°   c. 90°   d. 120°

595. Sobre las fases del juego en la infancia, es FALSO:

a. Entre los 5 y los 6 meses uno de los juegos más interesantes para el niño es el cucútras porque permite la interacción con los padres y/o el entorno
b. De los 6 a los 12 meses aumentan las posibilidades del niño de explorar objetos pequeños y manejarlos dentro de la mano
c. Entre los 12 y los 18 meses, el juego simbólico está en todo su apogeo
d. De los 3 a los 6 años, el niño pasa de una posición egocéntrica a tener mayor colaboración con sus iguales

596. Músculos que intervienen en la abducción del hombro:

a. Deltoides y supraespinoso
b. Serrato mayor y trapecio
c. Angular y supraespinoso
d. Son correctas A y B

597. La monocromaticidad del láser se refiere a:

a. Que los fotones presentan la misma energía
b. Que las ondas se encuentran en fase entre sí
c. La relación de la potencia de emisión del láser con la superficie de absorción
d. La capacidad del láser de no dispersarse

598. Qué síntoma presentará el paciente con hiperventilación por exceso de las técnicas respiratorias:

a. Produce más dióxido de oxígeno (O2)
b. Produce más dióxido de carbono (CO2)
a. Produce menos dióxido de oxígeno (O2)
b. Produce menos dióxido de carbono (CO2)

599. La tabla de desarrollo de Haizea-Llevant valida y define los siguientes parámetros de normalidad del desarrollo psicomotor del niño:

a. Lenguaje y lógica matemática, manipulación, desarrollo postural y socialización
b. Desarrollo cognitivo, manipulación fina, desarrollo postural y lógica matemática
c. Socialización, desarrollo postural, manipulación fina y desarrollo cognitivo
d. Socialización, manipulación fina, habilidades motrices gruesas y lenguaje no escrito

600. Interrupción temporal de la conducción nerviosa, como consecuencia de una lesión mielínica, sin afectación ni daño axonal:

a. Neurotmesis   b. Axonotmesis
c. Neuropraxia   d. Lesión de Seddon

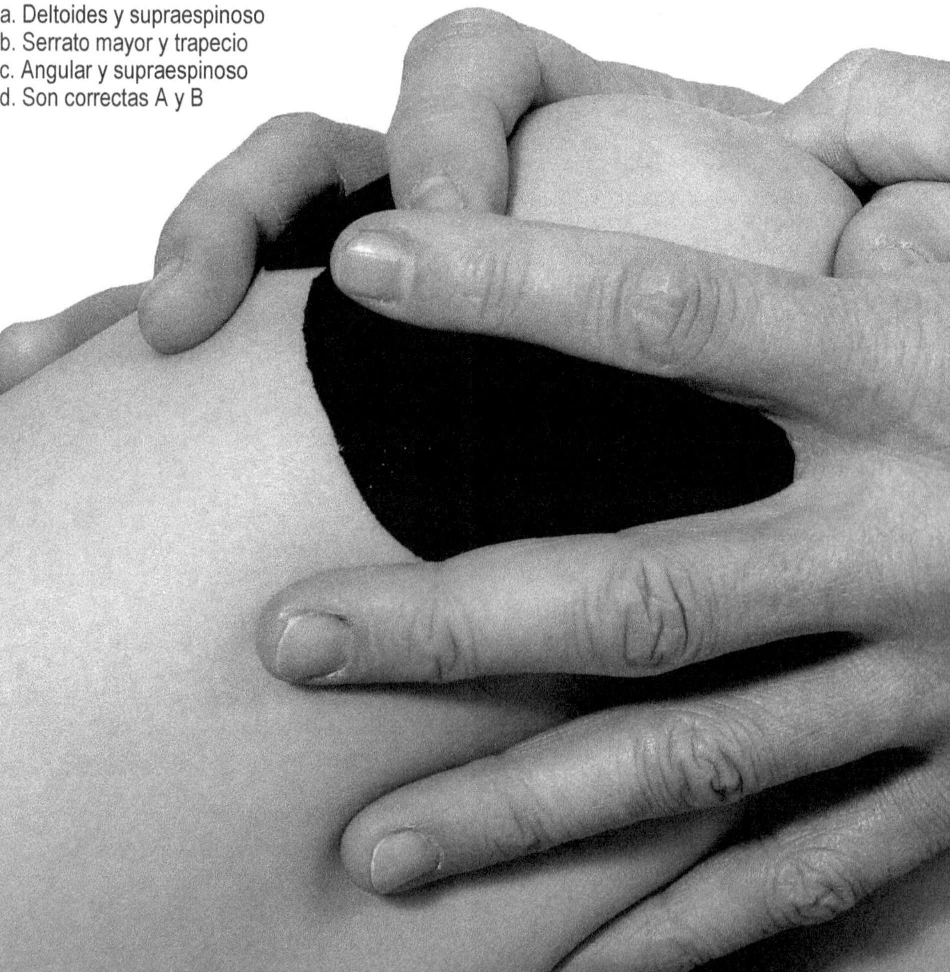

601 A	626 D	651 C	676 A
602 C	627 C	652 C	677 D
603 D	628 C	653 D	678 D
604 A	629 A	654 C	679 C
605 D	630 B	655 C	680 A
606 D	631 C	656 D	681 D
607 C	632 D	657 B	682 D
608 D	633 B	658 D	683 A
609 B	634 C	659 A	684 B
610 B	635 C	660 C	685 A
611 C	636 C	661 C	686 A
612 C	637 D	662 D	687 D
613 B	638 D	663 C	688 C
614 C	639 C	664 B	689 C
615 C	640 C	665 C	690 A
616 A	641 B	666 A	691 D
617 D	642 B	667 B	692 C
618 D	643 B	668 D	693 C
619 B	644 D	669 B	694 A
620 B	645 C	670 B	695 B
621 C	646 C	671 A	696 A
622 D	647 C	672 D	697 A
623 C	648 B	673 D	698 C
624 A	649 A	674 A	699 C
625 B	650 C	675 C	700 C

FALLOS:

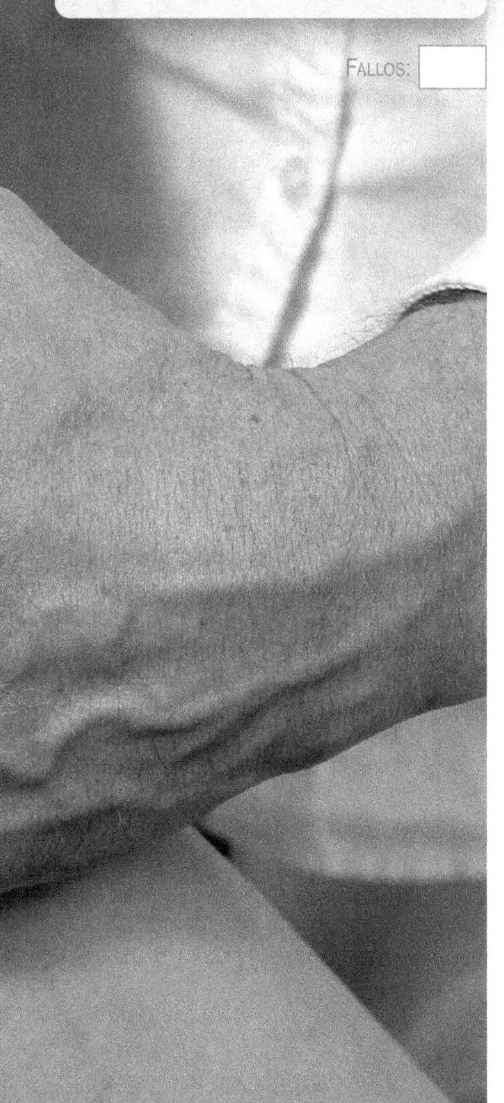

601. Sobre la rodilla

a. El cóndilo rueda y resbala a la vez sobre la glenoide
b. El cóndilo interno rueda más que el externo
c. El cóndilo externo diverge más y es más estrecho que el interno
d. La glenoide tibial externa es cóncava

602. Qué pautas fisioterápicas están indicadas durante el período de inmovilización en las fracturas de miembro inferior:

a. Cinesiterapia activa y activa-resistida de las articulaciones implicadas
b. Drenaje linfático sobre el foco de fractura
c. Posición de declive: siempre que no comprometa la inmovilización articular
d. Son correctas B y C

603. La enfermedad de Parkinson cursa con:

a. Temblor de reposo
b. Rigidez
c. Acinesias
d. Las tres

604. Los primeros síntomas de poliartritis reumatoide se observan en:

a. Manos
b. Codos
c. Rodillas
d. Tobillos

605. Volumen respiratorio corresponde a la capacidad vital (CV), en litros:

a. 0,5   b. 1   c. 1,5   d. 3,5

606. Nerea lanza el tórax hacia atrás en el contacto inicial para conservar la extensión de la cadera de la pierna en apoyo, qué tipo de marcha anormal sufre:

a. Marcha de pierna corta
b. Marcha psoásica
c. Marcha hemipléjica o hemiparésica
d. Marcha con el glúteo mayor

607. En el proceso de anafilaxia, la histamina es la responsable de:

a. Vasoconstricción periférica
b. Dilatación bronquiolar
c. Vasodilatación periférica
d. Hipertensión

608. Frecuencia que se emplea en la producción de campos magnéticos:

a. De 10.000 Hz en adelante
b. De 1.000 a 10.000 Hz
c. De 100 a 1.000 Hz
d. De 1 a 100 Hz

609. El fisioterapeuta de área depende de:

a. Dirección Médica de Atención Primaria
b. Dirección de Enfermería de Atención Primaria
c. Enfermera de zona
d. Médico de familia

610. Qué método inhibidor de los reflejos anormales que se emplea en el tratamiento del hemipléjico adulto es FALSO:

a. Reducimos la espasticidad flexora del miembro superior afecto provocando la extensión de la muñeca y dedos, con supinación del antebrazo y abducción del pulgar
b. Reducimos la espasticidad flexora y extensora del miembro inferior afecto provocando la aducción y rotación interna del muslo, con extensión de caderas y rodillas
c. Reducimos la espasticidad mediante la utilización de los puntos clave de control para guiar los movimientos
d. Reducimos la espasticidad provocando la rotación de la cintura escapular con respecto a la posición fija de la pelvis y viceversa

611. La Prueba de Muckard sirve para determinar:

a. Artrosis de la articulación carpometacarpiana del dedo pulgar
b. Alteración congénita en la formación del tendón del músculo flexor largo del pulgar y músculo flexor profundo de los dedos
c. Tenosinovitis del tendón de los músculos abductor largo y extensor corto del pulgar
d. Contractura de la musculatura interna de la mano debida a isquemia

612. Son complicaciones inmediatas tras una fractura:

a. Necrosis avascular
b. Síndrome del dolor regional complejo (SDRC)
c. Síndrome de dificultad respiratoria aguda (SDRA)
d. Pseudoartrosis

613. El raquitismo es debido al déficit de vitamina:

a. C   b. D   c. A   d. B

614. Sobre los ligamentos laterales:

a. Se tensan en extensión
b. Se distienden en flexión
c. Son correctas A y B
d. Se tensan en flexión

615. Si queremos establecer analgesia siguiendo los patrones de la teoría de la puerta control de Melzack y Wall aplicaremos:

a. Corrientes diadinámicas
b. Terapia interferencial
c. Electroestimulación neuronal transcutánea
d. Galvanización

616. En qué parte de la médula terminan las aferencias correspondientes a terminaciones libres y procedentes de los receptores sensitivos:

a. En el núcleo del asta posterior
b. En el núcleo del asta anterior
c. En el núcleo del asta lateral
d. En ninguno de los tres

617. En el abordaje fisioterápico de los trastornos linfovenosos, es FALSO:

a. El Drenaje Linfático Manual está indicado en aquellos linfedemas estadio II y III de la Clasificación de la Sociedad Internacional de Linfología

b. El Drenaje Linfático Manual está contraindicado en Insuficiencia cardiaca moderada/severa

c. El tratamiento se basa en un trípode: drenaje manual, presoterapia neumática y ejercicios protegidos con elastocompresión

d. La maniobra de 'reabsorción' tiene como finalidad aumentar las contracciones de los colectores linfáticos

618. Sobre el desarrollo anómalo de la cadera de los niños con parálisis cerebral y patologías similares:

a. El retraso en la bipedestación y la excesiva actividad de los glúteos medios contribuyen a la persistencia del varo femoral

b. El porcentaje de migración de la cabeza femoral es más fácil de medir después de los 12 años cuando el cartílago trirradiato se osifica

c. La marcha en rotación externa es la que puede revelar la existencia de una excesiva anteversión femoral

d. El test de Ryder es el que determinará los grados de anteversión femoral

619. NO es una característica del movimiento en la técnica del drenaje linfático manual según Vodder:

a. Suavidad
b. Profundidad
c. Lentitud
d. Ritmo

620. Cuál de los siguientes enunciados se ajusta mejor a la definición de corrientes de Trabert:

a. Corriente de aplicación continuada formada por impulsos de subida exponencial y bajada exponencial

b. Corriente formada por impulsos cuadrangulares de 2 ms, 5 ms de reposo y 142 Hz de frecuencia

c. Corriente formada por impulsos sinusoidales de 10 ms con polaridad

d. Corrientes formadas por impulso de doble onda modulados en amplitud, resultantes de una interferencia

621. En el trabajo realizado por un paciente mediante un sistema de suspensión en una jaula de Rocher, cuando el punto de anclaje se sitúa en la vertical del extremo distal del miembro movilizado, de qué tipo de suspensión estamos hablando:

a. Suspensión proximal
b. Suspensión axial
c. Suspensión pendular
d. Suspensión descentrada

622. Principios de corrección que establece la RPG (reeducación postural global), respecto a la fisioterapia clásica:

a. Trabajo en inspiración, pasivo y analítico
b. Trabajo en inspiración, analítico y en alternancias
c. Trabajo en espiración, pasivo y sintomático
d. Trabajo en espiración, activo y postural

623. En pacientes con hombro congelado, es FALSO:

a. Se pueden emplear ejercicios pendulares para decoaptar la articulación glenohumeral y disminuir la rigidez

b. Puede recuperarse espontáneamente en 6-18 meses

c. La termoterapia está contraindicada

d. Se deben evitar las movilizaciones pasivas dolorosas

624. A menudo en el pie cavo podemos encontrar:

a. Deformidad en varo del talón
b. Deformidad en valgo del talón
c. Astrágalo vertical
d. Son correctas A y B

625. El punto capital de tratamiento en personas con ataxia es:

a. Aplicación de técnicas inhibitorias para normalizar el tono postural

b. Conseguir estabilidad proximal para poder hacer posible movimientos controlados y menos exagerados en el ámbito distal

c. Desensibilización de la reacción de sostén positiva, reacción de prensión palmar y del empuje extensor

d. Ninguna de las tres

626. Cuál de los siguientes tipos de estudios NO se corresponde con un estudio descriptivo:

a. Estudio de información individual
b. Estudio de corte o transversal
c. Estudio ecológico
d. Estudio experimental o de intervención

627. La extensión de los dedos corresponde al nivel vertebral:

a. C5   b. C6   c. C7   d. C8

628. En cuanto al protocolo de recomendaciones de resucitación de parada cardiorespiratoria ERC-2015, es FALSO:

a. La frecuencia recomendada es de 100 a 120 compresiones por minuto

b. No interrumpir las compresiones torácicas durante más de 10 segundos para administrar ventilaciones

c. Comprimir en el centro del tórax a una profundidad de al menos 4 cm, pero no más de 5 cm, en el adulto medio

d. Permitir que el tórax reexpanda por completo después de cada compresión, sin perder el punto de contacto pero no dejar caer nuestro peso mientras dura la reexpansión

629. Sobre la marcha humana, según Viel:

a. Existe rotación opuesta de las cintura escapular y pelviana

b. Las amplitudes articulares de los miembros superiores, no dependen de la velocidad de la marcha

c. El contacto con el suelo tiene lugar con el talón que avanza más con el borde interno antes de cargar sobre toda la superficie del antepié

d. Todas son correctas

630. Las técnicas espiratorias forzadas se utilizarán para el drenaje de secreciones en vías respiratorias...

a. extratorácicas
b. intratorácicas proximales
c. intratorácicas medias y periféricas
d. intratorácicas distales

631. La raíz cuadrada de la varianza se conoce como:

a. Coeficiente de regresión
b. Media
c. Desviación estándar
d. Mediana

632. Qué determina la flotabilidad de un individuo en el agua:

a. El individuo propiamente
b. La densidad relativa del individuo
c. La densidad relativa del medio
d. Las tres

633. La luxación anterior del hombro se produce por un traumatismo cuando el brazo se encuentra en:

a. Abducción y rotación interna
b. Abducción y rotación externa
c. Aducción y rotación interna
d. Aducción y rotación externa

634. En el masaje de fricción transverso profundo:

a. Se aplica un movimiento transversal saltando sobre las fibras afectadas

b. No se debe aplicar sobre el músculo

c. El dedo y la piel deben formar una unidad funcional de tal forma que no se produzca deslizamiento entre las dos estructuras

d. La posición de la muñeca y el antebrazo del fisioterapeuta no tiene importancia

635. La tos asistida estará indicada:

a. En pacientes que presentan un pico de flujo de la tos inferior a 270 L/min y/o cuando presentan una PEM (Presión Espiratoria Máxima) inferior a 60 cm H2O

b. En aquellas situaciones en que la capacidad vital es inferior a 2 L o al 50% de su valor de referencia y la PIM (Presión Inspiratoria Máxima) inferior a 80 cm H2O, aplicando la asistencia en la inspiración de manera instrumental

c. Ambas
d. Ninguna de las dos

636. Sobre el desgarro en asa de cubo de los meniscos:

a. La pérdida de elasticidad por cambios degenerativos puede originar desgarros horizontales

b. En estos casos el menisco tiene una forma de D muy pronunciada

c. El menisco atrapado se rompe en sentido longitudinal

d. Se asocia a luxación recidivante de la rótula

637. Señale la afirmación FALSA La 'sedestación lateral o posición de sirena' sobre el lado hemipléjico:

a. Inhibe la hipertonicidad del tronco en el lado hemipléjico

b. Se puede trabajar la extensión activa del codo implicado

c. Se favorece la carga de peso sobre el miembro superior afecto

d. Favorece la elongación de los flexores laterales del tronco en el lado sano

638. La prueba de compresión de Spurling se realiza en:

a. Los meniscos

b. El túnel carpiano

c. El raquis lumbar

d. El raquis cervical

639. En referencia a la escala visual gráfica del dolor (escala de caras), es FALSO:

a. Es utilizada para medir la intensidad del dolor en niños a partir de 3 años y en otras personas con capacidad de comunicación numérica limitada

b. Consta de varias caras con distintas expresiones faciales

c. Proporcionan información sobre cómo afecta el dolor a la capacidad funcional y a la actividad

d. El paciente señala una cara utilizándose la breve descripción que hay debajo para interpretar la intensidad del dolor

640. Las cantidades de aire puestas en movimiento durante los diferentes tipos de respiración pueden variar. Sin embargo, el único volumen respiratorio que siempre permanece igual es:

a. Volumen de reserva espiratorio

b. Volumen de reserva inspiratorio

c. Volumen residual

d. Capacidad vital

641. No es el objetivo de los productos de apoyo para la deambulación:

a. Mejorar el equilibrio

b. Descarga de los miembros superiores

c. Aumento de la base de sustentación

d. Ayuda a la propulsión

642. Sobre la Distrofia Muscular de Duchenne:

a. Hay niveles altos de distrofina en la membrana muscular

b. Es una de las enfermedades neuromusculares más frecuentes

c. Los músculos que primero pierden fuerza están en los brazos

d. El signo de Gowers nos indica el aumento de la lordosis lumbar

643. Ante una obstrucción de vía aérea por cuerpo extraño, ligera o incompleta debemos:

a. Colocar al paciente en posición lateral de defensa

b. Animar a que el paciente tosa con fuerza

c. Dar 3 golpes secos entre las escápulas con el talón de la otra mano

d. Hacer una extracción manual a ciegas del cuerpo extraño

644. Técnica contraindicada en la fibromialgia:

a. Termoterapia

b. Hidroterapia

c. Estiramientos en frío

d. Masaje descontracturante

645. Afección que causa afectación ciática o crural de origen sacroilíaco:

a. La espondiloartritis anquilosante

b. La sacrocoxitis, pudiendo ser infecciosa, tuberculosa, brucelar o por gérmenes banales

c. Ambas son correctas

d. Ninguna lo es

646. En un niño con mielomeningocele con nivel motor S2 utilizaremos para la bipedestación y la marcha:

a. Ortesis cortas tipo AFO

b. Ortesis altas tipo reciprocator

c. Inicialmente sin ortesis y posteriormente ortesis simples (plantillas)

d. Bitutores largos con banda pélvica

647. La Cochrane Library:

a. Es una iniciativa científica internacional destinada a producir, mantener y divulgar revisiones sistemáticas de las evidencias sobre la prevención, el tratamiento o el control de los problemas sanitarios

b. Está accesible en español y de manera gratuita a través de la página del Ministerio de Sanidad. Consta de cuatro bases de datos que ofrecen informaciones específicas

c. Ambas son correctas

d. Ninguna lo es

648. En un ensayo clínico a doble ciego quién ignora el tratamiento administrado:

a. El sujeto

b. El sujeto y el observador

c. El sujeto, el observador y el analista

d. El observador y el analista

649. Sobre los criterios de seguridad para el tratamiento de fisioterapia con movilizaciones en UCI NO es considerada una bandera roja:

a. Temperatura corporal mayor o igual a 37,5 grados centígrados

b. Frecuencia respiratoria mayor de 40 respiraciones/minuto

c. Presión positiva al final de la espiración (PEEP) mayor de 15 cm H2O

d. Saturación de Oxígeno menor o igual a 90%

650. Aguas cuyo residuo seco no es superior a 100 mg/L:

a. de mineralización marina o hipermarina

b. de mineralización media

c. oligometálicas

d. de mineralización fuerte

651. En las úlceras por presión, cuando encontramos lesión o necrosis del tejido subcutáneo que afecta a dermis profunda e hipodermis se trata de UPP de grado:

a. I   b. II   c. III   d. IV

652. Qué indica un Signo de Beevor positivo:

a. Lesión Medular por debajo de C5-C6

b. Lesión Medular por debajo de D1-D2

c. Lesión Medular por debajo de D9-D10

d. Ninguna de las tres

653. Con la aplicación de ultrasonido, en la actividad celular se produce:

a. Aumento de la permeabilidad de la membrana biológica

b. Variación del potencial de reposo de la membrana biológica

c. Aumento del metabolismo celular

d. Las tres

654. En qué venas se da con más frecuencia la dilatación venosa:

a. Poplíteas   b. Pudenda

c. Safena   d. Porta

655. Qué tipo de articulación es la rodilla desde el punto de vista funcional

a. Enartrosis

b. Condílea

c. Tróclea

d. Trocoide

656. A qué nervio se corresponden las raíces nerviosas L4, L5, S1, S2 y S3:

a. Obturador

b. Crural

c. Femorocutáneo

d. Ciático

657. En la fórmula de Karvonen, para medir la frecuencia cardiaca de reserva, NO se contempla

a. Frecuencia cardiaca máxima

b. Saturación de oxígeno en situación basal

c. Porcentaje de intensidad

d. Frecuencia cardiaca de reposo

658. Cuál de estas situaciones NO es una contraindicación para iniciar la RCP (Reanimación Cardio-Pulmonar):

a. No se puede garantizar la seguridad del reanimador
b. Existencia de justificación escrita del paciente (testamento vital) de no RCP
c. Ante signos indiscutibles de muerte biológica: rigidez, livideces, decapitación, descomposición, etc
d. Paciente potencialmente donante de órganos

659. Según Kapandji, en posición anatómica, el centro de gravedad se localiza a la altura de:

a. S2-S3
b. L5-S1
c. L4-L5
d. L3-L5

660. El músculo pectoral menor tiene su origen en:

a. La 6ª, 7ª y 8ª costilla
b. Las seis primeras costillas
c. La 3ª, 4ª y 5ª costilla
d. Ninguna de las anteriores

661. La extensión de la muñeca, a qué nivel neurológico corresponde:

a. C2
b. C4
c. C6
d. Otra

662. Es un efecto secundario del 'Biofeedback':

a. Insomnio
b. Enrojecimiento de la piel o hinchazones
c. Náuseas
d. Ninguno de los tres

663. Qué frecuencias utilizaremos para tratar estructuras superficiales, como piel y tejido subcutáneo:

a. de 0,5 a 1 MHz
b. de 1 a 2 MHz
c. de 2 a 3 MHz
d. de 3 a 4 MHz

664. Causa más frecuente de una fractura de Pouteau-Colles:

a. Caída sobre el codo
b. Caída sobre la mano abierta
c. Caída sobre la mano cerrada
d. Caída sobre el hombro

665. El eritema facial en forma de 'alas de mariposa' es una manifestación mucocutánea característica de:

a. Esclerodermia
b. Artritis reumatoide juvenil
c. Lupus eritematoso sistémico
d. Síndrome antifosfolípido

666. Sobre las ortesis de tobillo y pie:

a. El objetivo de las ortesis supramaleolares es ganar estabilidad en el plano frontal permitiendo movilidad en el plano sagital
b. Las ortesis plantares están indicadas en una deformidad ósea con pie cavo
c. En ningún caso debe retirarse la cintilla pretibial en una 'Ankle Foot Othesis' (AFO) rígida
d. Uña AFO articulada de apoyo tibial anterior está contraindicada en niños con marcha en triple flexión

667. Tipo de contracciones musculares que tienen lugar en el método de Troisier o trabajo estático intermitente:

a. Isotónicas
b. Isométricas
c. Dinámicas
d. Isocinéticas

668. En el Drenaje Linfático Manual según el método Leduc, en relación a las presiones en forma de brazalete, es FALSO:

a. Se aplican con una o ambas manos
b. Las presiones aplicadas son intermitentes
c. A la fase de presión le sucede una fase de relajación
d. Facilitan la reabsorción en los vasos linfáticos finales

669. En una osteocondritis de rodilla deberemos fortalecer:

a. Tensor de la fascia lata
b. Vasto interno
c. Psoas iliaco
d. Vasto externo

670. El tálamo de Destot está en...

a. el calcáneo
b. el astrágalo
c. la rodilla
d. la cadera

671. La unidad cinética se compone de:

a. Dos eslabones óseos, una articulación y un sistema muscular motor. Estos tres elementos forman la tríada cinética
b. Un eslabón óseo y una articulación
c. Una articulación y un sistema muscular motor
d. Un eslabón óseo, dos articulaciones y un sistema muscular motor

672. "*La presión ejercida por un líquido sobre un cuerpo sumergido es igual a la presión ejercida por una columna del mismo líquido, de altura igual a la distancia entre el nivel del punto considerado y la superficie*"

a. Principio de flotación o de Arquímedes
b. Peso aparente
c. Flotabilidad
d. Presión hidrostática

673. Si nos encontramos con paciente que padece una bursitis subacromial el dolor se presentará:

a. Aparece localizado en la zona posteromedial del hombro
b. Puede irradiarse hasta la clavícula
c. Aumenta con la elevación de los dedos
d. Aparece localizado en la zona anterolateral del hombro

674. Músculo que se inserta en el borde externo de la base del primer metatarsiano y de la cuña interna:

a. Tibial anterior
b. Tibial posterior
c. Peroneo anterior
d. Peroneo lateral largo

675. La enfermedad de Friedreich es una:

a. Neuropatía
b. Amiotrofia espinal
c. Ataxia cerebelosa
d. Polirradiculoneuritis

676. En qué casos está indicada la aplicación de infrarrojos:

a. Espasmo muscular
b. Alteraciones de la circulación periférica
c. Vasodilatación periférica
d. Alteraciones de la sensibilidad

677. La talasoterapia utiliza con fines terapéuticos o preventivos:

a. Aguas marinas
b. Aguas de lago salado
c. Aguas volcánicas
d. Son ciertas A y B

678. Es un objetivo de la intervención del fisioterapeuta en lesiones ligamentosas:

a. Disminuir el dolor y la inflamación
b. Conseguir una buena estabilidad de la articulación tanto activa como pasiva
c. La reeducación propioceptiva
d. Todas son correctas

679. La cavitación es un fenómeno producido por:

a. La onda corta
b. La radiación infrarroja
c. El ultrasonidos
d. La microonda

680. Complicación más grave y frecuente de las trombosis venosas de las extremidades inferiores que aparecen en el encarnamiento prolongado:

a. Embolias pulmonares
b. Pericarditis y pleuritis
c. Necrosis de la extremidad afecta
d. Grave incapacidad para la deambulación

**681. Es una contraindicación de la ion-
toforesis:**

a. Implantes metálicos en la zona
b. Embarazo
c. Lesiones cutáneas
d. Las tres son correctas

**682. Orden de los huesos de la primera
hilera de huesos del carpo desde el
lado radial al lado cubital:**

a. Escafoides, piramidal, pisiforme y semilunar
b. Escafoides, semilunar, pisiforme y piramidal
c. Escafoides, pisiforme, piramidal y semilunar
d. Escafoides, semilunar, piramidal y pisiforme

**683. No se recomienda como técnica
para la toma de conciencia del suelo
pélvico:**

a. El reflejo nociceptivo
b. La retroalimentación
c. La autopalpación
d. El estiramiento reflejo

**684. El manguito de los rotadores está
formado por qué músculos:**

a. Supraespinoso, infraespinoso y redondo
menor
b. Supraespinoso, infraespinoso, redondo
menor y subescapular
c. Infraespinoso, redondo menor y subescapular
d. Subescapular, redondo mayor y supraespinoso

**685. NO es una causa de extubación no
programada en un paciente de UCI:**

a. La gravedad de la enfermedad
b. La sedación inadecuada
c. La mala contención del paciente
d. La mala fijación y estabilización del tubo en-
dotraqueal

**686. En cuanto a la utilización de pan-
tallas de visualización de datos en el
puesto de trabajo:**

a. La altura del borde superior de la pantalla
debe estar relacionada con la altura de ojos
del operador y no deberá superar la línea
horizontal de los ojos
b. El color de los caracteres blancos sobre
negro ofrece mejor contraste que los caracteres negros sobre fondo blanco
c. Si mantenemos una frecuencia de centelleo
de 50 barridos por segundo (Hertzios) podemos decir que prácticamente será buena
para el 95% de la población
d. El borde coloreado de la pantalla debe dife-
rir en gran medida del color de la pantalla,
para facilitar la lectura y visualización de
ésta

**687. La arteria vertebral puede verse
comprometida cuando el movimiento de rotación del lado opuesto
supera:**

a. 20°   b. 30°   c. 40°   d. 50°

**688. Movimiento involuntario, de gran
amplitud y brusco que afecta sobre
todo a los músculos proximales de
las extremidades, que incluso puede
originar pérdida del equilibrio:**

a. Corea   b. Mioclonia
c. Balismo   d. Acatisia

**689. Con el siguiente mecanismo de
torsión: golpe en el tubérculo tibial o
caída sobre la rodilla flexionada con
el pie en flexión plantar, qué estructura se encontrará lesionada con
mayor probabilidad:**

a. Menisco externo
b. Ligamento cruzado anterior
c. Ligamento cruzado posterior
d. Ligamentos laterales

**690. Sobre la valoración clínica y al
tratamiento de la escoliosis idiopática:**

a. A partir de los 10 grados de Cobb se puede
hablar de actitud escoliótica o de escoliosis
estructural si existe además algún grado de
rotación vertebral
b. La prueba de Adams es negativa cuando
aparece giba costal
c. En la escoliosis estructural, los cuerpos vertebrales giran hacia el lado de la concavidad
de la curva
d. King clasifica la escoliosis idiopática en tres
tipos en función de las curvas escolióticas

**691. La Iontoforesis es un método de
electroterapia que:**

a. Se utiliza una corriente continua directa para
la introducción tópica de iones activos en la
epidermis y membranas mucosas
b. Fue descubierto por Leduc en 1903
c. Está basado en el principio de repulsión de
cargas del mismo signo
d. Todas son correctas

692. Las corrientes D'Arsonval son:

a. de baja frecuencia
b. de media frecuencia
c. de alta frecuencia
d. Ninguna de las tres

**693. La meralgia parestésica es una
neuropatía por compresión del nervio:**

a. Ciático poplíteo externo
b. Mediano
c. Femorocutáneo externo
d. Interóseo posterior

**694. Sobre la seudopoliartritis rizomé-
lica, es FALSO que:**

a. Afecta a individuos de 30 a 50 años
b. Hay dolores cervicales
c. Hay dolores de hombro con rigidez
d. Hay dolores lumbares

**695. Sacudidas prolongadas que se
presentan como un estremecimiento
vermicular intermitente de la superficie del músculo:**

a. Miotonías
b. Miocimias
c. Fasciculaciones
d. Calambre muscular

**696. Las manipulaciones son técnicas
que se engloban dentro de:**

a. Cinesiterapia pasiva
b. Cinesiterapia activa
c. Cinesiterapia forzada
d. Ninguna de las anteriores

**697. Volumen respiratorio residual (VR)
aproximado en un individuo sano (en
litros):**

a. 1,2
b. 0,5
c. 1,7
d. 2,2

**698. Sobre las variables que influyen
en la resistencia hidrodinámica, es
FALSO:**

a. La viscosidad es la resistencia que oponen
las moléculas de agua al adherirse a la superficie corporal en movimiento
b. La tensión superficial es la resistencia cre-
ada por las fuerzas de adhesión y cohesión
c. La cohesión es la fuerza de atracción entre
las moléculas de agua y las de aire en la superficie
d. Cuando el flujo de la lámina de agua es tur-
bulento, la resistencia es proporcional a la
velocidad de movimiento al cuadrado

**699. En una rodilla intervenida por pa-
tología del cartílago y en fase de
dolor está contraindicada:**

a. Crioterapia
b. Iontoforesis
c. Isocinéticos
d. Isométricos

**700. Parálisis cerebral infantil relacio-
nada con la lesión de los ganglios
basales y sus conexiones con la corteza prefrontal y premotora:**

a. Parálisis cerebral espástica
b. Parálisis cerebral hipotónica
c. Parálisis cerebral atetóxica
d. Parálisis cerebral atáxica

701 A	726 D	751 A	776 D
702 C	727 D	752 D	777 B
703 C	728 B	753 C	778 A
704 C	729 C	754 C	779 A
705 D	730 C	755 A	780 B
706 B	731 B	756 B	781 A
707 C	732 B	757 A	782 B
708 B	733 B	758 D	783 D
709 A	734 D	759 D	784 D
710 B	735 D	760 C	785 A
711 D	736 D	761 D	786 C
712 A	737 D	762 D	787 C
713 B	738 D	763 D	788 D
714 D	739 C	764 A	789 D
715 B	740 C	765 D	790 C
716 D	741 D	766 A	791 D
717 B	742 D	767 B	792 C
718 B	743 D	768 A	793 C
719 D	744 D	769 D	794 C
720 B	745 B	770 B	795 C
721 D	746 D	771 D	796 B
722 B	747 C	772 D	797 C
723 B	748 B	773 D	798 D
724 D	749 D	774 B	799 A
725 A	750 D	775 A	800 A

FALLOS:

701. La barra Barlax es utilizada para:

a. Elongación muscular
b. Coordinación de la articulación glenohumeral
c. Valoración de ejercicios estatocinéticos
d. Medidor del número de pasos que es capaz de realizar en un tiempo determinado el paciente con parkinson

702. La porción lateral del antebrazo, a qué nivel sensitivo corresponde:

a. C8   b. C7   c. C6   d. C5

703. Señale la INCORRECTA sobre el tratamiento de la tromboflebitis superficial aguda (TSA):

a. Incluye reposo
b. Se puede poner calor local en el periodo inflamatorio temprano
c. La TSA puede ser causa de embolia pulmonar si se confunde con celulitis
d. Se comenzará la deambulación cuando ceda el dolor

704. Un paciente diagnosticado de distrofia muscular de Duchenne, antes de perder la marcha, muestra en el balance articular:

a. Disminución de la flexión dorsal del pie
b. Aumento de la lordosis lumbar
c. Hiperextensión de la rodilla
d. Son correctas A y B

705. Sobre la mecánica costal en la espiración:

a. Las costillas tienen una disposición más oblicua
b. Existe una disminución del diámetro anteroposterior de las costillas superiores
c. Existe una disminución del diámetro transverso de las costillas inferiores
d. Las tres son correctas

706. En una tracción cervical, en qué espacio cervical se produce mayor movilidad articular:

a. C4-C5
b. C5-C6
c. C6-C7
d. C7-C8

707. En electroterapia, Qué aplicación se basa en el efecto piezoeléctrico:

a. Magnetoterapia
b. Onda Corta
c. Ultrasonidos
d. Láser

708. La articulación de Lisfranc es una:

a. Artrodia formada por la unión de los metatarsianos con las tres cuñas y el escafoides
b. Artrodia formada por la unión de los metatarsianos con las tres cuñas y el cuboides
c. Condílea formada por la unión de los metatarsianos con las falanges proximales
d. Artrodia formada por la unión del artrágalo con el escafoides y el calcáneo con el cuboides

709. Sobre la sensación terminal ('End Feel') que define Freddy M Kalterborn, es FALSO que:

a. Es la sensación que percibe el fisioterapeuta al alcanzar la primera resistencia
b. Una sensación terminal dura se produce cuando el hueso o el cartílago contactan
c. La sensación terminal patológica se nota en otro lugar y con otra calidad que la característica de la articulación evaluada
d. Una sensación terminal blanda se produce por aproximación o estiramiento de tejidos blandos

710. En la esclerosis en placas, dónde tiene lugar exclusivamente la lesión:

a. En la sustancia gris
b. En la sustancia blanca
c. En el cerebelo
d. En las neuronas motoras

711. En las contracturas antiálgicas la sintomatología varía en función de la localización, pero la fisiopatología es común: Señale la INCORRECTA:

a. El dolor es el estímulo primario que genera la contractura
b. El origen de la contractura es local
c. Es transitoria y se atenúa o desaparece temporariamente cuando la articulación lesionada se relaja o se reduce
d. La contractura es el fenómeno primario y la causa del dolor

712. De los siguientes patrones, de acuerdo con la convexidad de la curva, cuál es el más frecuente en las escoliosis estructurales idiopáticas en edad adolescente:

a. Torácica derecha
b. Torácica izquierda
c. Doble curva torácica izquierda y lumbar derecha
d. Cérvico-dorsal derecha

713. Sobre la aplicación subacuática de ultrasonido es FALSO:

a. El agua debe ser previamente hervida
b. La temperatura del agua debe oscilar entre 20 y 30 °C
c. Una aplicación especial subacuática es la llamada "burbujeante"
d. En la forma habitual de aplicación el cabezal se sitúa a menos de 3 cm. de la zona a tratar

714. Cuál NO es una denominación del Síndrome de Guillain Barré:

a. Polirradículoneuritis, aguda idiopática
b. Polineuritis infecciosa
c. Polineuropatía aguda idiopática autoinmune
d. Neuropatía cerebral

715. El bebé adquiere la marcha independiente a los (meses):

a. 10   b. 14   c. 16   d. 18

716. Contraindicaciones para el uso de la crioterapia:

a. Dolor
b. Espasticidad
c. Edema e inflamación
d. Nervios periféricos en regeneración

717. Cuál de los siguientes signos radiográficos es característico de la artritis reumatoide:

a. Mineralización ósea sin erosión subcondral
b. Articulaciones deformadas con subluxaciones y anquilosis
c. Aumento simétrico del espacio articular
d. Disminución de las partes blandas en pequeñas articulaciones de manos y pies

718. Si tenemos que fortalecer un músculo para evitar la luxación externa recidivante de rótula, aplicaremos el sistema indicado en:

a. Vasto externo
b. Vasto interno
c. Recto anterior
d. Tensor de la fascia lata

719. Dentro de las técnicas de electrodiagnóstico, cronaxia es:

a. Una resistencia
b. Una diferencia de potencial
c. Una intensidad
d. Un tiempo

720. Estos signos clínicos se dan en la esclerosis en placas, EXCEPTO:

a. Debilidad en las extremidades inferiores
b. Flaccidez muscular
c. Enfermedades visuales
d. Ataxia

721. Equipo de salud que incluye al paciente y su entorno familiar y social:

a. Funcional
b. Completo
c. Multidisciplinar
d. Transdisciplinar

722. Afección que produce un trastorno del crecimiento en los cuerpos vertebrales torácicos y que en las radiografías laterales permite observar un acuñamiento anterior:

a. Enfermedad de Calve
b. Enfermedad de Scheuermann
c. Cifosis senil
d. Espondilitis anquilosante

723. En el tratamiento de fisioterapia de la gonartrosis, NO estará indicado:

a. Masaje descontracturante
b. Bicicleta en flexión completa y sin resistencia
c. Hidrocinesiterapia
d. Fortalecimiento del cuádriceps

724. Para realizar una presión digitopalmar debe estar intacto el nervio:

a. Cubital
b. Mediano
c. Radial
d. Son correctas A y B

725. Unidad de potencia en el ultrasonido:

a. Watio
b. Julio
c. Culombio
d. Amperios

726. Sobre las corrientes galvánicas, es FALSO:

a. El ánodo puede producir quemadura acida
b. Se deberían dosificar en J/cm2
c. Las corrientes diadinámicas tienen componente galvánico
d. Las corrientes galvánicas son las únicas que se pueden utilizar para aplicar una ionforesis

727. Cuál de los siguientes movimientos pasivos descarta lesión de la artería vertebral:

a. Extensión completa de la cabeza
b. Rotación completa
c. Posición de movimientos simultáneos
d. Los tres

728. Qué tipo de diatermia priorizaremos en un caso de capsulitis adhesiva de hombro con una finalidad térmica de cara a una posterior movilización de estiramiento:

a. Diatermia por microonda pulsada
b. Diatermia por onda corta continua
c. Diatermia de onda corta pulsada
d. Diatermia por microonda continua

729. NO es un factor de riesgo de padecer osteoporosis:

a. Ingesta pobre de calcio en la dieta junto con falta de vitamina D
b. Tratamiento con glucocorticoides
c. Exceso de estrógenos
d. Tabaquismo

730. Sobre las abluciones, es FALSO:

a. Es una técnica hidroterápica sin presión
b. Consiste en la aplicación directa de agua sobre la superficie corporal realizada con la mano, un guante, esponja o paño
c. En la ablución de temperatura alterna se efectúa primero una aplicación caliente de 1 o 2 minutos y después otra fría de 20 segundos
d. Tras el lavado, sin secar el cuerpo, se arropa convenientemente y se tapa con mantas en la cama, dejando el paciente en reposo

731. En la artritis reumatoide las manifestaciones extraarticulares más frecuentes son:

a. Nódulos de Bouchard
b. Nódulos reumatoideos subcutáneos
c. Nódulos de Heberden
d. Crepitaciones

732. El movimiento de flexión del codo tiene una amplitud de:

a. 125° b. 145° c. 160° d. 175°

733. Sobre los vendajes funcionales:

a. Las tiras de anclaje se colocan de forma circular cerrada para mejorar el retorno venoso
b. Las tiras activas no deben sobrepasar los anclajes
c. Cuanto más largas sean las tiras, menor será el brazo de palanca y por tanto serán más eficaces
d. Es preferible utilizar tiras activas muy anchas en lugar de tiras medianas y parcialmente solapadas en anchura

734. En el adiestramiento protésico de un amputado, sobre el tratamiento de fisioterapia, es INCORRECTO:

a. Masaje y desensibilización del muñón
b. Vendaje compresivo para favorecer una buena forma del muñón
c. Estiramientos, ejercicios de potenciación y propiocepción
d. Posición en flexo de la articulación proximal

735. La prueba del rascado de Apley combina:

a. Rotación interna con aducción
b. Rotación externa con abducción
c. Rotación externa con flexión
d. Son correctas A y B

736. En una movilización analítica simple debemos respetar una serie de principios, indique el INCORRECTO:

a. Movilizar la articulación en toda su amplitud
b. Utilizar toma y contratoma
c. No intercalar articulaciones intermedias
d. Dosificar la movilización en cuatro secuencias de igual duración iniciación, mantenimiento, retorno y reposo)

737. Corrientes que circulan durante períodos breves de tiempo en forma de pulsos:

a. Interrumpidas
b. Pulsadas
c. Galvánicas
d. Son correctas A y B

738. No es una recomendación para facilitar la incorporación desde la silla:

a. Altura adecuada de la silla
b. Espacio libre bajo el asiento
c. Reposabrazos planos que lleguen hasta el borde anterior del asiento
d. La inclinación del respaldo debe ser regulable estando sentado

739. La cinesiterapia pasiva está contraindicada en:

a. Procesos respiratorios
b. Cuando están contraindicadas las movilizaciones activas en pacientes cardíacos
c. Lesiones recientes de partes blandas
d. Ninguna de las tres

740. El primer mecanismo ante la rotura vascular dentro del proceso de la coagulación es:

a. Formación del coagulo de fibrina
b. Aglutinación plaquetaria
c. Espasmo vascular
d. Aparición de fibrina

741. La Clasificación Internacional del Funcionamiento y la Discapacidad (CIF) ha ayudado a cambiar el concepto de discapacidad ya que tiene en cuenta:

a. No sólo los déficits de las funciones corporales del individuo sino también el deterioro de su estructura física para proporcionarle ayudas técnicas apropiadas
b. Únicamente dominios relacionados con la condición de salud del individuo desde una perspectiva positiva
c. Que la discapacidad es la consecuencia directa de la enfermedad y requiere de atención médica individual
d. La interacción entre el estado de salud del individuo y su capacidad para la actividad y la participación en base a los factores ambientales y personales

742. Son modalidades de termoterapia por conversión:

a. Almohadillas eléctricas
b. Parafina
c. Fluidoterapia
d. Infrarrojos

743. Cantidad de años que vive una determinada población en un acotado período de tiempo:

a. Morbilidad
b. Mortalidad
c. Letalidad
d. Esperanza de vida

744. NO es una condición necesaria de compromiso para la relación terapéutica en fisioterapia:

a. Estar presente
b. Ser receptivo
c. Ser auténtico y estar comprometido
d. Ser explícito

745. Tipo de muestreo consistente en que una vez determinado el tamaño de la muestra, se elige al azar al primer individuo de la misma, y los restantes según un sistema de selección predeterminada a intervalos fijos (por ejemplo, 1 de cada 3):

a. aleatorio simple
b. aleatorio sistemático
c. por etapas
d. estratificado

746. El músculo sartorio es:

a. Flexor de cadera
b. Rotador interno de cadera
c. Rotador externo de cadera
d. Son correctas A y C

747. Son datos de la reacción de la degeneración global o total del músculo totalmente denervado, EXCEPTO:

a. Excitabilidad del nervio abolida
b. Respuesta farádica abolida
c. Respuesta farádica disminuida
d. Respuesta lenta de contracción muscular

748. Según la nomenclatura de auscultación de la guía CORSA elaborada por la European Respiratory Society, para describir los ruidos respiratorios, propuesta internacionalmente (International Lung Sound Association) y que refleja el manual SEPAR, los ruidos adventicios son:

a. Estertores (finos y ásperos), crepitantes (de baja, media y alta frecuencia), sibilancias(monofónicas y polifónicas)
b. Crujidos (de baja, media y alta frecuencia) y sibilancias (monofónicas, polifónicas)
c. Crepitantes (húmedos y secos), soplo tubárico, broncovesicular y sibilancias
d. Murmullo vesicular, ruido respiratorio bronquial, crepitantes y sibilancias

749. La técnica EPI (Electrólisis Percutánea Intratisular) se caracteriza por:

a. Ser un tratamiento local en el lugar de la lesión, que se aplica con ayuda de la ecografía
b. Tiene igual efectividad respecto a los tratamientos de fisioterapia convencionales
c. Utiliza como base la corriente galvánica
d. Son correctas A y C

750. Un paciente presenta 'signo de Godet positivo', es decir:

a. Un cajón anterior de la rodilla, por lo tanto lesión del ligamento cruzado anterior
b. lesión discal
c. Un patrón respiratorio inverso por insuficiencia respiratoria
d. Aparición de fóvea cuando existe edema

751. Referente a los protocolos de tratamiento y control:

a. Establecen las pautas terapéuticas y de seguimiento de determinadas enfermedades ya diagnosticadas
b. Indican el proceso que se debe seguir en las exploraciones a realizar ante un síntoma o síndrome determinado hasta llegar al diagnóstico correcto, a la no existencia de patología observable o a la derivación hacia otro nivel asistencial
c. Son un documento que refleja una descripción ordenada y sistemática de un estudio propuesto
d. Ninguna de las tres

752. De los siguientes métodos de fortalecimiento muscular, señale el considerado estático:

a. De Lorme y Watkins
b. Rocher
c. Mac Govern y Luscombe
d. Troisier

753. La fractura de Monteggia es:

a. Fractura de diáfisis distal del radio con luxación de la cabeza del cúbito
b. Fractura del radio
c. Fractura del cúbito con luxación de la cabeza del radio
d. Fractura de la extremidad inferior del radio con desplazamiento posterior

754. La piezoelectricidad es una característica de:

a. Microonda
b. Onda corta
c. Ultrasonido
d. Ultravioleta

755. Según el método Perfetti, los ejercicios de segundo grado:

a. El paciente empieza a reclutar unidades motoras de forma progresiva y guiada
b. Son ejercicios para controlar la respuesta anormal al estiramiento
c. El paciente aprende a relajar, prestando atención a la hipótesis perceptiva que le plantea el fisioterapeuta
d. Ninguna de las tres

756. Según Sohier:

a. La afección primaria se produce siempre primero en el componente estructural, que, a su vez, afecta a los demás componentes
b. Cada articulación constituye una unidad biológica mecanógena que garantiza el trofismo de sus propias estructuras
c. Los distintos centros instantáneos de rotación de una articulación están garantizados por un control de concentricidad estático que asegura la coordinación y la sincronización de las contracciones musculares necesarias para el desarrollo adecuado de las rotaciones y deslizamientos articulares
d. La intensidad de la corrección se trata de aplicar una fuerza tan breve que busca ser más rápido que las reacciones de defensa del paciente

757. Sobre las patologías traumatológicas más frecuentes en el anciano, es FALSO:

a. Hiperqueratosis
b. Síndrome postcaída
c. Fractura de Colles
d. Fractura de cadera

758. Los vectores vienen definidos por:

a. Módulo
b. Dirección y sentido
c. Punto de aplicación
d. Las tres

759. Sobre la metatarsalgia de Morton:

a. Es un neuroma
b. Afecta al nervio plantar
c. Es una deformidad en flexión de la articulación interfalángica proximal del primer dedo del pie
d. Son correctas A y B

760. Cuando un músculo se pone en tensión y el antagonista se relaja hablamos del mecanismo:

a. Reflejo miotático
b. Reflejo de inhibición autógena
c. Reflejo de inhibición recíproca
d. Reflejo de máximo estiramiento

761. Qué signo se debe buscar al explorar una posible luxación congénita de cadera en un recién nacido:

a. Signo de Ortolani
b. Signo de Barlow
c. Prueba de sostenimiento de la mano según Tomás
d. Son ciertas A y B

762. El signo de la Charretera está relacionado con el nervio:

a. Serrato mayor
b. Musculocutáneo
c. Radial
d. Circunflejo

763. Sobre el concepto Bobath, es FALSO:

a. Los puntos clave del control son determinadas zonas o puntos del cuerpo donde se puede controlar e influir en el tono muscular
b. Agonista es el músculo que controla la incidencia de la fuerza gravitacional. Siempre tiene un nivel tonal superior que el del antagonista
c. Inervación recíproca es el control alternante de los agonistas y antagonistas para sincronizar el movimiento en el tiempo y en el espacio
d. Todas las opciones son falsas

764. La técnica Neuromuscular es una técnica de masoterapia que se debe aplicar:

a. A velocidad lenta (5-8 cm/4-5s)
b. Con presión fija
c. A velocidad rápida (20-22 cm/4-5s)
d. Todas son correctas

765. Disnea:

a. Aumento de la frecuencia respiratoria
b. Disminución de la frecuencia respiratoria
c. Alteración de la frecuencia respiratoria
d. Dificultad para respirar

766. El potencial de reposo entre ambos lados de la membrana celular es aproximadamente de:

a. -60 a -70 mV
b. 60 a 70 mV
c. -160 a -170 mV
d. 160 a 170 mV

767. El síndrome de Brown-Sequard es:

a. Una lesión de la sustancia gris central y tractos espinotalámicos
b. Una lesión parcial de la médula espinal que afecta solamente a la mitad derecha o izquierda
c. Una lesión completa o parcial de la médula por debajo de L1
d. Una lesión medular secundaria a un infarto o hemorragia de la arteria espinal anterior que afecta a su porción anterior

768. Produce flexión dorsal de la articulación del tobillo y ayuda a la inversión del pie:

a. Tibial anterior
b. Peroneo lateral largo
c. Extensor largo de los dedos
d. Son correctas A y C

769. Con qué fractura o luxación se asocia la lesión del nervio radial:

a. Fractura de diáfisis humeral y supracondíleas
b. Fractura del túnel carpiano y luxación semilunar
c. Fractura de Monteggia
d. Son correctas A y C

770. Indique la afirmación INCORRECTA respecto a la movilización del brazo del paciente hemipléjico:

a. Ha de contener la elevación completa del brazo con el codo extendido y el antebrazo supinado
b. Comprende la elongación del tronco, en inclinación lateral y rotación hacia el lado del lado afecto
c. Incluye la movilización de la escápula mientras el brazo se deja en rotación externa
d. No debe realizarse con ligero dolor

771. En la valoración de la extremidad superior y el abordaje terapéutico del niño con hemiplejía:

a. El sistema de clasificación de la habilidad manual (MACS) es la única escala específica para valorar el rendimiento funcional de la extremidad superior afectada en la realización de actividades bimanuales
b. La terapia HABIT se considera una terapia intensiva bimanual no estructurada
c. Los niños con nivel V en el sistema de clasificación de la habilidad manual (MACS) realizan con destreza las habilidades manipulativas diarias
d. En la terapia modificada de movimiento inducido por restricción (mCIMT), la restricción de la extremidad superior no afectada se aplica menos de tres horas por día

772. Con qué fractura o luxación se asocia la lesión del nervio cubital

a. Consolidación viciosa del cúbito valgo
b. Luxación del codo
c. Fractura del extremo proximal del húmero
d. Son correctas A y B

773. Orientación del cuello femoral:

a. Arriba, afuera y adelante
b. Arriba, adentro y atrás
c. Abajo, adentro y adelante
d. Arriba, adentro y adelante

774. Los principios y objetivos de la reeducación postural global son:

a. Momentáneo, analítico y progresivo
b. Individualidad, causalidad y globalidad
c. Específico, global e inmediato
d. Analítico, selectivo y específico

775. Objetivo del tratamiento a seguir en un protocolo de artrosis:

a. Restaurar la función articular y prevenir la incapacidad o el progreso de la enfermedad
b. Realizar radiología de la articulación afectada
c. Conocer los antecedentes familiares de procesos reumatológicos
d. Realizar diagnóstico diferencial con la artritis

776. En qué caso o casos la hidroterapia estaría contraindicada:

a. Procesos infecciosos
b. Hipertensión arterial inestable
c. Reumatismos inflamatorios en fase aguda
d. Todos los anteriores

777. Qué nervio está lesionado cuando hay parálisis de los músculos de la pantorrilla y de la planta del pie, presencia de anestesia plantar y trastornos tróficos:

a. Ciático poplíteo externo
b. Ciático poplíteo interno
c. Obturador
d. Ciático

778. Una de las pruebas de campo de valoración de la tolerancia al ejercicio, utilizadas frecuentemente en la evaluación de pacientes cardiovasculares y respiratorios es el test de marcha de los seis minutos. Son contraindicaciones absolutas para su realización:

a. Angor inestable durante el mes previo o infarto agudo de miocardio durante el mes previo
b. Hipertensión arterial no controlada o presión arterial sistólica >180 mmHg en reposo
c. Frecuencia cardíaca en reposo <40 ppm acompañada de hipotensión arterial presión arterial sistólica <110 mmHg
d. Son correctas A y B

779. Sensaciones anormales desagradables que suelen presentarse al comenzar la reinervación y que son pasajeras:

a. Disestesias
b. Neuromas
c. Causalgia
d. Dolor de desaferenciación

780. Eliminación, destrucción o inhibición de las formas vegetativas de los microorganismos residentes en piel o mucosas, con el fin de anular su potencial infeccioso:

a. Esterilización
b. Antisepsia
c. Limpieza
d. Descontaminación

781. Una fractura de clavícula puede ser desencadenada por:

a. Una caída sobre el hombro
b. Una contracción violenta del deltoides
c. Un traumatismo sobre el brazo en abducción
d. Un traumatismo sobre el brazo en abducción y rotación externa

782. Restricción o ausencia de las aptitudes y recursos para realizar una actividad dentro de lo que se considera normal para el ser humano:

a. Deficiencia
b. Discapacidad
c. Minusvalía
d. Enfermedad

783. En el paciente inmovilizado por esclerosis lateral amiotrófica, los objetivos del tratamiento fisioterápico NO incluyen:

a. Mantenimiento de las amplitudes articulares y la elasticidad de las partes blandas
b. Ejercitar la musculatura respiratoria
c. Mantenimiento de la prensión en las extremidades superiores
d. Potenciación de la musculatura de las extremidades inferiores

784. Propósito principal de la evaluación de un Programa de Salud:

a. Establecer parámetros comparativos de responsabilidad entre los profesionales implicados en el mismo
b. La acreditación del programa
c. Incorporar los parámetros a evaluar en el Sistema de Información de la Administración
d. Introducir en el programa las medidas correctoras pertinentes

785. El músculo tensor de la fascia lata es inervado por el nervio...

a. glúteo superior
b. obturador
c. glúteo inferior
d. ciático

786. La fractura de Colles o fractura de la extremidad distal del radio se caracteriza por:

a. Tiene una deformidad característica cuando no está desplazada
b. Es más frecuente en hombres
c. Suele producirse tras una caída sobre la mano extendida
d. Suele producirse tras una caída sobre la mano cerrada

787. Dentro del principio de respiración del método Pilates, es FALSO:

a. El patrón costal inferior facilita la activación del Transverso
b. Flexibiliza la parrilla costal mejorando la relación ventilación-perfusión
c. Utiliza solamente el patrón costal superior
d. Utiliza el patrón costal inferior

788. Sobre la absorción de ultrasonido:

a. El músculo tiene baja absorción
b. El músculo tiene alta absorción
c. En las zonas donde existe hueso puede alcanzar temperaturas elevadas
d. Son correctas A y C

789. Si vamos a transferir a un paciente hemipléjico de sedestación a bipedestación es importante bloquear:

a. las dos rodillas
b. la cintura pélvica
c. la cintura escapular
d. la rodilla pléjica

790. A la hora de valorar una silla de aula para un niño con discapacidad motora deberemos:

a. Basarnos en el ensayo-error
b. Favorecer la rotación interna de las caderas para prevenir luxaciones
c. Fomentar al máximo la interacción con sus compañeros
d. Utilizar un material pesado y poco adaptable

791. Cuál es el fundamento neurofisiológico en Bobath:

a. Cinesiterapia activa asistida
b. Entrenamiento de la sensibilidad
c. Tonificación
d. Reorganización cerebral con efecto de plasticidad

792. Una escoliosis se considera leve:

a. Si no produce dolor
b. Si el paciente tiene menos de 8 años
c. Con angulación de menos de 25-30°
d. Con angulación de menos de 30-35°

793. En un pie plano encontramos:

a. Escafoides vertical
b. Calcáneo vertical
c. Astrágalo vertical
d. Primera y segunda cuña verticales

794. Parámetros que definen la curva intensidad-tiempo de impulsos rectangulares:

a. Umbral galvanotétano y reobase
b. Umbral galvanotétano, tiempo útil y cronaxia
c. Reobase, tiempo útil y cronaxia
d. Umbral galvanotétano, ángulo de deflexión y cronaxia

795. La contractilidad global de la musculatura estriada del suelo pélvico se valora según:

a. La escala de Oxford modificada
b. La evaluación PERFETC
c. Ambas son correctas
d. Ninguna lo es

796. Entre los objetivos de la fisioterapia posparto NO se encuentra:

a. Favorecer la cicatrización de los tejidos lesionados durante el parto
b. Activar el suelo pélvico mediante situaciones de hiperpresión
c. Tonificar la musculatura del compartimento abdominopélvico
d. Devolver estabilidad a la columna y la pelvis

797. Vía ascendente del Sistema Nervioso Central que se encarga de transmitir información relativa al tacto y a la presión:

a. Tracto espinotalámico lateral
b. Tracto espinocerebeloso posterior
c. Tracto espinotalámico ventral
d. Tracto rubroespinal

798. Queremos realizar una sesión de hidrocinesiterapia a una paciente que presenta fibromialgia:

a. Estaría indicado el uso de la técnica de Bad Ragaz
b. Podemos comenzar con ejercicios de flotación asistida, continuando con ejercicios de flotación con apoyo y finalizando con ejercicios con resistencia a la flotación
c. Debemos procurar que la temperatura del agua en la piscina sea de unos 40° para favorecer la relajación y disminuir las contracturas
d. Son correctas A y B

799. En relación con la fractura de Colles, es FALSO:

a. Su mecanismo de lesión se produce por una caída en flexión palmar sobre la mano
b. Ocurre sobre todo en mujeres mayores de 60 años afectadas de osteoporosis
c. Una de las complicaciones puede ser la distrofia simpático refleja
d. La deformidad típica de esta fractura es en 'dorso de tenedor'

800. Técnica de fortalecimiento muscular que usa cargas decrecientes:

a. Mac Govern y Luscombe
b. Delorme y Watkins
c. Rocher
d. Hettinger y Muller

801 C	826 C	851 A	876 C
802 D	827 C	852 A	877 B
803 A	828 A	853 C	878 D
804 C	829 D	854 D	879 C
805 C	830 A	855 D	880 C
806 B	831 A	856 D	881 C
807 B	832 A	857 D	882 D
808 A	833 D	858 B	883 B
809 A	834 D	859 A	884 B
810 A	835 D	860 C	885 A
811 B	836 C	861 D	886 A
812 D	837 C	862 C	887 D
813 A	838 B	863 B	888 B
814 C	839 D	864 C	889 D
815 A	840 D	865 D	890 B
816 A	841 B	866 A	891 C
817 D	842 D	867 D	892 B
818 A	843 C	868 B	893 B
819 D	844 D	869 C	894 B
820 D	845 C	870 B	895 B
821 A	846 D	871 D	896 A
822 D	847 B	872 A	897 B
823 B	848 C	873 B	898 D
824 B	849 A	874 A	899 D
825 B	850 B	875 C	900 B

FALLOS:

801. La fractura-luxación de Monteggia es:

a. intercondilea a nivel del codo
b. del radio con luxación del cúbito
c. de la diáfisis del cúbito con luxación de la cabeza del radio
d. del radio con luxación de la cabeza radial

802. Tras la osteotomía de Pauwels iniciaremos marcha con apoyo a los:

a. 18 días
b. 2 meses
c. 3 meses
d. 4 meses

803. Señale la INCORRECTA sobre la disposición de los equipos de electroterapia en la unidad de fisioterapia:

a. Las unidades de diatermia deben situarse en el centro de la sala
b. Hay que tener en cuenta las distancias mínimas entre los diferentes equipos
c. Los equipos de microondas se situaran de forma que emitan la radiación hacia zonas no ocupadas
d. Las sillas de tratamiento serán preferentemente de madera

804. Bajo el ánodo ocurrirán los siguientes fenómenos:

a. Reacción ácida, coagulación, estimulación y vasodilatación
b. Reacción básica, coagulación, aumento del metabolismo y vasoconstricción
c. Reacción ácida, coagulación, sedación y vasoconstricción
d. Reacción básica, licuefacción, estimulación y vasodilatación

805. En posición neutra de cadera NO es un músculo rotador externo:

a. Piramidal
b. Glúteo mayor
c. Tensor de la fascia lata
d. Obturador interno

806. Enfermedad que se caracteriza por amplias variaciones de la obstrucción bronquial en periodos breves de tiempo:

a. Bronquitis crónica
b. Asma bronquial
c. EPOC
d. Tuberculosis pulmonar

807. 'Espondilodiscitis infecciosa de origen tuberculoso', o también:

a. Enfermedad de Still
b. Mal de Pott
c. Enfermedad de Legg-Perthes-Calvé
d. Enfermedad de Scheuermann

808. Movimientos involuntarios sostenidos que impiden a los miembros o a una parte del cuerpo actitudes extremas de contorsión, donde el movimiento se desarrolla lentamente y de forma tónica:

a. Distonía
b. Ataxia
c. Atetosis
d. Corea

809. La queralgia parestésica:

a. Es la neuropatía compresiva de la rama superficial del nervio radial
b. Sus síntomas mejoran con la flexión y desviación cubital de la muñeca
c. Se produce por microtraumatismos internos
d. Se produce por un engrosamiento de la vaina del abductor largo del pulgar

810. Los objetivos de la tos son:

a. Desprender y expulsar las secreciones bronquiales
b. Expulsar las secreciones bronquiales aumente o no la expansión pulmonar
c. Desprender las secreciones bronquiales
d. Solo expulsar las secreciones bronquiales

811. Qué tipo de articulación es la sínfisis del pubis:

a. Sinartrosis
b. Anfiartrosis
c. Diartrosis
d. Periartrosis

812. Según la escala de Hoehn y Yahr, si un paciente con enfermedad de Parkinson presenta una afectación bilateral leve a moderada, cierta inestabilidad postural, pero físicamente independiente, sería Grado:

a. 1.5   b. 2.0   c. 2.5   d. 3.0

813. NO es una contraindicación absoluta del Drenaje Linfático Manual:

a. Asma bronquial
b. Patologías malignas
c. Edema cardíaco
d. Alergias agudas

814. Qué nervio perfora el pronador redondo:

a. Cubital
b. Radial
c. Mediano
d. Son correctas A y B

815. La convección es la transferencia de calor que tiene lugar en:

a. Líquido
b. Semisólido
c. Sólido
d. Otros estados

816. En una exploración goniométrica, amplitud articular de la flexión pasiva de la cadera cuando la rodilla está en flexión:

a. 145°   b. 120°   c. 100°   d. 90°

817. Son Enfermedades neuromusculares de transmisión autosómica dominante, EXCEPTO:

a. Distrofia Miotónica de Steinert
b. Miopatía de Bethlem
c. Desminopatías
d. Distrofia Muscular de Duchenne

818. En los protocolos basados en la evidencia, es FALSO:

a. Los objetivos deben ser específicos, medibles, realizables, realistas e ilimitados en el tiempo
b. Para cada objetivo debe haber, al menos, un indicador que lo mida
c. Debe hacerse constar la declaración firmada de conflicto de intereses de los autores
d. Deben constar los datos de contacto del responsable del protocolo

819. Qué ligamento se tensa en el movimiento de abducción de la cadera:

a. Pubofemoral
b. Isquiofemoral
c. Iliofemoral
d. Son correctas A y B

820. Dentro del tratamiento de la espasticidad está indicado:

a. Movimiento pasivo suave y mantenido
b. Crioterapia
c. Terapia por calor
d. Las tres

821. 'Fractura de la base del primer metacarpiano' o también:

a. Bennett
b. Smith
c. Lopresti
d. Essex

822. En un esguince de ligamento lateral externo de tobillo, cuál es el mecanismo lesional:

a. Supinación
b. Varo
c. Aducción
d. Los tres

823. Cuál de los siguientes tipos de corriente se utiliza con más frecuencia en iontoforesis:

a. Trabert
b. Galvánica
c. Lapicque
d. Diadinámicas

824. Sobre la Técnica Cyriax es FALSO:

a. Es una técnica de masaje y manipulación
b. El dedo se desliza sobre la piel con un movimiento corto y rápido
c. La fricción se realiza en dirección perpendicular a las fibras a tratar
d. No se utilizan agentes lubricantes

825. 'La sindesmoplastia pasiva en caso de rotura del ligamento cruzado anterior que utiliza una bandeleta de la rotula y fijada a nivel del cóndilo externo después de pasar por un túnel transóseo en la tibia y luego en el cóndilo externo' es la operación...

a. de Lindeman posterior
b. de Kenneth Jones
c. de Lemaire
d. de Ellison

826. Sobre el ejercicio cardiovascular saludable, es FALSO:

a. Hay evidencia de que hay más riesgo de padecer una enfermedad cardiovascular en personas sedentarias
b. Un factor de riesgo que favorece la enfermedad cardiovascular es la diabetes
c. La escala de Borg clasifica el esfuerzo según una escala de consumo de oxígeno
d. Los METs cuantifican el gasto energético de las actividades físicas

827. En la utilización del ultrasonido en fisioterapia es FALSO que:

a. La penetración del haz es mejor cuanta más agua tenga el tejido
b. Los efectos terapéuticos se producen en la zona más cercana a la superficie del aplicador o campo cercano (Zona de Fresnel)
c. La aplicación con una frecuencia de 3 MHz tiene más profundidad que con 1 MHz
d. Al aumentar el número de interfases tisulares aumenta también el grado de reflexión del haz de ultrasonidos

828. En la aplicación de corrientes interferenciales, qué colocación de los electrodos produce mejor resultado analgésico en la musculatura estriada:

a. Tetrapolar
b. Doble bipolar
c. Bipolar
d. Todas son correctas

829. Inserción del músculo subescapular:

a. Tubérculo mayor del húmero
b. Borde medial de la corredera bicipital
c. Borde lateral de la corredera bicipital
d. Tubérculo menor del húmero

830. La enfermedad de Kienbök afecta al hueso...

a. Semilunar
b. Piramidal
c. Pisiforme
d. Escafoides

831. En masoterapia, a cuál de las siguientes acciones se asocia la Maniobra de Wetterwald:

a. Rodar, deslizar, amasar
b. Masajear con la palma de la mano
c. Palpar-rodar
d. Presionar profundamente con deslizamiento y presión

832. Según el método Vojta, es FALSO:

a. Las zonas de estimulación o desencadenamiento son utilizables hasta los 4 años
b. La enfermedad neoplásica es una contraindicación
c. Los patrones de la terapia de la locomoción refleja son la reptación y el volteo
d. Los principios de la locomoción humana son el control postural, los mecanismos de enderezamiento y la movilidad fásica

833. Cuál de los músculos que forman el manguito de los retadores NO se puede palpar:

a. Supraespinoso
b. Infraespinoso y redondo menor
c. Redondo menor y subescapular
d. Subescapular

834. Para evitar la tensión del ligamento en un deportista que presenta lesión del ligamento lateral externo de la rodilla será necesario que mantenga la rodilla en flexión:

a. 20 a 60°
b. 20 a 80°
c. 20 a 100°
d. 20 a 125°

835. Sobre la electroestimulación:

a. La electroestimulación transcutánea es aquella que se realiza a través de la piel por medio de electrodos de contacto
b. La estimulación eléctrica transcutánea es la estimulación transcutánea de fibras nerviosas
c. Toda estimulación eléctrica es neuromuscular ya que el efecto motor deriva de la estimulación de las fibras nerviosas motoras
d. Las tres son correctas

836. Entre los factores intrínsecos de caídas en la población anciana NO se encuentra:

a. Alteraciones de la marcha y la postura
b. Merma de los reflejos posturales
c. Subirse a sillas, taburetes o escaleras
d. Alteraciones cerebelosas

837. Es una complicación menor de la prueba de esfuerzo en rehabilitación cardiaca:

a. Accidente cerebrovascular agudo
b. Edema agudo de pulmón
c. Respuesta cronotrópica excesiva
d. Fibrilación ventricular

838. Por lo general, los trastornos apráxicos primeramente detectados en la demencia senil son:

a. Ideatorios
b. Constructivos
c. Ideomotores
d. Oculomotores

839. Con la técnica de estiramientos miotendinosos (Indique la FALSA):

a. Se pretende solicitar la estructura miotendinosa hacia el estiramiento a través de la movilidad osteoarticular
b. Se trata de colocar el músculo en carrera externa máxima
c. Son maniobras manuales, pasivas o autopasivas
d. Estas maniobras no estiran los componentes no contráctiles del músculo que son poco extensibles

840. La amputación infracondílea se denomina:

a. Amputación de Syme
b. Amputación de Chopart
c. Amputación de Gritti-Stokes
d. Ninguna es correcta

841. En patología articular, cuando estará indicado usar la inmovilización como parte del tratamiento:

a. En trastornos tróficos y vasculares
b. En lesiones ligamentosas, musculares y tendinosas
c. Ambas son correctas
d. Ninguna lo es

842. En el neuroma de Morton, qué se encuentra afectado:

a. Nervio tibial
b. Astrágalo
c. Calcáneo
d. Nervio digital, entre los dedos tercero y cuarto del pie

843. Desde un análisis del movimiento en el paso de sedestación a bipedestación en un paciente neurológico, qué debe ocurrir primero:

a. Adelantar el centro de gravedad
b. Transferir el peso hacia los pies
c. Extensión lumbar actividad tónica preparatoria
d. Rotación posterior de la pelvis sobre el fémur

844. Patología englobada dentro del síndrome de sensibilidad central:

a. Fibromialgia
b. Colon irritable
c. Migraña
d. Las tres

845. Sobre las características mecánicas pulmonares, es FALSO:

a. VR = 1.200 ml
b. VRI = 3.000 ml
c. CV = 5.500 ml
d. CRF = 2.300 ml

846. Es función de una prótesis:

a. Mantener la articulación en una posición determinada para evitar deformaciones
b. Corregir la deformación o rigidez articular
c. Paliar una carencia funcional
d. Paliar una carencia anatómica y reemplazarla

847. En el tratamiento fisioterápico de las tendinitis:

a. En el período agudo no está indicado el reposo absoluto del tendón
b. En el período subagudo está indicado el masaje transversal profundo de Cyriax
c. Cuando ha desaparecido el dolor hay que activar progresivamente la estructura lesionada mediante ejercicios activos enérgicos y después isométricos
d. Todas son ciertas

848. Músculos que extienden las articulaciones interfalángicas y flexionan simultáneamente las articulaciones metacarpofalángicas del segundo al quinto dedo:

a. Interóseos dorsales
b. Interóseos palmares
c. Lumbricales
d. Son correctas A y B

849. Dentro de los GRD (Grupos relacionales de diagnóstico), qué dato de los siguientes NO está incluido:

a. Identificación del médico responsable del alta
b. Diagnóstico principal
c. Procedimiento terapéutico
d. Edad

850. Señale lo INCORRECTO respecto al desarrollo motor normal:

a. La primera prensión voluntaria se realiza con la mano entera, utilizando preferentemente la parte cubital
b. La pinza en tijera (falange distal del pulgar con la segunda falange del índice) se adquiere después que la pinza fina
c. La información que es captada por los sistemas sensoriales contribuye al control postural
d. En el período precoz de manipulación, el niño tiene poco control de la fuerza de prensión

851. La marcha Festinante es propia de:

a. Parkinson
b. Hemiplejia
c. Ataxia
d. Diplejia

852. Qué signo es positivo en la luxación congénita de cadera:

a. Signo de Ortolani
b. Signo de Finkelstein
c. Signo de Morris
d. Ninguno de las tres

853. Técnica NO indicada en la fase postoperatoria inmediata de una acromioplastia:

a. Movilizaciones pasivas en decúbito dorsal en el plano de la escápula
b. Ejercicios pendulares
c. Trabajo activo de los rotadores internos y externos contra resistencia
d. Electroterapia analgésica

854. Podemos encontrar una lesión del nervio mediano en...

a. Canal de Guyon
b. Tabaquera anatómica
c. Parte anterior del codo
d. Túnel carpiano

855. Técnica de movilización que emplea pequeños movimientos pasivos de decoaptación de la articulación:

a. Stretching
b. Fibrólisis diacutánea
c. Técnicas de Sohier
d. Movilizaciones de Mennel

856. Para que un cuerpo se hunda, su densidad o peso específico será:

a. Inferior a 10
b. Superior a 10
c. Inferior a 1
d. Superior a 1

857. Cuando un paciente con enfermedad neuromuscular presenta tos ineficaz aplicamos técnicas de asistencia de la tos Cuál NO es una de ellas:

a. Insuflaciones profundas mediante 'air stacking' o estancamiento de aire
b. Compresión abdominal
c. Respiración glosofaríngea
d. Flutter

858. NO es un criterio diagnóstico en la Artritis Reumatoide:

a. Rigidez matutina articular de una hora o más presente en las últimas 6 semanas
b. Evidencias radiológicas de edema articular asimétrico
c. Artritis de 3 o más grupos articulares en las últimas 6 semanas
d. Presencia de nódulos reumatoideos

859. Técnica de evaluación que permite tomar decisiones entre diferentes alternativas terapéuticas, comparando los beneficios que se obtienen con los efectos desfavorables, ambos medidos en términos económicos:

a. Coste/beneficio
b. Coste/efectividad
c. Coste/eficacia
d. Coste/rendimiento

860. Si en la fase de apoyo se observa golpeteo del pie se atribuye a Paresia...

a. de peroneos
b. de tríceps sural
c. de tibial anterior
d. de gemelos

861. Puede ser causa de síndrome compartimental:

a. Quemaduras
b. Mordeduras de serpiente
c. Ejercicio excesivo
d. Todas pueden serlo

862. Qué factores NO dificultan la consolidación ósea:

a. Diabetes, tratamiento con indometacina, tratamiento con AINES
b. Tratamiento con citostáticos, radioterapia, tratamiento con corticoides
c. Hipercolesteronemia, hipertiroidismo
d. Tratamiento con anticoagulantes, déficit en la ingesta de zinc

863. Señale la FALSA en relación a los criterios diagnósticos de la fibromialgia:

a. Historia de dolor extendido de al menos tres meses de antigüedad
b. La existencia de otro trastorno clínico excluye el diagnóstico de fibromialgia
c. La palpación digital debería efectuarse con una fuerza aproximada de 4 kg
d. Dolor en 11 de 18 emplazamientos de puntos hipersensibles a la palpación digital

864. Entre los métodos de termoterapia superficial aplicados de forma local están las toallas o trozos de manta sumergidos en agua caliente, nunca hirviendo, que escurridos se aplican sobre el paciente. Se denominan:

a. Cataplasmas
b. Parafangos
c. Fomentos
d. Hot-packs

865. A un paciente con artritis reumatoide le enseñaremos normas de economía articular como:

a. Subir y bajar escaleras
b. Hacer todo el trabajo seguido
c. Hacer tareas en períodos largos y con reposo
d. Hacer tareas en períodos cortos y con reposo

866. Sobre las diagonales del método Kabat:

a. La flexión de hombro siempre se acompaña de rotación externa
b. La flexión de hombro siempre se acompaña de rotación interna
c. La flexión de cadera siempre se acompaña de rotación externa
d. La flexión de cadera siempre se acompaña de rotación interna

867. La articulación peroneotibial proximal es una articulación de tipo:

a. Trocoide
b. Trocleartrosis
c. Enartrosis
d. Artrodia

868. Uno de los valores a tener en cuenta en la evaluación del paciente respiratorio es la saturación de oxígeno habitualmente medida a través de un pulsioxímetro. Dichos valores de saturación se clasifican como normales o de saturación severa en los rangos siguientes:

a. 90-100% para la normalidad y < 75% para la severa
b. 95-100% para la normalidad y < 85% para la severa
c. >85% para la normalidad y < 75% para la severa
d. Ninguna es correcta

869. Las duchas de Kneipp son:

a. Filiformes con masaje
b. Con presión y cambios térmicos
c. Sin presión y caudalosas
d. En ráfaga

870. Sobre el láser de AS-GA usado en fisioterapia, es FALSO:

a. Está formado por semiconductores
b. Emiten a una longitud de onda de 633 nm aproximadamente
c. Emiten en el campo de los infrarrojos
d. Se denominan láser de diodo

871. Frecuencias y longitudes de onda de las microondas permitidas para aplicaciones médicas:

a. Frecuencia de 915 MHz y longitud de onda de 32,7 cm
b. Frecuencia de 433,92 MHz y longitud de onda 69 cm
c. Frecuencia de 2.450 MHz y longitud de onda 12,25 cm
d. Las tres son correctas

872. Para fijar metas y objetivos al implementar y desarrollar programas preventivos y de programación de la salud, el bienestar y acondicionamiento físico se debe:

a. Establecer el propósito del programa
b. Desarrollar el programa e incluir folletos explicativos
c. Determinar la fecha y duración del programa
d. Presentar un presupuesto que determine los costes y honorarios para los participantes

873. En qué se basan los ejercicios de primer grado de Perfetti:

a. No se utiliza como medio para interactuar con el exterior
b. Luchan contra la espasticidad
c. Necesitan un componente de reconocimiento visual
d. Son ejercicios que el paciente realiza de forma voluntaria y encaminados a una mejora en la actividad de la vida diaria

874. Sobe los trastornos del movimiento en el paciente neurológico, es FALSO:

a. La flaccidez o parálisis muscular es el resultado de alteraciones de la motoneurona superior
b. La espasticidad nunca se limita a un grupo muscular, es siempre parte de una sinergia de flexión o extensión
c. 'Disinergia' es el término utilizado para describir la pérdida de fluidez de un movimiento
d. La falta de rotación axial en el paciente 'rígido' interfiere seriamente en las reacciones de equilibrio

875. Intensidad mínima necesaria para producir contracción muscular con un impulso cuadrangular de 1.000 ms:

a. Cronaxia
b. Umbral farádico
c. Reobase
d. Zona cuadrangular de respuesta

876. Comúnmente observamos miositis osificante tras...

a. Fractura supracondilea
b. Luxación de codo
c. Son correctas A y B
d. Bursitis olecraniana

877. Levantarse sobre los dedos de los pies es un ejemplo de palanca de Clase:

a. I   b. II   c. III   d. IV

878. La Cruralgia común o neuralgia crural:

a. Es una monorradiculalgia de origen vertebral
b. Se traduce por un síndrome doloroso en el territorio del nervio crural
c. Aunque es menos frecuente que la ciática, se observa corrientemente
d. Todas son correctas

879. Para realizar una iontoforesis, qué tipo de corriente se emplea:

a. Interrumpida
b. Pulsada
c. Galvánica
d. Son correctas A y B

880. NO se corresponde con una característica de los músculos de predominio cinético:

a. Bajo tono y baja resistencia a la fatiga
b. Fuertemente contráctiles y muy elásticos
c. Cronaxia elevada
d. Poca resistencia a la fatiga

881. Enfermedad pulmonar caracterizada por crisis de disnea paroxística con reducción de las vías aéreas generalizada:

a. Bronquiectasia
b. Bronquitis
c. Asma bronquial
d. Bronquiolitis

882. Sobre la Cinesiología:

a. La cinesiología es la ciencia que estudia el movimiento en relación con las fuerzas que lo producen

b. Se ocupa del estudio analítico de las funciones del aparato locomotor

c. Se ocupa de las alteraciones o cambios de las funciones del aparato locomotor

d. Todas son correctas

883. Cuál de las siguientes frecuencias corresponde con una aplicación de Onda Corta:

a. 300 Hz

b. 27 Mhz

c. 432 Mhz

d. 2.450 Mhz

884. NO es una escala empleada para el análisis observacional de la marcha en niños con parálisis cerebral:

a. Edinburgh Visual Gait Score (EGVS)

b. Selective Control Assessment of the Lower Extremity (SCALE)

c. Tinetti Gait Scale

d. Functional Mobility Scale (FMS)

885. La postura que suele adoptar el niño en la artrogriposis sin alteración neurológica del tipo amioplasia es:

a. En miembros superiores, aducción y rotación interna de hombros y muñecas en flexión palmar y desviación cubital. En miembros inferiores, caderas en abducción y pies en equinovaro

b. En miembros superiores, aducción y rotación interna de hombros y muñecas en flexión palmar. En miembros inferiores, caderas en aducción y pies en posición neutra

c. En miembros superiores, aducción y rotación interna de hombros y muñecas en flexión dorsal y desviación radial. En miembros inferiores, caderas en aducción y pies en equinovaro

d. No presenta una postura habitual

886. Sobre la deformidad de Boutuniere es FALSO que:

a. Es típico en personas con artrosis

b. Afecta sobre todo al 4° y 5° dedos

c. Se produce por una flexión de la interfalángica proximal con hiperextensión de la interfalángica distal

d. Es típica en personas con artritis reumatoidea

887. Un paciente con una actitud de ligera flexión de rodillas, semiflexión de los miembros y tendencia a la flexión general del raquis y de la cabeza, qué patología presenta:

a. Miopatia

b. Mielopatía

c. Neuropatía

d. Parkinson

888. Cuál de los siguientes procedimientos terapéuticos relaciona con la teoría de la puerta del control espinal de Melzack y Wall:

a. Biofeedback

b. TENS

c. Balneoterapia

d. Cinesiterapia

889. Amplitud articular de la flexión activa de la cadera cuando la rodilla se encuentra en extensión:

a. 145°

b. 120°

c. 100°

d. 90°

890. Un linfedema secundario que no mejora con la posición de elevación, es espontáneamente irreversible, no es doloroso y presenta signo de Stemmer positivo, según la clasificación de la Sociedad Internacional de Linfología, se correspondería con Estadio:

a. I   b. II   c. III   d. IV

891. Patología neurológica que puede aparecer con más frecuencia tras una fractura de Calles:

a. Lesión del nervio cubital

b. Lesión del nervio radial

c. Lesión del nervio mediano

d. Neuropatía artropática

892. La falta de sensibilidad profunda (vibratoria, presión y sentido articular) indica lesión en:

a. Astas anteriores de la médula

b. Cordones posteriores de la médula

c. Haces espinotalámicos

d. Vía piramidal y haces espinocerebelosos

893. NO es una complicación de la úlcera por presión:

a. Abcesos

b. Trofismo tisular

c. Osteomelitis

d. Infecciones

894. Es un efecto biológico de la radiación infrarroja:

a. Disminución de la frecuencia cardíaca

b. Incremento de la disociación de la hemoglobina a nivel de los tejidos

c. Aumento del volumen y disminución de la concentración de la orina

d. Disminución de la sudoración

895. Los corpúsculos de Meissner responden o se activan mediante:

a. Presión profunda

b. Presión ligera

c. Temperatura

d. Tacto

896. Un paciente que presenta ciática S1 referirá dolor en:

a. Cara posterior de la nalga, el muslo y la pantorrilla hasta el talón y planta del pie

b. Cara externa del muslo, borde anterior de la pierna hacia el maléolo interno y el dedo gordo

c. Parte posteroexterna del muslo y cara externa de la pierna hasta el dorso del pie

d. Cara externa del muslo

897. Una onda sinusoidal viene caracterizada por una serie de parámetros, siendo la frecuencia:

a. El valor máximo del desplazamiento desde el punto medio de la vibración o desde la posición de equilibrio

b. El número de longitudes de onda que pasan por un punto en 1 segundo

c. Distancia mínima que separa dos puntos con las mismas condiciones de movimiento

d. Tiempo mínimo invertido en recorrer una longitud de onda

898. La acción de los músculos intercostales externos es:

a. Elevar las costillas

b. Descender las costillas

c. Participar en la inspiración

d. Son correctas A y C

899. Nervio que suele estar afectado cuando se sospecha una parálisis del serrato anterior:

a. Circunflejo

b. Supraescapular

c. Subescapular

d. Torácico largo

900. NO es una acción necesaria para facilitar la apertura del parénquima pulmonar colapsado:

a. Colocar el pulmón a tratar en supralateral

b. Aumentar el flujo inspiratorio

c. Realizar una apnea teleinspiratoria

d. Aumentar el volumen inspiratorio

901 D	926 A	951 C	976 A
902 D	927 B	952 D	977 D
903 D	928 D	953 D	978 A
904 B	929 C	954 B	979 D
905 A	930 B	955 B	980 C
906 B	931 C	956 D	981 B
907 C	932 B	957 C	982 C
908 B	933 A	958 A	983 A
909 B	934 A	959 D	984 C
910 B	935 B	960 B	985 A
911 D	936 D	961 B	986 B
912 C	937 A	962 D	987 B
913 D	938 C	963 C	988 C
914 D	939 C	964 B	989 D
915 B	940 C	965 A	990 C
916 B	941 C	966 D	991 C
917 D	942 C	967 A	992 B
918 D	943 C	968 A	993 D
919 C	944 B	969 C	994 B
920 B	945 B	970 B	995 C
921 B	946 C	971 A	996 B
922 C	947 D	972 D	997 D
923 B	948 A	973 D	998 B
924 D	949 D	974 B	999 B
925 D	950 B	975 B	1000 A

FALLOS:

901. El mal de Pott es:

a. Una monoartritis del hombro de origen tuberculoso
b. Una oligoartritis de origen gonocócico
c. Una poliartritis de origen gonocócico
d. Una espondilodiscitis de origen tuberculoso

902. El reflejo de Moro desaparece:

a. Entre el primer y segundo mes
b. Al segundo año
c. Entre el sexto y octavo mes
d. Entre el cuarto y sexto mes

903. Para tratar los crujidos de media frecuencia audibles con el fonendoscopio, tendremos que realizar maniobras a:

a. Bajo flujo y alto volumen inspiratorio
b. Alto flujo y bajo volumen inspiratorio
c. Alto flujo y bajo volumen espiratorio
d. Bajo flujo y alto volumen espiratorio

904. La mesa de Kanavel se usa para:

a. Aumentar la resistencia de las extremidades inferiores
b. Recuperar funcionalmente las extremidades superiores
c. Ganar amplitud articular en el hombro
d. Trabajar la potencia de un músculo o grupos musculares

905. Señale lo INCORRECTO respecto a la parálisis cerebral:

a. Es una secuela resultante de una encefalopatía progresiva en un cerebro inmaduro
b. La causa puede ser pre, peri y posnatal
c. Se caracteriza por alteraciones de los sistemas neuromusculares, musculoesqueléticos y sensoriales
d. La más frecuente es la parálisis cerebral espástica

906. Sobre el drenaje torácico:

a. No debe ser hermético, para favorecer la salida del posible aire atrapado en el espacio pleural
b. Ha de ser lo suficientemente flexible para permitir el drenaje manual u 'ordeño'
c. Ha de describir curvaturas, para evitar el efecto de sifón
d. Se colocará en posición alta, para impedir el reflujo del líquido

907. La radiación infrarroja constituye una forma de calentamiento por:

a. Conducción
b. Convección
c. Conversión
d. Fricción

908. El tórax en embudo ('pectus excavatum') se caracteriza por que el esternón...

a. se proyecta hacia delante y arriba
b. se proyecta hacia atrás por un crecimiento excesivo de las costillas
c. se proyecta hacia delante y abajo
d. no sufre ninguna alteración, es la columna vertebral la que se desplaza hacia atrás

909. Secuencia para un drenaje de linfedema tras mastectomía:

a. Espalda, axila y edema
b. Cuello, axila, espalda, pecho, Mascagni, Caplan y zona edematosa
c. Pecho, cuello, edema y axila
d. Axilas, pecho y espalda

910. Si debemos tratar un amputado de miembro inferior por encima de la rodilla tendremos en cuenta que:

a. Subirá las escaleras primero con la prótesis seguida de la pierna sana y que descenderá al contrario
b. Se requiere retracción del muñón a fin de que el uso de la prótesis permanente sea eficaz
c. El mantenimiento cutáneo del muñón carece de importancia
d. Los retractores elásticos provocan una mayor retracción del muñón que el casquillo de la prótesis temporal

911. En una tortícolis congénita con retracción unilateral derecha del esternocleidomastoideo, en qué posición encontraremos la cabeza:

a. Inclinada a la derecha
b. Rotada a la derecha
c. Rotada a la izquierda
d. Son correctas A y C

912. Entre las maniobras de evaluación de la patología del hombro consideramos como específica para testar el estado del tendón supraespinoso:

a. Maniobra de Gerber
b. Prueba de Speed
c. Maniobra de Jobe
d. Maniobra de Patte

913. Es frecuente que un paciente que ha sufrido una lesión del nervio cubital sufra:

a. Limitación de la flexión de la muñeca
b. Signo de Froment positivo
c. Mano en garra
d. Todas son correctas

914. Posible complicación de la fractura de Pouteau-Colles:

a. Artritis postraumática
b. Algioneurodistrofia
c. Síndrome de Volkmann
d. Las tres

915. Los ejercicios de Buerger están indicados en:

a. Escoliosis
b. Problemas circulatorios
c. Patología lumbar
d. Trastornos cerebelosos

916. Qué son los 'limos':

a. Están formados por un componente sólido, arcilloso y otro líquido, que suelen ser aguas de tipo sulfuradas, sulfatadas o cloradadas
b. Están formados por un componente sólido mineral: arcilla, sílice, caliza y un componente líquido que es agua marina o de lago salado
c. Está formado por materia orgánica sobre un sustrato líquido de agua sulfurada
d. Su componente sólido es orgánico formado por residuos vegetales

917. En el movimiento de contranutación:

a. Las alas ilíacas se separan
b. Las tuberosidades isquiáticas se aproximan
c. Las tuberosidades isquiáticas se separan
d. Son correctas A y B

918. La célula muscular es una célula alargada cuya membrana celular se llama:

a. Endomisio
b. Sarcoplasma
c. Protoplasma
d. Sarcolema

919. Sobre el tratamiento de las rigideces articulares, es FALSO:

a. Las ortesis correctoras favorecen una movilización pasiva más mantenida en el tiempo
b. Se ha de actuar también sobre articulaciones adyacentes
c. Las movilizaciones pasivas siempre están contraindicadas
d. Un objetivo ha de ser la liberación de adherencias estructuradas

920. Cuando el anclaje en la jaula de poleas se sitúa justo en la vertical que pasa por el eje de la articulación que se propone movilizar, nos referimos a suspensión:

a. lateral
b. axial
c. vertical
d. pendular

921. Sobre las técnicas de higiene bronquial en el niño pequeño:

a. La tos provocada (TP) se basa en el mecanismo de la tos refleja inducido por la estimulación de los receptores mecánicos situados en los bronquios
b. La espiración lenta prolongada (ELPr) es una técnica pasiva de ayuda espiratoria aplicada al niño
c. En la ELPr se coloca al niño en decúbito lateral sobre el pulmón que queremos tratar
d. La Desobstrucción Rinofaríngea Retrógrada (DRR) aprovecha el reflejo espiratorio que sigue a la ELPr, a la TP o al llanto

922. La terapia acuática NO está contraindicada en:

a. Presión arterial mal controlada
b. En determinados casos de fases agudas de procesos reumáticos
c. Procesos neurológicos
d. Procesos infecciosos

923. Con respecto al vendaje compresivo en una amputación:

a. Debe retardarse tanto como sea posible una vez retiradas las curas
b. Su función es moldear el muñón para una post adaptación a la prótesis
c. Se recomienda su realización en círculos
d. Todas son correctas

924. Capacidad residual funcional (CRF) durante la respiración tranquila, en litros:

a. 0,5   b. 1   c. 1,5   d. 2

925. Al aplicar ultrasonido hemos de tener en cuenta que el hueso:

a. Posee un elevado coeficiente de absorción
b. Posee una impedancia acústica más elevada que los tejidos blandos
c. Refleja hasta un 30 % de la energía que llega a su superficie
d. Las tres son correctas

926. Principales síntomas de la mucoviscidosis:

a. Hipersecreción de los bronquios
b. Disnea
c. Tos
d. Son correctas A y B

927. La respiración de Cheyne-Stokes se caracteriza por:

a. Periodos de hipoventilación
b. Periodos de apnea, separados por periodos de hiperventilación
c. Disminución de la hipoxemia
d. Aumento de la disnea

928. Si en una exploración del pie nos encontramos una bóveda plantar ahondada, qué músculos estarán contracturados:

a. Tibial anterior
b. Músculos plantares
c. Flexores de los dedos
d. Son correctas B y C

929. La osteotomía de Pauwels se realiza en:

a. Codo
b. Columna vertebral
c. Cadera
d. Rodilla

930. Músculo que tiene su origen en el tendón del flexor común en la epitróclea y la inserción en el ligamento transcarpiano y aponeurosis palmar:

a. Palmar mayor
b. Palmar menor
c. Cubital anterior
d. Cubital posterior

931. 'Masaje del tejido conjuntivo' o también:

a. Método Mézières
b. Masaje de los puntos reflejos
c. Bindesgewebsmassage
d. Drenaje linfático manual

932. Es una articulación selar, en encaje recíproco o en silla de montar:

a. Tibioperonea superior
b. Calcáneo-cuboidea
c. Húmero-radial
d. Occipitoatloidea

933. La atrofia del primer interosco dorsal indica lesión del nervio:

a. Cubital
b. Radial
c. Mediano
d. Son correctas A y B

934. Son contraindicaciones en la aplicación de Corrientes Galvánicas, EXCEPTO:

a. Aplicación en neuralgias, neuritis y miositis
b. Aplicación longitudinal en extremidades que presentan isquemia o mala vascularización
c. Mal contacto de los electrodos sobre la piel
d. Aplicación sobre zonas de parestesia

935. En el síndrome del túnel carpiano, uede estar comprimido el nervio:

a. Radial
b. Mediano
c. Cubital
d. Todas son correctas

936. En el tratamiento del genu flexum está indicado:

a. Estiramientos de isquiotibiales
b. Isométricos del cuádriceps
c. Tonificación del cuádriceps contra resistencia
d. Los tres

937. Dentro de límites fisiológicos, el corazón impulsa toda la sangre que le llega sin permitir un remanso excesivo de la misma en las venas

a. Ley de Frank-Starling
b. Ley de Gay-Lussac
c. Ley de Moore
d. Ley de Raoult

938. Con respecto al síndrome de Guillain-Barré-Landry:

a. En todos los casos el comienzo de los síntomas es precedido por una leve infección gastrointestinal o respiratoria
b. El síndrome se presenta como una debilidad simétrica de los músculos que comienza proximalmente y va avanzando en sentido distal
c. La velocidad de conducción nerviosa sensitiva y motora están ambas reducidas
d. Los síntomas desaparecen gradualmente en el mismo orden al de aparición

939. Tratamiento NO prioritario en la intervención de fisioterapia respiratoria del asma en fase intercrisis:

a. Enseñar técnicas de relajación
b. Ejercicios diafragmáticos
c. Relajar los músculos accesorios de la respiración
d. Ejercicios de columna

940. NO es una complicación frecuente de la fractura diafisaria de húmero:

a. Deformidades de consolidación
b. Lesión del nervio radial
c. Lesión del nervio cubital
d. Pseudoartrosis

941. La cinesiterapia pasiva está contraindicada en:

a. Procesos respiratorios
b. Cuando están contraindicados los movimientos activos cardíacos
c. Lesiones recientes de partes blandas
d. Ninguna de las anteriores es correcta

942. La incontinencia urinaria de esfuerzo (IUE) se refiere a:

a. Evacuación voluntaria de orina a través de la uretra durante el ejercicio
b. Pérdida involuntaria de orina a través de la uretra en situaciones de reposo
c. Pérdida involuntaria de orina a través de la uretra durante un esfuerzo o ejercicio, como la tos o el estornudo
d. Pérdida involuntaria de orina a través del orificio anal durante un esfuerzo o ejercicio

943. Tipo de corriente empleada con fin analgésico y trófico:

a. Monofásica
b. Difásica
c. Corto período
d. Largo periodo

944. La fisioterapia destinada a conseguir el fortalecimiento del muñón mediante ejercicios isométricos, en qué momento se puede iniciar tras la intervención:

a. 24 h
b. 72 h
c. 15 días
d. 30 días

945. Dónde se encuentra localizado el cuerpo de la motoneurona:

a. En el asta posterior de la médula espinal
b. En el asta anterior de la médula espinal
c. En el asta lateral de la médula espinal
d. Ninguna de las tres

946. El rastreo del vector automático se utiliza en las corrientes interferenciales para:

a. Provocar una mayor vasodilatación arterial
b. Provocar una mayor vasodilatación venosa
c. Aumentar la región de estimulación efectiva
d. Disminuir la región de estimulación efectiva

947. Dentro de la suspensionterapia NO encontramos:

a. Suspensión pendular
b. Suspensión axial concéntrica
c. Suspensión axial excéntrica
d. Suspensión rígida

948. Cuál de estas posiciones NO es funcional:

a. Gleno-humeral: flexión 60°, abducción 20°, rotación interna 30°
b. Coxofemoral: flexión 15°, abducción 15°, rotación externa 15°
c. Muñeca: extensión 15°, desviación cubital 15°
d. Pulgar: ligera oposición

949. La amputación Infracondílea de Miembro Inferior puede dividirse en:

a. Amputación de tercio superior de tibia y peroné
b. Amputación de tercio medio de tibia
c. Amputación de tercio inferior de tibia
d. Todas son correctas

950. La luxación de la cadera se ve favorecida por:

a. Coxa vara
b. Coxa valga
c. Retroversión del cuello femoral
d. Las tres son correctas

951. El material utilizado para el vendaje neuromuscular viene pegado al papel, antes de separarlo de éste, con una tensión de:

a. 0%   b. 5%   c. 10%   d. 20%

952. El método Phelps:

a. Es un método analítico
b. Emplea ejercicios basados en el condicionamiento
c. Es un método global
d. Son correctas A y B

953. En la natación adaptada como deporte paralímpico la categoría S14 se refiere a:

a. Los más afectados
b. Los más leves
c. Los nadadores ciegos
d. Los nadadores con discapacidad intelectual

954. Pedimos al paciente que coja una hoja de papel entre el pulgar y el lado del dedo índice y a continuación tratamos de quitárselo. Estamos comprobando la actividad del músculo:

a. Abductor largo del pulgar
b. Aductor del pulgar
c. Flexor del pulgar
d. Oponente del pulgar

955. Sobre las rodillas protésicas, es FALSO que:

a. Las rodillas de cierre manual se bloquean automáticamente cuando la rodilla está en extensión
b. La rodilla con freno de fricción consigue la estabilidad en la fase de balanceo
c. La rodilla con impulso a la extensión permite que la rodilla inicie automáticamente el balanceo en la fase de despegue de dedos
d. Cuando las rodillas tienen dos o más ejes se denominan policéntricas

956. Qué ejercicios deben evitarse en el tórax en embudo:

a. Ejercicios en decúbito dorsal
b. Ejercicios en decúbito prono
c. Ejercicios en cuadrupedia
d. Son correctas B y C

957. Las actitudes escolióticas:

a. Siempre son debidas a una asimetría de extremidades inferiores
b. Son siempre posturas antiálgicas
c. Son reductibles en decúbito
d. Son las desviaciones laterales del raquis que van acompañadas de rotación y acuñamiento vertebral

958. Señale el patrón antagonista a la diagonal de Kabat de la extremidad inferior: flexión, abducción, rotación interna:

a. Extensión, aducción, rotación externa
b. Extensión, abducción, rotación externa
c. Extensión, abducción, rotación interna
d. Flexión, aducción, rotación interna

959. Qué intensidad no se debe superar en la aplicación de iontoforesis:

a. 10 mA/cm2
b. 8 mA/cm2
c. 5 mA/cm2
d. 1 mA/cm2

960. Enfermedad neuromuscular que NO pertenece al grupo de las miopatías inflamatorias:

a. Polimiositis
b. Münchmeyer
c. Dermatomiositis
d. Miositis con inclusiones

961. Posición del brazo que nos facilita palpar la corredera o surco bicipital:

a. en rotación interna
b. en rotación externa
c. en flexión
d. en extensión

962. La fototerapia incluye el tratamiento con:

a. Infrarrojo
b. Ultravioleta
c. Láser
d. Las tres

963. Reflejo y segmento vertebral correspondiente:

a. Bíceps (C7-CB)
b. Supinador largo (C7-C8)
c. Tríceps (C7-C8)
d. Todas son correctas

964. En Educación Sanitaria el modelo basado en creencias en salud se aplica sobre todo para:

a. Determinar las necesidades de servicios sanitarios

b. Predecir que un individuo siga unas recomendaciones preventivas

c. Conocer los determinantes de la salud de la colectividad

d. Conocer la autopercepción del individuo sobre la gravedad de su problema de salud

965. El síndrome de Parkinson NO se caracteriza por:

a. Espasticidad

b. Marcha de arrastre

c. Rigidez

d. Temblor de manos

966. Cuál de estas pruebas de valoración NO indicarían afectación del nervio mediano, en caso de resultado positivo:

a. Prueba de Phalen

b. Prueba de Ochsner

c. Signo de Tinel

d. Signo de Froment

967. A qué temperatura deben ser aplicadas sobre la piel del paciente las compresas de Kenny:

a. 60° C

b. 75° C

c. 45° C

d. 42° C

968. En los traumatismos relacionados con una violenta hiperextensión del cuello ('síndrome del latigazo'), el músculo que se lesiona más fácil y gravemente es el:

a. Esternocleidomastoideo

b. Angular del omoplato

c. Esplenio de la cabeza

d. Trapecio superior

969. Sobre el drenaje postural, es FALSO:

a. Pretende favorecer la eliminación de secreciones verticalizando los bronquios segmentarios

b. Parece efectivo cuando existen secreciones con baja adhesividad

c. El tratamiento requiere la utilización de varias posturas durante 10-15 minutos

d. Se recomienda en pacientes graves sometidos a encamamientos prolongados

970. En los patrones de movimiento de la Facilitación Neuromuscular Propioceptiva:

a. En el miembro superior, la supinación de antebrazo concuerda con extensión y rotación interna de hombro

b. En el miembro inferior, la flexión plantar de tobillo y pie concuerda con la extensión de cadera

c. La desviación cubital concuerda con flexión y rotación externa de hombro

d. La pronación de antebrazo concuerda con flexión y rotación externa de hombro

971. Orden correcto en las movilizaciones que el fisioterapeuta debe aplicar para corregir las deformidades del pie zambo:

a. Primero se corrige la aducción del antepie y la supinación, después se corrige el varo del retropié y el equino, por este orden

b. Primero se corrige la abducción del antepie y la pronación, después se corrige el varo del retropié y el equino, por este orden

c. Primero se corrige el varo del antepie y la pronación, después se corrige la aducción del retropié y el equino, por este orden

d. Primero se corrige la abducción del antepie y la supinación, después se corrige el varo del retropié y el equino, por este orden

972. En un paciente con Ictus se indica el tratamiento fibrinolítico si existe:

a. Hemorragia intracraneal en TAC

b. Evolución de los síntomas superior a 4 ó 5 horas

c. Síntomas menores en mejoría franca

d. Ictus establecido con menos de 30 min

973. Sobre las aplasias congénitas de los miembros, es FALSO:

a. Ectromelia: ausencia algún miembro

b. Tetraamelia: ausencia de los 4 miembros

c. Focomelia: forma parte de las hipoplasias

d. Hemimelia: ausencia de los dos miembros de un lado del cuerpo

974. Cuál NO es un objetivo de la Clasificación Internacional del Funcionamiento, de la Discapacidad y de la Salud (CIF) propuesto por la OMS:

a. Proporcionar una base científica para la comprensión y el estudio de la salud y los estados relacionados con ella, los resultados y los determinantes

b. Proporcionar un protocolo para el diagnóstico de discapacidades que permitan el diseño de políticas sanitarias internacionales

c. Permitir la comparación de datos entre países, entre disciplinas sanitarias, entre los servicios, y en diferentes momentos a lo largo del tiempo

d. Proporcionar un esquema de codificación sistematizado para ser aplicado en los sistemas de información sanitaria

975. En la exploración de la lesión del ligamento cruzado anterior, qué prueba de valoración NO es correcta:

a. Test de Pivot-Arif

b. Test de Grifka

c. Test de Lachman

d. El Jenk-Test

976. Con la prueba de Shöber se valora:

a. El grado de flexibilidad de la columna lumbar

b. El deterioro articular en la rizartrosis

c. El grado de acortamiento del músculo cuádriceps

d. El grado de apertura de la boca en relación a la afectación de la articulación temporomandibular

977. 'Amplitud' es sinónimo de:

a. Intensidad

b. Voltaje

c. Velocidad

d. Son correctas A y B

978. La electroestimulación muscular, NO sirve para:

a. aumentar los estados de espasmo muscular

b. evitar y disminuir el edema

c. aumentar o mantener la fuerza muscular

d. ayudar a la regeneración de las fibras musculares

979. Técnica usada para mejorar los procesos asistenciales aprendiendo de otra organización con mejores prácticas que las nuestras:

a. Reingeniería de Procesos

b. Kaizen

c. Análisis Causal

d. Benchmarking

980. Las normas de Hauff hacen referencia a:

a. Los métodos de desinfección de las aguas en relación a los microorganismos patógenos

b. La composición química de fangos y lodos

c. Las reacciones circulatorias en hidroterapia cuando aplicamos baños totales

d. La clasificación de las aguas minero-medicinales

981. En un amputado transfemoral, el vendaje del muñón debe hacerse:

a. Con venda no elástica

b. Con presión decreciente de distal a proximal del muñón

c. Solamente tres veces a la semana

d. Se quitara por las noches para que descanse el paciente

982. Sobre la escala modificada de Ashworth es FALSO:

a. Valora el tono muscular anormal y la espasticidad

b. Se puede usar con la escala de Tardieu

c. Valora la debilidad muscular y los movimientos involuntarios

d. Puntúa de 0 a 4

983. Los ejercicios de Niederhoffer están indicados en:

a. Escoliosis

b. Problemas circulatorios

c. Trastornos cerebelosos

d. Alteraciones de la propiocepción

984. En las espóndilo-artropatías como procedimiento de fisioterapia se utilizará el ejercicio físico terapéutico:

a. En fases iniciales el ejercicio ha de ser intenso y anareróbico

b. En la fase activa es una contraindicación absoluta el tratamiento de fisioterapia

c. En fases intermedias se añadirán ejercicios de estiramiento-fortalecimiento

d. En fases de anquilosis se harán trabajos en grupos heterogéneos

985. En el Programa de Salud Escolar el indicador "n° de escolares con desviación de raquis / n° de escolares examinados x 100", sirve para medir:

a. Resultados
b. Proceso
c. Actividad
d. Estructura

986. Cuál de estos test mide la flexo-extensión del raquis lumbar:

a. Test de Thomas
b. Test de Schober
c. Test de Adam
d. Test de Patricks Faber

987. En qué tipo de suspensión encontramos situado el punto de pivotamiento o punto de enganche situado sobre la vertical del eje de la articulación:

a. Suspensión vertical o pendular
b. Suspensión axial concéntrica
c. Suspensión axial excéntrica
d. Suspensión indiferente

988. Sobre la escoliosis, es FALSO:

a. La causa más frecuente de la escoliosis es la idiopática (80%)
b. Suele presentarse en la adolescencia
c. Se define como la desviación lateral de la columna en el plano transversal más de 10 grados, en un paciente sano sin lesión neurológica o muscular subyacente y sin alteraciones radiológicas que justifiquen la anomalía
d. Las alteraciones a nivel lumbar son, en la mayoría de los casos, de causa degenerativa

989. El nervio circunflejo o axial inerva el músculo:

a. Supraespinoso
b. Infraespinoso
c. Redondo mayor
d. Redondo menor

990. En cadena cinética cerrada, es FALSO:

a. El extremo distal del músculo puede considerarse como fijo y la inserción proximal como móvil
b. Músculos que son antagonistas pueden convertirse en agonistas
c. El reclutamiento muscular de la cadena sinérgica es próximodistal
d. Es preferible usar este sentido de reclutamiento en las solicitaciones de músculos proximales débiles

991. En el abordaje fisioterápico de la artritis reumatoide, es FALSO:

a. La artritis reumatoide (AR) sea una enfermedad inflamatoria, autoinmune y multisistémica
b. El fortalecimiento muscular sea importante de cara a las actividades de la vida diaria
c. El ejercicio aeróbico esté contraindicado porque aumenta notablemente el nivel de fatiga
d. Los ejercicios de resistencia demuestren tener efectos positivos sobre el dolor o la capacidad funcional

992. El diafragma está inervado por el nervio:

a. Frénico C1-C2
b. Frénico C3-C4
c. Circunflejo C5-C6
d. Serrato mayor C5-C6-C7

993. Señale la correcta:

a. Los nódulos de Ranvier los encontramos tanto en las fibras mielínicas como en las amielínicas
b. Las fibras amielínicas son más gruesas que las mielínicas y conducen sensaciones dolorosas
c. La velocidad a la que se transmite el impulso nervioso es similar en las fibras mielínicas y amielínicas
d. En las fibras mielínicas el impulso nervioso avanza de forma saltatoria a través de los nódulos de Ranvier

994. NO pertenecen al tratamiento de las escoliosis idiopáticas según el método Schroth:

a. El ejercicio prono
b. El ejercicio de vela
c. El ejercicio del cilindro muscular
d. Los tres son ejercicios empleados en el método Schroth

995. Se define la manipulación como:

a. Una movilización resistida manual
b. Una movilización activa involuntaria
c. Una movilización pasiva forzada momentáneamente
d. Una movilización pasiva relajada

996. La educación postural por la cinética pelviana tiene por objeto:

a. El ajuste de la musculatura pélvica al esfuerzo
b. El ajuste postural lumbo pélvico automático
c. La reeducación de la incontinencia
d. La reducción postural en paraparesias

997. Cuando se camina con parálisis de los músculos extensores de cadera y con ortesis bilateral rodilla-tobillo-pie (KAFO):

a. Únicamente es posible realizar marcha pendular corta
b. Únicamente es posible realizar marcha pendular larga
c. La ortesis KAFO más utilizada es la ortesis de control de la cadera o Parawalker
d. La extensión pasiva de las caderas se puede mantener inclinando el tronco hacia atrás, lo que provoca el desplazamiento del centro de gravedad por detrás de las caderas

998. Espondilodiscitis infecciosa de origen tuberculoso, o también:

a. Enfermedad de Still
b. Mal de Pott
c. Enfermedad de Legg-Calvé-Perthes
d. Enfermedad de Scheuermann

999. La banda de frecuencias de la microonda está entre 300 MHz y...

a. 1.000 MHz
b. 3.000 GHz
c. 6.000 GHz
d. 12.000 GHz

1000. Músculo que influye en el arco externo del pie:

a. Peroneo lateral largo
b. Flexor propio del dedo gordo
c. Flexor corto de los dedos
d. Ninguno de los tres

1001 **A**	1026 **A**	1051 **B**	1076 **B**
1002 **B**	1027 **B**	1052 **C**	1077 **B**
1003 **C**	1028 **B**	1053 **A**	1078 **C**
1004 **B**	1029 **D**	1054 **B**	1079 **A**
1005 **B**	1030 **C**	1055 **A**	1080 **D**
1006 **B**	1031 **D**	1056 **D**	1081 **A**
1007 **A**	1032 **D**	1057 **D**	1082 **C**
1008 **C**	1033 **D**	1058 **C**	1083 **C**
1009 **C**	1034 **C**	1059 **D**	1084 **D**
1010 **D**	1035 **B**	1060 **A**	1085 **A**
1011 **C**	1036 **A**	1061 **D**	1086 **D**
1012 **C**	1037 **A**	1062 **A**	1087 **B**
1013 **C**	1038 **D**	1063 **D**	1088 **D**
1014 **C**	1039 **B**	1064 **D**	1089 **A**
1015 **A**	1040 **A**	1065 **C**	1090 **D**
1016 **C**	1041 **A**	1066 **D**	1091 **A**
1017 **C**	1042 **D**	1067 **A**	1092 **C**
1018 **B**	1043 **C**	1068 **D**	1093 **A**
1019 **D**	1044 **A**	1069 **D**	1094 **B**
1020 **D**	1045 **D**	1070 **D**	1095 **A**
1021 **C**	1046 **B**	1071 **C**	1096 **C**
1022 **C**	1047 **C**	1072 **D**	1097 **A**
1023 **B**	1048 **D**	1073 **C**	1098 **C**
1024 **B**	1049 **D**	1074 **C**	1099 **D**
1025 **B**	1050 **A**	1075 **C**	1100 **C**

FALLOS:

1001. El Índice Barthel evalúa:

a. Las actividades de la vida diaria
b. Las actividades instrumentales de la vida diaria
c. El rendimiento cognitivo
d. El dolor

1002. Sobre la movilización osteocinemática y artrocinemática del raquis cervical:

a. La columna cervical forma una cifosis fisiológica
b. La mayor parte de la flexión y extensión de la columna cervical se realiza a nivel de C5-C6
c. El movimiento artrocinemático de la columna cervical conlleva un movimiento acoplado de inclinación lateral y rotación hacia el mismo lado de la columna cervical alta (C0-C2)
d. La columna cervical consta de seis vértebras palpables

1003. Dentro de los canales de comunicación en los métodos de educación para la salud tendremos métodos directos e indirectos. Cuál de los siguientes es directo:

a. Carteles
b. Folletos
c. Entrevista sanitaria
d. Dípticos

1004. Unidad de intensidad del ultrasonido:

a. J/cm2
b. W/cm2
c. Culombio/cm2
d. Amperio/cm2

1005. El signo de Lhermitte indica:

a. Irritación del nervio ciático
b. Irritación dural o meningea en el raquis
c. Irritación del nervio mediano
d. Irritación del nervio cubital

1006. Acerca del Concepto Bobath, es FALSO:

a. La idea clave es la modificación de los patrones posturales anormales consecuencia de la propia lesión neurológica
b. Ofrece un protocolo secuenciado que hay que seguir de manera rigurosa
c. Es una filosofía de actuación basada en la metodología de resolución de problemas
d. Tiene sus bases neurofisiológicas en el tratamiento neuroevolutivo

1007. La fibra muscular de tipo I se caracteriza por ser:

a. Muscular roja
b. Muscular blanca
c. De contracción rápida
d. Poco resistente a la fatiga

1008. En la identificación del riesgo utilizaremos las siguientes herramientas, EXCEPTO:

a. La Historia clínica en riesgos reactivos
b. La espina de pescado en riesgos proactivos
c. Los Sistemas de notificación en riesgos proactivos
d. Global Trigger Tool en riesgos reactivos

1009. Después de una intervención de Putti-Plat para la luxación recidivante de hombro, qué movimiento va a quedar limitado en mayor medida:

a. Flexión
b. Extensión
c. Rotación externa
d. Rotación interna

1010. El Test de Control de Tronco (TCT) empleado para la evaluación en Fisioterapia Neurológica incluye:

a. Los volteos en decúbito supino
b. El paso de decúbito a sedestación
c. Desequilibrios del tronco en bipedestación
d. Son correctas A y B

1011. En las enfermedades neuromusculares, la alteración de la musculatura orofaríngea puede ocasionar:

a. La disminución de la distensibilidad de la caja torácica
b. Un aumento de la frecuencia respiratoria
c. Una tos ineficaz
d. Una hipoventilación alveolar nocturna

1012. Impedancia acústica es:

a. Pérdida de intensidad del ultrasonido conforme avanza por los tejidos
b. Pequeñas burbujas de gas disuelto en un líquido
c. Facilidad que un determinado medio ofrece al paso del ultrasonido a su través
d. Propagación de ultrasonido en línea recta

1013. Qué maniobras deberán evitarse en la luxación congénita de caderas:

a. Flexión y extensión
b. Aducción y extensión
c. Aducción y rotación
d. Abducción y rotación

1014. Sobre las complicaciones que puede sufrir la persona amputada de miembro inferior, es FALSO:

a. El neuroma produce un dolor de tipo eléctrico
b. En los pacientes arteríticos debe evitarse el masaje con 'robo vascular'
c. El miembro fantasma o el dolor de muñón suelen tener causas locales
d. El dolor debido al neuroma responde bien al tratamiento con Ultrasonidos

1015. Qué tipo de termoterapia alcanza planos más profundos:

a. Por conversión
b. Por convección
c. Por conducción
d. Por inducción

1016. En magnetoterapia, 'aplicador que produce el campo magnético':

a. Magnetrón
b. Fibra óptica
c. Selenoide
d. Espectro

1017. En la terapia por restricción del lado sano (CIMT):

a. Cuando se aplica al miembro inferior se restringe la extremidad menos afecta
b. La práctica de tareas repetitivas consiste en realizar actividades funcionales en un periodo de tiempo ilimitado
c. La práctica de tareas adaptadas o shaping es una forma de condicionamiento operante o instrumental
d. La restricción del brazo sano no se puede utilizar

1018. Varón de 71 años diagnosticado de ACV de 6 meses de evolución a tratamiento mediante el método de Ejercicio Terapéutico Cognoscitivo (Método Perfetti). En este momento es capaz de controlar las reacciones anormales al estiramiento y presenta indicios de movimiento en los dedos de las manos y segmentos corporales, es decir, consigue cierto reclutamiento de unidades motoras. Cuál sería la secuencia lógica de progresión según este método en su estado actual:

a. Ejercicios de primer grado
b. Ejercicios de segundo grado
c. Ejercicios de tercer grado
d. Ejercicios de cuarto grado

1019. 'Corriente interferencial', o también:

a. Bifásica
b. Monofásica
c. Difásica
d. Nemectroniana

1020. Corsé u ortesis empleado para el tratamiento de la escoliosis:

a. Boston
b. Chenean
c. Wilmington
d. Los tres

1021. NO es uno de los principales dispositivos ortopédicos utilizados para estabilizar una luxación congénita de cadera en un niño:

a. Almohada de Frejka
b. Férula de Von Rosen
c. Férula de Ransey
d. Arnés de Pavlik

1022. Los dedos en garra en el pie pueden ser debidos al defecto de qué músculos:

a. Lumbricales
b. Interóseos
c. Ambos
d. Ninguno de los dos

1023. La intervención en los estiramientos miotendinosos analíticos pasivos según la guía de actos fisioterápicos NO consiste en:

a. Puesta en tensión (de 4 a 6 segundos de duración)
b. Puesta en tensión (de 1 a 2 segundos de duración)
c. Fase de tensión
d. Fase de relajación

1024. La escápula se extiende aproximadamente desde la apófisis espinosa de:

a. C7 a D6
b. D2 a D7
c. D5 a D11
d. D6 a D12

1025. En qué espacios vertebrales se produce la mayor riqueza del arco articular de movilidad a nivel cervical:

a. C6-C7
b. C5-C6
c. C4-C5
d. C3-C4

1026. En la artritis crónica juvenil (ACJ) de comienzo oligoarticular se distinguen tres subgrupos. El tipo II o tardío se caracteriza por:

a. Afecta preferentemente a varones mayores de 9 años
b. La artritis suele ser simétrica y con preferencia en extremidades inferiores
c. La mayoría de los afectados presenta el HLA-B27 negativo
d. Esta forma representa el 30% de todas las ACJ

1027. En cuanto a la forma de modulación en las corrientes de media frecuencia, cuál corresponde a las corrientes interferenciales clásicas:

a. Modulación cuadrangular
b. Modulación sinusoidal
c. Modulación triangular
d. Todas son correctas

1028. Los ejercicios hipopresivos en el tratamiento de la incontinencia urinaria NO persiguen:

a. Tonificar el suelo pélvico
b. Aumentar la presión intraabdominal
c. Tonificar la faja abdominal
d. Normalizar las tensiones de las estructuras músculo-aponeuróticas antagonistas

1029. Uno de los trastornos más precoces, más frecuentes y clásicos en un individuo con esclerosis múltiple, debido a las alteraciones troncoencefálicas es:

a. Los desórdenes afectivos
b. La alteración de la deglución
c. La atrofia muscular
d. La oftalmoplegía internuclear

1030. En la escala ASIA, una lesión incompleta motora y función motora conservada por debajo de la lesión, con más de la mitad de los músculos clave con un balance muscular mayor o igual a 3 corresponde al:

a. Grado B
b. Grado C
c. Grado D
d. Grado E

1031. Cuáles de estas pruebas NO pertenece a las pruebas meniscales:

a. Prueba de McMurray
b. Prueba de Appley
c. Prueba de Moragas-Cabot
d. Prueba de Fairbank

1032. Según las indicaciones recogidas en el Estatuto de Personal Sanitario no Facultativo de las Instituciones Sanitarias de la Seguridad Social, NO es un lugar en el que el fisioterapeuta puede aplicar los tratamientos en el desempeño de sus funciones:

a. En consulta de Rehabilitación
b. En locales de Rehabilitación
c. En gimnasios terapéuticos
d. Nunca a la cabecera del enfermo en los Centros de hospitalización

1033. Sobre la estimulación eléctrica transcutánea (TENS) convencional, es FALSO que:

a. Utiliza pulsos de frecuencia alta, entre 100-150 pps (pulsos por segundo)
b. Suele emitirse con pulsos de 50-80 μs de duración (microsegundos)
c. Pueden ser utilizados 24 horas al día si es necesario
d. El mecanismo de acción principal es la liberación de opiáceos endógenos

1034. Para provocar tos en un niño intubado orotraquealmente en la UVI:

a. Animarle a que tosa
b. Instalar un agente humidificante
c. Presionar sobre la tráquea
d. Ponerle en postura de drenaje traqueal

1035. Según el Documento de Consenso sobre la prevención de fragilidad y caídas en la persona mayor, propone las pruebas de ejecución que valoran marcha y movilidad como mejor método para detectar fragilidad en Atención Primaria hoy en día Entre ellas NO está:

a. Velocidad de la marcha
b. Índice de Fragilidad de Rockwood
c. Test de Guralnik
d. Test Timed Get Up and Go (TUG)

1036. "*Sólo la energía absorbida es eficaz*" desde un punto de vista biológico o fisiológico. Es la Ley...

a. de Grotthus-Draper
b. de Bunsen-Roscoe
c. de la inversa del cuadrado de la distancia
d. del coseno de Lambert

1037. Sobre el movimiento de nutación:

a. El diámetro anteroposterior del estrecho superior disminuye
b. El diámetro anteroposterior del estrecho superior aumenta
c. Las alas ilíacas se separan
d. Son correctas B y C

1038. Entre las causas de osteoporosis secundaria encontramos:

a. Síndrome de malabsorción
b. Síndrome de Cushing
c. Corticoesteroides
d. Todas son correctas

1039. En la valoración de un paciente con traumatismo craneoencefálico podemos emplear una escala que evalúa de forma sencilla la evolución del paciente a partir del episodio de traumatismo craneoencefálico y durante su rehabilitación. A través de esta escala se asigna un nivel al paciente, sobre un total de 8 niveles, dependiendo de su conducta. Qué escala es:

a. Escala de repercusiones de Glasgow
b. Escala del Rancho de los Amigos
c. Disability Rating Scale (DRS)
d. Functional Independence Measure (FIM)

1040. NO es característico de la Fractura-luxación de Bennet:

a. Se origina por una fuerza axial cuando la articulación está en extensión
b. Produce una fractura intraarticular oblicua de la base del primer metacarpiano con desplazamiento del fragmento distal a dorsal, proximal y radial, quedando un pequeño fragmento en la zona cúbito-palmar anclado al trapecio
c. Deformidad por acortamiento y aducción del pulgar
d. Puede asociarse con luxación simple de la articulación trapeciometacarpiana

1041. Sobre la esclerosis múltiple, es FALSO que:

a. Es un enfermedad desmielinizante del sistema nervioso periférico
b. Es característica la lesión en placas de infiltrado inflamatorio en la sustancia blanca
c. Es muy frecuente su evolución en brotes de forma remitente recurrente
d. Son frecuentes las parestesias y disestesias difusas

1042. Sobre el tratamiento fisioterápico de las arteriopatías periféricas de miembros inferiores, es FALSO:

a. Los ejercicios activos se harán con un reclutamiento muscular disto-proximal
b. El masaje del tejido conjuntivo está indicado
c. Se toleran mejor los ejercicios dinámicos aeróbicos de baja resistencia
d. Se usarán vendas elásticas de compresión sólo si hay isquemia permanente

1043. Señale la FALSA respecto a la escala Kurtzke de discapacidad:

a. Es ampliamente empleada para indicar el estado de un paciente afectado de esclerosis múltiple (EM)
b. Comprende varios estadíos, de 0 a 10
c. Estadío 0: Incapacidad mínima (ligera debilidad, ligera alteración de la marcha, sensibilidad o vista)
d. El estadío 10 corresponde con la muerte debida a EM

1044. Sobre la discopatía degenerativa:

a. Forma parte del proceso natural de envejecimiento
b. Radiológicamente se observa un aumento de los espacios intervertebrales
c. Las personas no sufren rigidez del cuello
d. Es una enfermedad grave

1045. NO es indicativo de irritación ciática el Signo de

a. de Lasegue y de Bonnet
b. de Kernig
c. de Turyn
d. de Zohlen

1046. El objetivo principal del fisioterapeuta como agente activo de salud en el entorno sanitario se realizará:

a. En personas con enfermedades degenerativas para que disminuyan el balance articular
b. En personas con enfermedades reumáticas para que mantengan un adecuado recorrido articular y sean eficientes en el control del dolor
c. En atención a la mujer embarazada para que solamente piensen en el feto y no consideren importante su autocuidado en problemas como la lumbalgia
d. Ninguna de las tres

1047. Entre las contraindicaciones al uso del ultrasonido NO se encuentran:

a. Marcapasos
b. Procesos infecciosos agudos
c. Fibrosis capsulares
d. Tumores

1048. Sobre la enfermedad de Buerger o tromboangeitis obliterante:

a. Es una afección de las arterias
b. Es una afección de las venas
c. Se presenta generalmente en las extremidades inferiores
d. Son correctas A y C

1049. Según Neiger y Genot respecto a los principios de la movilización pasiva analítica simple:

a. Es necesario un perfecto conocimiento articular, ya que es la base para solicitar una articulación en un plano de movilidad fisiológico
b. La amplitud articular realizada en forma activa es menor que la amplitud obtenida en forma pasiva, este fenómeno se debe a la insuficiencia funcional muscular activa
c. Cuando se moviliza pasivamente una articulación cruzada por músculos biarticulares debe tenerse la precaución de no colocarlos en situación de insuficiencia funcional muscular pasiva
d. Todas son correctas

1050. La espiración lenta total con glotis abierta (ELTGOL):

a. Basa su eficacia en el drenaje de secreciones del pulmón infralateral cuando se adopta la posición de decúbito lateral
b. Es una técnica basada en la combinación de volúmenes altos, flujos lentos y posicionamiento
c. Ambas
d. Ninguna de las dos

1051. El uso de talidomida por las madres durante el embarazo puede causar malformaciones congénitas en el feto de origen teratogénico como:

a. Microcefalia
b. Meromelia y Amelia
c. Atrofia cerebral
d. Defectos urogenitales

1052. Es una indicación del vendaje funcional:

a. Problemas de circulación de retorno
b. Esguince de rodilla grado III
c. Fisura costal
d. Fractura de la rótula

1053. Complicación más frecuente de la fractura de escafoides:

a. Necrosis avascular
b. luxación del semilunar
c. Afectación del nervio cubital
d. Afectación del nervio radial

1054. El calor específico mínimo del agua se da a una temperatura de:

a. 99 °C
b. 35 °C
c. 4 °C
d. 0 °C

1055. La espondilitis anquilosante presenta a nivel del aparato respiratorio una reducción de la capacidad vital (CV) y de la capacidad pulmonar total (CPT). Es una enfermedad:

a. Restrictiva
b. Mixta
c. Obstructiva
d. Vascular

1056. Sobre las fracturas de calcáneo:

a. La mayoría de estas fracturas son intraarticulares

b. La pérdida del ángulo de Böhler indica la afectación de la articulación subastragalina

c. Las fracturas extraarticulares pueden acompañarse de lesión del tendón de Aquiles

d. Todas son correctas

1057. Son contraindicaciones de la hidroterapia:

a. Procesos infecciosos agudos

b. Procesos inflamatorios agudos

c. Insuficiencia coronaria

d. Las tres

1058. Sobre la artrosis, cuál de las siguientes NO es una imagen radiológica característica de esta enfermedad:

a. Esclerosis del hueso subcondral

b. Osteofitos marginales

c. Desmineralización ósea

d. Pinzamiento del espacio articular

1059. Sobre el método Bobath:

a. Utiliza técnicas para normalizar el tono muscular

b. Inhibe los esquemas de movimiento patológico

c. Facilita la aparición de reacciones de enderezamiento y equilibrio

d. Todas son correctas

1060. Qué músculos están retraídos en un síndrome de Volkmann de miembro superior:

a. Flexores de los dedos

b. Extensores de los dedos

c. Extensores de la muñeca

d. Los tres

1061. Está contraindicado el tratamiento mediante magnetoterapia en:

a. Implantes metálicos

b. Reumatismo periarticular

c. Trastornos de osificación

d. Ninguna de las tres

1062. El método de Ponseti trata:

a. el pie zambo

b. el pie aducto idiopático

c. el pie cavo esencial

d. el pie plano congénito

1063. Un trabajo dinámico excéntrico es aquel que:

a. El momento motor es superior al momento resistente

b. La contracción muscular provoca acercamiento de los puntos de inserción del músculo

c. El momento resistente es igual al momento motor

d. El momento resistente es mayor que el momento motor

1064. Músculo indispensable para conseguir una estabilidad óptima en la marcha:

a. Glúteo mediano

b. Glúteo menor

c. Tensor de la fascia lata

d. Los tres

1065. Característica de la fascitis plantar:

a. La compresión del tibial posterior

b. Las deformaciones múltiples

c. El dolor en el talón

d. Las tres

1066. Indique la correcta

a. Las fibras rápidas tipo 2 ayudan a mantener el cierre de la uretra durante el llenado

b. Las fibras lentas tipo 1 garantizan el cierre de la uretra cuando se produce aumento de presión abdominal

c. La eficacia del trabajo muscular voluntario por parte del paciente es inferior a la obtenida mediante electroestimulación

d. La estimulación del nervio tibial posterior mediante electroacupuntura provoca la inhibición de la contracción vesical

1067. Entre los accesorios de estabilización en balneoterapia están:

a. Los cinturones de plomo

b. Los cinturones de plastazote

c. Las aletas

d. Las minipesas compuestas por flotadores

1068. Con el mecanismo de lesión de rotación externa forzada de la rodilla, qué estructura estará lesionada con mayor probabilidad:

a. Menisco externo

b. Ligamento lateral externo

c. Ligamento cruzado posterior

d. Menisco interno

1069. Dado que las superficies articulares de la articulación escapulohumeral son la cabeza humeral, la cavidad glenoidea del omóplato y el rodete glenoideo, cuál será la orientación de la cabeza humeral:

a. Arriba, afuera y atrás

b. Arriba, adentro y adelante

c. Arriba, afuera y adelante

d. Arriba, adentro y atrás

1070. Se ha asociado a la incontinencia urinaria:

a. La hipermovilidad uretral

b. La pérdida de fuerza muscular del suelo pélvico

c. Disminución del grosor uretral

d. Todas son correctas

1071. En los traumatismos craneoencefálicos, según la escala modificada de Ashworth, el grado 2 valora:

a. Un pequeño incremento del tono muscular

b. Un incremento considerable del tono muscular

c. Un incremento moderado del tono muscular

d. Sin incremento del tono muscular

1072. Medidas recomendadas a la población que padece osteoporosis y que forman parte de la conocida como prevención terciaria:

a. Dejar de fumar

b. Evitar el exceso de alcohol

c. Implantar dietas con exceso en proteínas para mejorar la mineralización ósea

d. Evitar las caídas que pueden provocar fracturas sin comprometer la funcionalidad del sujeto

1073. NO es un beneficio del masaje:

a. Alivia el dolor

b. Mejora la función inmunitaria

c. Reduce el estrés

d. Aumenta la tensión arterial y ansiedad

1074. En qué órgano del sistema linfático tiene lugar la diferenciación de los linfocitos en linfocitos T:

a. Amígdalas

b. Médula roja de los huesos

c. Timo

d. Bazo

1075. Sobre los baños de contraste, es FALSO:

a. Su indicación principal radica en la estimulación de la circulación tanto sanguínea como linfática

b. Requiere el uso de dos recipientes, uno con agua caliente a temperatura entre 38 y 44° y otro con agua fría entre 10 y 25°

c. El tiempo de inmersión en agua fría debe ser superior al tiempo de inmersión en agua caliente

d. Su uso está contraindicado en patologías en las que falla la respuesta de los vasos sanguíneos

1076. Sobre el método Kabat, es FALSO:

a. La aplicación de la máxima resistencia manual, base de todas las técnicas de facilitación, es fundamental para conseguir el desarrollo de la resistencia y de la potencia muscular

b. Los patrones de movimiento utilizados son globales, en masa, ejecutándose el movimiento desde la menor amplitud y desde la parte más proximal del segmento para recibir el mayor número de estímulos propioceptivos

c. Las órdenes han de ser claras, sencillas, rítmicas y dinámicas para facilitar el esfuerzo voluntario del paciente por medio de la estimulación verbal

d. Tanto la compresión como la tracción estimulan los receptores propioceptivos articulares y favorecen, respectivamente, la estimulación de los reflejos posturales y la amplitud articular

1077. Entre los tipos de vendajes neuromusculares está el del corte en abanico. Qué efecto tiene:

a. Activar las fibras musculares

b. Corrección linfática y circulatoria

c. Regenerar fibras musculares rotas

d. Corrección articular

1078. Los principios esenciales de los ejercicios de Frenkel son:

a. Precisión, coordinación y destreza
b. Repetición, coordinación y precisión
c. Precisión, repetición y concentración
d. Coordinación, rapidez y progresión

1079. En el periodo neonatal qué signo se considera de alarma:

a. Trastorno del tono
b. Llanto fuerte
c. Ausencia de convulsiones
d. Respuesta pupilar a la luz normalizada

1080. Según el grupo de población con el que se trabaja, aumentar el nivel individual de salud no suele ser un elemento muy efectivo de motivación. A qué grupo nos referimos:

a. Embarazadas
b. Personas de avanzada edad
c. Grupos con episodios de enfermedad reciente
d. Jóvenes

1081. Entre los receptores del dolor relacionados con estímulos de intensidades y duración apropiada de esa intensidad se encuentran los receptores polimodales que son:

a. Los que reaccionan a estímulos potencialmente dañinos, como químicos, altas temperaturas o mecánicos intensos
b. Los que reaccionan a estímulos de cambio de temperatura que va más allá del umbral del dolor
c. Los que se transmiten desde los tejidos blandos hasta el cerebro medio
d. Los que transmiten y describen el dolor como un concepto abstracto en el cual el paciente describe un daño

1082. Qué tipo de suspensión es aquella cuyo punto de anclaje se realiza al plomo del extremo distal de la extremidad a movilizar:

a. Suspensión lateral
b. Suspensión axial
c. Suspensión pendular
d. Suspensión proximal

1083. La fijación visual, el seguimiento visual y auditivo y la prensión voluntaria aparecen en el niño de:

a. 0 a 2 meses
b. 0 a 4 meses
c. 0 a 6 meses
d. 0 a 8 meses

1084. NO es un músculo masticador o elevador de la mandíbula:

a. temporal
b. masetero
c. pterigoideo interno
d. geniohioideo

1085. Dentro del modelo de Heerkens entendemos por datos de referencia:

a. Conocimiento previo de la patología
b. Procedimiento terapéutico
c. Edad
d. Identificación cuantificada de las escalas a determinar

1086. En un paciente con un test de Romberg positivo podríamos sospechar:

a. Radiculalgia
b. Patología sistema vestibular
c. Esclerosis múltiple
d. Son correctas B y C

1087. Enfermedad pulmonar producida por la inhalación de polvos como el carbón, sílice o aluminio que forman un depósito sobre el parénquima pulmonar:

a. Silicosis
b. Neumoconiosis
c. Neumonía
d. Enfisema pulmonar

1088. Sobre el efecto de la presión hidrostática sobre el cuerpo humano sumergido en el agua:

a. En el abdomen, la compresión es mayor que en el tórax
b. Se produce sobrecarga de los músculos inspiratorios
c. El diafragma es impulsado hacia arriba
d. Las tres son correctas

1089. Cuando un paciente acude a la consulta y detectamos el 'signo del cepillo' en la rodilla es indicativo de:

a. Un proceso artrósico de la articulación femoropatelar
b. Una lesión del menisco interno
c. Una lesión de ligamentos cruzados
d. Una tendinitis del tendón rotuliano

1090. En el enfisema pulmonar:

a. Hay distensión de los bronquios
b. Hay dilatación de los alvéolos
c. La pérdida de elasticidad se manifiesta ante todo en la espiración
d. Las tres son correctas

1091. Son principios neurofisiológicos descritos por Charles Sherrington y definen las bases de la facilitación neuromuscular propioceptiva (FNP), EXCEPTO:

a. Activación bilateral dinámica
b. Postdescarga
c. Inervación recíproca
d. Inducción sucesiva

1092. Dicke destacó en masoterapia por:

a. El masaje cicatrizal
b. El drenaje linfático
c. El masaje del tejido conjuntivo
d. El masaje de los puntos reflejo

1093. Son fundamentos de la osteopatia:

a. La estructura gobierna la función
b. La estructura es la unidad de la función
c. La unidad del cuerpo está sobredimensionada
d. La curación es a distancia siempre

1094. Entre los efectos de la inmersión en agua NO está:

a. Aumenta el retorno venoso
b. Facilita la inspiración
c. Disminuye la carga articular
d. Mejora el esquema corporal

1095. Entre los 6 y 12 meses, por regla general, el niño debe poder realizar lo siguiente, EXCEPTO:

a. Equilibrio en bipedestación y marcha
b. Gateo
c. Cambios posturales
d. Sedestación

1096. Qué NO deberíamos hacer ante un paciente aquejado de hombro doloroso:

a. Ejercicios de Codman
b. Aplicar estimulación eléctrica transcutánea (TENS) de 1 MHz
c. Ejercicios de Kegel
d. Aplicar Laserterapia

1097. Es un efecto polar de la corriente galvánica:

a. Coagulación de proteínas en el ánodo
b. Efecto excitante en el ánodo
c. Formación de ácido clorhídrico en el cátodo
d. PH bajo (<7) en el cátodo

1098. Movimientos que tienen lugar en el eje longitudinal de la cadera:

a. Flexión y extensión
b. Abducción y aducción
c. Rotación interna y rotación externa
d. Todos ellos

1099. Mecanismo lesional más frecuente en las lesiones de los meniscos:

a. Compresión
b. Tracción
c. Rotación de la pierna
d. Son correctas A y C

1100. En algunos pacientes con hemiplejia tras un ACV se puede observar el 'síndrome del empujador':

a. El paciente empuja los muebles y objetos de su entorno
b. La percepción de la postura corporal está alterada y el paciente considera su cuerpo vertical cuando está inclinado unos 20° hacia el lado sano
c. La percepción de la postura corporal está alterada y el paciente considera su cuerpo vertical cuando está inclinado unos 20° hacia el lado pléjico
d. Ninguna opción es correcta

1101 **B**	1126 **D**	1151 **B**	1176 **A**
1102 **C**	1127 **B**	1152 **C**	1177 **C**
1103 **C**	1128 **A**	1153 **B**	1178 **C**
1104 **A**	1129 **B**	1154 **C**	1179 **B**
1105 **C**	1130 **D**	1155 **D**	1180 **B**
1106 **A**	1131 **C**	1156 **B**	1181 **B**
1107 **D**	1132 **A**	1157 **C**	1182 **D**
1108 **D**	1133 **D**	1158 **A**	1183 **B**
1109 **A**	1134 **A**	1159 **D**	1184 **C**
1110 **D**	1135 **D**	1160 **A**	1185 **D**
1111 **C**	1136 **C**	1161 **C**	1186 **D**
1112 **D**	1137 **D**	1162 **A**	1187 **D**
1113 **D**	1138 **C**	1163 **A**	1188 **C**
1114 **B**	1139 **D**	1164 **B**	1189 **A**
1115 **B**	1140 **B**	1165 **D**	1190 **B**
1116 **A**	1141 **B**	1166 **D**	1191 **B**
1117 **C**	1142 **A**	1167 **D**	1192 **B**
1118 **D**	1143 **A**	1168 **A**	1193 **C**
1119 **D**	1144 **D**	1169 **A**	1194 **C**
1120 **A**	1145 **B**	1170 **A**	1195 **A**
1121 **A**	1146 **A**	1171 **B**	1196 **D**
1122 **B**	1147 **B**	1172 **A**	1197 **A**
1123 **D**	1148 **A**	1173 **A**	1198 **C**
1124 **D**	1149 **A**	1174 **C**	1199 **C**
1125 **D**	1150 **D**	1175 **A**	1200 **B**

FALLOS:

1101. En un accidente de automóvil la parte superior de la rodilla se golpea en el tablero de mandos del coche. Por este traumatismo se pueden ocasionar lesiones en el ligamento:

a. cruzado anterior
b. cruzado posterior
c. lateral interno
d. lateral externo

1102. La exostosis es:

a. Deformación de los dedos
b. Dedos en garra
c. Espolones óseos
d. Hallux rígido

1103. Con carácter general, el consentimiento informado será:

a. Por escrito
b. Grabado en vídeo
c. Verbal
d. Grabado en audio

1104. Qué tipo de suspensión utilizaré en un paciente con artrosis de hombro si pretendo que realice ejercicios suspendidos conducidos:

a. Suspensión vertical
b. Suspensión axial indiferente
c. Suspensión axial excéntrica distal
d. Suspensión axial concéntrica

1105. La clasificación de la IASP (International Association for the Study of Pain) sobre dolor crónico lo divide en siete subgrupos. Cuál de estos grupos NO pertenece a esa clasificación:

a. Dolor crónico primario
b. Dolor crónico postquirúrgico o postraumático
c. Dolor crónico psicológico
d. Dolor crónico musculoesquelético

1106. En la evaluación de un Programa de Salud, proporción de casos nuevos al año en relación a la población incluida a final de año:

a. Tasa de captación
b. Indicador de cobertura
c. Nivel de riesgo
d. Población diana

1107. Osteotomía usada con frecuencia en subluxaciones y grandes displasias:

a. Girdlestone
b. El Mitch
c. Osteotomía de Mac Murray
d. Osteotomía de la pelvis de Chiari

1108. Es una indicación de la crioterapia:

a. Control de la inflamación tras lesión aguda
b. Disminución de la espasticidad
c. Minimizar la caída de pelo durante el tratamiento con quimioterapia
d. Todas son indicaciones de la crioterapia

1109. La crioterapia produce efectos terapéuticos, como:

a. Disminución del espasmo muscular
b. Disminución de la velocidad de la sangre
c. Aumento de la hipoxia tisular
d. Disminución de la diuresis

1110. En un Genu Valgo bilateral podemos observar:

a. El distanciamiento de los maléolos internos y de las rodillas
b. Un acercamiento de los maléolos internos y la separación de las rodillas
c. El contacto de ambos maléolos internos y ambas rodillas
d. Una separación intermaleolar y la aproximación de las rodillas

1111. En la articulación de la rodilla, es FALSO que el ligamento cruzado...

a. ...anterior sea intracapsular
b. ...anterior sea extrasinovial
c. ...posterior sea intrasinovial
d. ...posterior sea intraarticular

1112. Dentro del concepto de práctica clínica basada en la evidencia Cuál de estas fuentes de información recibe un mayor nivel de evidencia según la clasificación de Sackett:

a. Estudios casos-controles
b. Opiniones de expertos
c. Estudios de cohortes
d. Meta-análisis

1113. En una tracción axial, dónde colocaremos la primera polea:

a. Perpendicular al eje del movimiento
b. En la perpendicular del segmento que tratamos de desplazar
c. En el inicio del movimiento
d. En la prolongación del segmento corporal a movilizar

1114. Los diferentes tipos de amiotrofias espinales proximales se deben siempre a anomalías de un mismo gen, localizado en el cromosoma:

a. 3   b. 5   c. 7   d. 9

1115. A nivel radiológico, las líneas de Looser-Milkman son típicas de:

a. Enfermedad de Paget
b. Osteomalacia
c. Síndrome de Felty
d. Síndrome de Tietze

1116. La resistencia se expresa en:

a. Ohmios   b. Amperios
c. Julios   d. Culombios

1117. El tórax en paloma ('pectus carinatum') se caracteriza por que el esternón...

a. se proyecta hacia atrás y hacia un lado
b. se proyecta hacia atrás por un crecimiento excesivo de las costillas
c. se proyecta hacia adelante
d. no sufre ninguna alteración, son las costillas las que se desplazan

1118. Recomendaciones 2015 del Consejo Europeo de Resucitación:

a. Las interacciones entre el operador telefónico del servicio de emergencias médicas, el testigo que realiza la resucitación cardiopulmonar y el despliegue a tiempo de un desfibrilador externo tienen una importancia crítica

b. El testigo formado y capacitado debería valorar a la víctima del colapso rápidamente para determinar si no responde y no respira normalmente y luego alertar inmediatamente a los servicios de emergencias

c. La víctima que no responde y no respira normalmente está en parada cardíaca y requiere la resucitación cardiopulmonar

d. Las tres son correctas

1119. Sobre la marcha patológica por déficit neurológico de origen central, es FALSO:

a. Marcha equina (o steppage), marcha parkinsoniana (o marcha festinante o apresurada), marcha poliomelítica (por insuficiencia del cuádriceps)

b. Marcha hemipléjica (o marcha en Trendelemburg según Brunnstrom). Por debilidad de los abductores de cadera del miembro inferior afecto con sinergia extensora. Según otros autores se llama 'marcha de segador'

c. Marcha atáxica (o marcha en zig-zag o de hebrio), marcha en paraplejia espástica (o marcha en tijera), marcha danzante (en la esclerosis múltiple)

d. Marcha paraparética (o marcha de Fay), marcha de ánade (o marcha apráxica), marcha de dromedario (o marcha de Tood), marcha distónica (o marcha de gallo)

1120. Definición de Salud Publica según Winslow:

a. La ciencia y el arte de prevenir las enfermedades, prolongar la vida y fomentar la salud y la eficiencia física y mental mediante esfuerzos organizados de la comunidad

b. Es la disciplina encargada de la salud a nivel población

c. Es la disciplina dedicada al estudio de la salud y la enfermedad en las poblaciones

d. Ninguna de las tres

1121. Para valorar las secuelas de la mano en una parálisis braquial obstétrica, según la recuperación proximal, podemos utilizar la clasificación realizada por Dubousset. Cuál se correspondería con el tipo II:

a. Mano normal desde el punto de vista pasivo y activo, pero su eficiencia es inadecuada. No hay trastorno sensitivo

b. Mano normal. Parece sufrir las consecuencias de una parálisis del hombro y el codo. Esta mano nunca llega a ser dominante

c. Se asocia a secuela motriz del tipo de la parálisis y posición "viciosa", trastornos sensitivos más o menos marcados en el 50% de los casos y trastornos tróficos

d. Es el más grave. Mano insensible, inerte, con importantes trastornos tróficos, gran trastorno funcional al que se le añade un trastorno estético

1122. La posición de esfinge se observar en el niño de cuántos meses:

a. 2 b. 4 c. 6 d. 8

1123. En iontoforesis qué ion se coloca en el electrodo de polo negativo:

a. Veneno de abeja

b. Aconitina

c. Adrenalina

d. Yoduro potásico

1124. Sobre la región supraclavicular e infraclavicular se proyecta el segmento apical, que está ventilado por el bronquio apical superior. Posición de drenaje más adecuada para la desobstrucción:

a. Decúbito dorsal, elevando 40 cm. el pie de la cama

b. Decúbito ventral con almohada bajo el abdomen

c. Decúbito lateral izquierdo para el lado derecho y viceversa, elevando 30 cm. el pie de la cama

d. Posición sedente, con el dorso enderezado, las piernas flexionadas y una almohada bajo las rodillas

1125. Cartera de servicios de Atención Primaria del SNS:

a. Es el catálogo de prestaciones a los ciudadanos del SNS

b. Está hecha en función de los problemas de salud y necesidades sentidas por la población

c. Se priorizan las actuaciones preventivas y de promoción de la salud, pilares fundamentales de la Atención Primaria

d. Las tres son correctas

1126. Sobre la duración del ciclo de la marcha, la fase de apoyo constituye un porcentaje del ciclo del:

a. 90% b. 80% c. 70% d.60 %

1127. El síndrome de Tietze es:

a. Inflamación de la articulación esternoclavicular

b. Costocondritis

c. Tenosinovitis del bíceps

d. Tenosinovitis del supraespinoso

1128. La penetración y absorción de las microondas en los tejidos depende de:

a. Longitud de onda

b. Distancia del electrodo en la piel

c. Monocromaticidad

d. Las tres

1129. Dado que la radiocarpiana participa en los movimientos de aducción-abducción en el plano frontal y flexión-extensión en el plano sagital, qué tipo de articulación es:

a. Enartrosis

b. Condilea

c. Tróclea

d. Encaje recíproco

1130. Qué incluye la talasoterapia:

a. Agua del mar

b. Lodo

c. Algas marinas

d. Las tres son correctas

1131. Proteína transportadora del hierro en la sangre:

a. Apoferritina b. Ferritina

c. Transferrina d. Hemosiderina

1132. Son contraindicaciones absolutas de la punción seca:

a. Pacientes que no puedan otorgar su consentimiento

b. Pacientes que no obedezcan en el tratamiento post-punción

c. Pacientes con tendinopatías

d. Pacientes con cervicalgias

1133. En el niño con parálisis cerebral que presenta un esquema postural patológico de Little, NO se da:

a. Subluxación anterior de los hombros por elevación y propulsión exagerada de ambos

b. Disminución de amplitud en la extensión de codos

c. Pies cavos

d. Rotación postural del eje del cuerpo y de los miembros inferiores en el mismo sentido

1134. El movimiento de llevarse un objeto a la boca es un ejemplo de:

a. Cadena cinética abierta

b. Cadena cinética cerrada

c. Cadena abierta débilmente frenada

d. Cadena fuertemente cerrada

1135. Un fisioterapeuta establece que el coeficiente de correlación entre la satisfacción del paciente con el trato recibido en su consulta y el grado de cumplimiento de los ejercicios recomendados desde la misma es de +1,67 Se puede decir que:

a. La satisfacción es indicio adecuado de predicción del cumplimiento

b. Una alta satisfacción motiva un alto grado de cumplimiento

c. El cumplimiento es independiente del grado de satisfacción

d. El fisioterapeuta estimó de manera incorrecta el coeficiente de correlación

1136. los músculos intercostales internos son:

a. Elevadores de las costillas

b. Músculos de la inspiración

c. Músculos de la espiración

d. Son correctas A y C

1137. Qué tipo de cinesiterapia solicitaremos si deseamos mantener el trofismo en un músculo inmovilizado:

a. Activa libre pendular

b. Activa libre gravitacional concéntrica

c. Activa libre gravitacional excéntrica

d. Activa libre estática

1138. La cistomanometría tiene por objetivo principal:

a. Medir el exceso o déficit del volumen de vaciado de la vejiga
b. Medir la mayor o menor presión intravesical
c. Medir el grado de estabilidad del detrusor detectando cualquier actividad anómala de este
d. Ninguna de las tres

1139. La sensación de calor que la onda corta produce sobre la piel es:

a. Extremadamente intensa
b. Muy intensa
c. Intensa
d. Poco intensa

1140. Sobre la columna cervical, es FALSO:

a. El efecto principal de los collares cervicales es el de disminuir la presión sobre los discos intervertebrales
b. Los collarines consiguen una inmovilización total de la región cervical
c. Son más efectivos los que tienen apoyos occipitomentonianos
d. Hay que evitar la hiperextensión y la flexión de la columna cervical al aplicar el collarín

1141. Los ejercicios de Kegel:

a. fortalecen la musculatura abdominal
b. fortalecenel suelo pélvico
c. restablecen el equilibrio
d. Están indicados para la articulación glenohumeral

1142. Con la misma temperatura unos cuerpos tienen mayor o menor cantidad de calor por:

a. Su calor especifico
b. Su densidad corporal
c. El Principio de Pascal
d. El Principio de Arquímedes

1143. Sobre la molécula del agua:

a. Las moléculas de agua en estado líquido están sujetas, como cualquier fluido, al principio de Pascal, que establece que la presión ejercida sobre un punto cualquiera se transmite sin variación a todos los puntos del mismo
b. Los átomos de la molécula de agua están compuestos por un total de 4 electrones, todos ellos muy próximos al núcleo, lo que le confiere estabilidad
c. Las moléculas de agua en estado líquido permanecen estáticas
d. La molécula de agua está constituida por un átomo de hidrógeno y dos de oxigeno unidos por un enlace covalente que le confiere estabilidad

1144. La historia clínica en fisioterapia deberá incluir entre otros aspectos:

a. Un diagnóstico en fisioterapia
b. Unos objetivos terapéuticos
c. La programación de un plan de tratamiento
d. Todas son correctas

1145. Posición para drenar el segmento lateral derecho del lóbulo inferior:

a. Decúbito lateral derecho, elevando 30 cm el pie de la cama y con una almohada bajo el costado
b. Decúbito lateral izquierdo, elevando 30 cm el pie de la cama y con una almohada bajo el costado
c. Decúbito lateral derecho y con una almohada delante del pecho
d. Decúbito lateral izquierdo y con una almohada delante del pecho

1146. Por el centro frénico del diafragma pasa:

a. la vena cava inferior
b. el esófago
c. la aorta
d. la vena cava inferior y la aorta

1147. José Antonio sufre trastorno sensitivo en la región posterior del brazo y antebrazo, dorso de la mano y dedo medio, asociado a un déficit motor en la extensión del codo, muñeca y dedos, más abolición del reflejo tricipital, con qué síndrome radicular puede relacionarse:

a. Síndrome radicular superior o de Duchenne-Erb
b. Síndrome radicular medio o de Remak
c. Síndrome radicular inferior o de Klumpke
d. Ninguno de los tres

1148. Sobre el modelo de intervención centrado en la familia y en el entorno natural, es FALSO:

a. Su objetivo es optimizar el desarrollo madurativo del niño, disminuyendo los déficits de su función corporal
b. Estas prácticas ayudan a fortalecer la confianza de las familias en si mismas como facilitadoras del aprendizaje de sus hijos
c. Su objetivo es el empoderamiento de la familia, dándole formación y apoyo necesario en la búsqueda de estrategias para resolver sus necesidades, mejorando la calidad de vida del niño y de la familia
d. Se establecen relaciones recíprocas de aprendizaje entre familia y especialista basadas en el respeto mutuo

1149. La alteración de una estructura anatómica que condiciona la pérdida de función es:

a. Deficiencia
b. Discapacidad
c. Minusvalía
d. Ninguna de las tres

1150. Nervio considerado el nervio de la prensión:

a. Circunflejo
b. Radial
c. Cubital
d. Mediano

1151. Señale la INCORRECTA en relación a las fracturas de cadera:

a. El paciente presenta generalmente una rotación externa de la pierna con acortamiento
b. La necrosis avascular es más frecuente en las fracturas extracapsulares
c. Las fracturas intracapsulares requieren generalmente una artroplastia de cadera
d. Una fijación inadecuada puede producir una pseudoartrosis

1152. Hemisección medular que supone por debajo del nivel de lesión pérdida motora del mismo lado, de la propiocepción del mismo lado y de la sensibilidad termoálgica del lado contrario:

a. Síndrome medular anterior
b. Parálisis cruciata
c. Síndrome Brown-Séquard
d. Síndrome centromedular

1153. En la maniobra de la tos para que sea efectiva y eficaz es imprescindible que haya una secuencia de cuántas fases:

a. 2   b. 3   c. 4   d. 5

1154. La prueba de Lachman valora:

a. Lesiones del menisco interno
b. Los ligamentos laterales de la rodilla
c. La inestabilidad anterior de la rodilla
d. La inestabilidad interna de la rodilla

1155. Espacio vertebral que más comúnmente presenta problemas en la columna vertebral

a. C7-D1
b. D11-D12
c. L3-L4
d. L5-S1

1156. Considerando el raquis en conjunto, su amplitud global de rotación es de:

a. 110-120°
b. 90-95°
c. 75-60°
d. 40-50°

1157. En el tratamiento de las disfunciones del Suelo pélvico (SP) NO se consideran técnicas manuales endocavitarias:

a. El masaje vaginal
b. Los estiramientos de los músculos del SP
c. El trabajo de la musculatura abdominal
d. El trabajo manual activo de la musculatura del SP

1158. En un programa de rehabilitación cardíaca, es FALSO:

a. Los pacientes con insuficiencia cardíaca en fase estable deben entrenar con una mayor exigencia física que los pacientes isquémicos

b. Los programas de rehabilitación en pacientes sometidos a cirugía de revascularización no difieren de los que reciben tratamiento médico e intervencionista, salvo los cuidados de la esternotomía y las complicaciones derivadas de la cirugía

c. Los pacientes portadores de DAI (Desfibrilador Automático Implantable) deben entrenar en frecuencias cardíacas por debajo del umbral a partir del cual puede dispararse éste

d. Los pacientes con infarto agudo de miocardio deben entrenar en función de la frecuencia cardíaca máxima obtenida en la ergoespirometría realizada previamente

1159. Roberto ha sido diagnosticado de luxación glenohumeral con un área de anestesia en banda en la cara lateral del hombro. Nervio lesionado más probable:

a. Musculocutáneo
b. Supraescapular
c. Radial
d. Circunflejo

1160. NO es un objetivo y efecto del masaje sobre un músculo:

a. Aumentar su potencia
b. Aumentar su contractibilidad
c. Aumentar su temperatura
d. Aumentar el flujo circulatorio

1161. La exploración neurológica de la columna lumbar incluye la exploración de toda la extremidad inferior Para explorar L4 realizaremos una:

a. Flexión de la rodilla
b. Extensión de la rodilla
c. Flexión dorsal e inversión del pie
d. Flexión plantar del pie

1162. En qué consiste la deformación en Coxa Magna:

a. Es un aumento anormal del volumen de cabeza femoral asociado a cortedad del cuello femoral
b. Antetorsión exagerada del cuello femoral
c. Aumento del ángulo cervicodiafisario del fémur mayor de 130 grados
d. Disminución del ángulo cervicodiafisario del fémur menor de 110 grados

1163. En el síndrome postraumático la aplicación de crioterapia puede producir diferentes efectos:

a. Disminuyen las demandas metabólicas y la respuesta química de la zona
b. Aumenta la perdida calórica y el metabolismo celular
c. Aumenta la presión local, por lo que se alivia el dolor
d. Aumenta el espasmo muscular

1164. Señale la FALSA según Neiger y Genot, sobre la movilización articular pasiva manual:

a. Permite establecer una relación de confianza mutua entre el fisioterapeuta y el paciente
b. Estaría contraindicada si no existe ninguna esperanza de recuperación
c. Solicita las referencias propioceptivas de origen muscular, participando así en el mantenimiento de los sistemas sensoriomotores
d. La puesta en tensión muscular pasiva favorece la circulación venosa de retorno

1165. Entre las recomendaciones para el tratamiento del dolor de espalda en el embarazo NO se encuentra:

a. Realizar cambios frecuentes de posición
b. Utilizar técnicas manuales en los tejidos lesionados
c. Respetar los principios de elongación de la columna y estabilización lumbopélvica
d. Evitar el uso de faja pélvica como medida de soporte

1166. Cuántos grados forma el ángulo de inclinación de la cabeza humeral:

a. 45°   b. 60°   c. 100°   d. 135°

1167. Son músculos inspiradores:

a. Intercostales externos
b. Intercostales internos
c. Diafragma
d. Son correctas A y C

1168. Amplitudes articulares del hombro:

a. Flexión 180°, extensión 45-50°
b. Abducción 180°, aducción 50°
c. Rotación externa 95°, rotación interna 80°
d. Las tres son correctas

1169. La escala cuantitativa de la capacidad funcional motriz en enfermedades neuromusculares MFM (medida de la función motora) valora 3 dimensiones, cuáles:

a. 1-Bipedestación y transferencias, 2-motricidad axial y proximal y 3-motricidad distal
b. 1-Movilidad de miembros superiores, 2-movilidad de cabeza y tronco, y 3-movilidad de los miembros inferiores
c. 1-Sedestación, 2-bipedestación y 3-transferencias
d. 1-Transferencias, 2-motricidad y 3-función respiratoria

1170. 'Síndrome del túnel carpiano' o también 'Presión del nervio...

a. Mediano   b. Cubital
c. Radial   d. Los tres

1171. La prueba de Trendelenburg valora:

a. La movilidad sacroilíaca
b. La estabilidad de la cadera
c. Los ligamentos sacroilíacos
d. La fijación sacra

1172. Agente termoterápico con un límite de tolerancia mayor:

a. Aire
b. Agua
c. Parafina
d. Arena

1173. Indicadores que representan un suceso lo bastante grave e indeseable del resultado de la atención como para realizar una revisión individual de cada caso en que se produzca:

a. Indicadores centinela
b. Indicadores trazadores
c. Indicadores de eficiencia
d. Indicadores índice

1174. En la valoración fisioterapéutica obtenemos datos objetivos y subjetivos. Cuál de estos es subjetivo:

a. Fuerza
b. Flexibilidad
c. Dolor
d. Movilidad

1175. En las amputaciones tibiales, la prótesis PTB consta de:

a. Un apoyo subrotuliano, un contraapoyo en la pared posterior, unas aletas laterales que suben hasta la mitad de los cóndilos femorales y un apoyo de contacto total sobre toda la superficie del muñón
b. Un encaje externo rígido en forma de 'tapón' y una interfase de cuero
c. Un apoyo subrotuliano, un anclaje suprarrotuliano y un apoyo sobre el hueco poplíteo
d. Un apoyo suprarrotuliano, unas aletas supracondíleas y un apoyo sobre el hueco poplíteo

1176. Dentro de los nuevos métodos de valoración del equilibrio y el control postural en el paciente neurológico tenemos la Posturografía Dinámica Computerizada. Sobre las limitaciones de esta técnica, es FALSO:

a. Muestra una orientación de tipo sindrómica, alcanzando el valor diagnóstico específico de una prueba diagnóstica de enfermedad
b. El estudio del equilibrio sólo podrá llevarse a cabo en aquellos casos que funcionalmente estén mejor y puedan mantener la bipedestación de forma independiente
c. Requiere un espacio físico amplio
d. Su tiempo de exploración es prolongado

1177. Longitud de onda de la radiación infrarroja:

a. 300-2.000 nm
b. 500-4.000 nm
c. 760-15.000 nm
d. 600-6.000 nm

1178. Cuántos cm por debajo del platillo tibial es lo óptimo en una amputación por debajo de la rodilla si tras ello queremos colocar una prótesis:

a. 5   b. 10   c. 15   d. 25

1179. Contraindicación nerviosa de las técnicas de manipulación articular:

a. Metástasis ósea
b. Compresión medular
c. Espasmo muscular
d. Osteoporosis

1180. Sobre fracturas:

a. Las fracturas de tercio distal del escafoides presentan gran incidencia de necrosis avascular
b. La complicación más incapacitante de las fracturas de muñeca es la Distrofia Vegetativa Refleja
c. Nunca se debe reducir una fractura que tenga un desplazamiento angular
d. En el tratamiento de fisioterapia de la fractura de codo debemos recuperar primero la amplitud articular y después la fuerza muscular

1181. Si hacemos pasar una corriente galvánica de 6 mA con unos electrodos de 30 cm2, qué dosis estará recibiendo el paciente (mA/cm^2):

a. 0,6   b. 0,2   c. 0,3   d. 0,5

1182. En la tracción lumbar la posición de Fowler hace referencia a una flexión de las rodillas de:

a. 90°   b. 80°   c. 70°   d. 60°

1183. Los nódulos de Bouchard son característicos de las articulaciones...

a. Interfalángicas distales
b. Interfalángicas proximales
c. Radiocubital superior
d. Radiocubital inferior

1184. Principales manifestaciones clínicas de la bronquiectasia:

a. Disnea y tos
b. Ortopnea y tos
c. Tos y expectoración
d. Bradipnea y hemoptisis

1185. Condiciones ideales de una sustancia de contacto para la utilización del ultra sonido:

a. Elevada viscosidad
b. Baja viscosidad
c. Emulsionante con el aire
d. Son correctas A y C

1186. NO es una contraindicación absoluta para el uso de la termoterapia:

a. Deterioro de la sensibilidad
b. Tromboflebitis
c. Tumor maligno
d. Embarazo

1187. Cuál de estos métodos NO transmite calor por conversión:

a. Microondas
b. Onda corta
c. Ultrasonidos
d. Infrarrojos

1188. Sobre el pie diabético, es FALSO:

a. Son frecuentes las deformidades de hallux valgus y dedos en garra
b. Un objetivo de la fisioterapia es mejorar el riego sanguíneo a los miembros inferiores para retrasar el proceso de gangrena
c. El tratamiento con láser está indicado para controlar el proceso infeccioso de las úlceras
d. Un calzado adecuado y el uso de ortesis que mejoren el reparto de cargas será fundamental

1189. Sobre la fisiopatología del envejecimiento:

a. Se define como 'senilidad' las alteraciones producidas por las diversas enfermedades que pueden afectar al anciano
b. Todas las modificaciones que aparecen en el anciano son atribuidas a su envejecimiento natural
c. Los signos y síntomas secundarios al proceso natural de envejecimiento son atribuidos a enfermedades
d. Son correctas A y C

1190. En qué método de tratamiento se debe facilitar al paciente, mediante una guía táctil-cinestésica, el aprendizaje durante el desempeño de la actividad, interactuando con el entorno, su medio y su cuerpo:

a. El ejercicio terapéutico cognoscitivo (Método Perfetti)
b. El abordaje terapéutico perceptivo-cognitivo mediante interacción no verbal (Concepto Affolter)
c. La educación terapéutica de los trastornos cerebromotores (Concepto Le Métayer)
d. Facilitación neuromuscular propioceptiva (Kabat)

1191. Cuál es la causa de incontinencia de esfuerzo:

a. Contracción inadecuada del detrusor
b. Alteración de los mecanismos de cierre de la uretra
c. Descoordinación del reflejo miccional
d. Disminución de la presión intraabdominal

1192. La mano en garra es una deformidad típica de la lesión de:

a. La fractura de Colles invertida
b. El nervio cubital
c. El nervio Radial
d. El nervio Mediano

1193. Un paciente coronario a incluir en el Programa de Rehabilitación Cardíaca, que presente, entre otras pruebas complementarias, una Fracción de eyección inferior al 35% y en la Ergometría una capacidad física menor a 5 MET, sería clasificado de riesgo:

a. Bajo
b. Moderado
c. Alto
d. Mínimo

1194. A qué reflejo corresponde C6:

a. Tricipital
b. Bicipital
c. Estilorradial
d. Son correctas A y B

1195. Una persona presenta una marcha que incluye sacudidas o tambaleos y donde todos los movimientos están exagerados:

a. Marcha atáxica
b. Marcha parkinsoniana
c. Marcha antálgica
d. Marcha de pierna corta

1196. Qué deformidad se asocia a la presencia de un genu valgo:

a. Pie metatarso varo
b. Pie cavo
c. Pie zambo
d. Pie plano

1197. Espondilolistesis es el deslizamiento de una vértebra hacia:

a. Adelante
b. Atrás
c. La concavidad de la curva
d. La convexidad de la curva

1198. La lesión de la raíz C5-C6 da lugar a la alteración, de qué reflejo:

a. Tricipital
b. Estilorradial
c. Bicipital
d. Ninguno de los anteriores

1199. Un niño sano de 3 meses será capaz de realizar:

a. Un apoyo asimétrico en un codo, a fin de dejar libre la otra extremidad para la prensión en decúbito prono
b. Tenderá una mano hacia un objeto y la otra adoptará una función de apoyo y ajuste postural
c. Una elevación de las piernas en triple flexión en decúbito supino
d. El apoyo en ambas manos con la columna en extensión axial en decúbito prono

1200. La incontinencia urinaria por rebosamiento se caracteriza por:

a. Pérdida de orina gota a gota o a chorro fino, que se produce por escapes en la vejiga al vencer la presión intravesical a la uretral
b. Pérdida de orina gota a gota o a chorro fino, que se produce por repleción de la vejiga al vencer la presión intravesical a la uretral
c. Pérdida de orina asociada a cualquier actividad física o movimiento del paciente
d. Micción funcionalmente normal que ocurre de forma inconsciente e involuntaria durante el sueño en una edad superior a los 5 años

1201 A	1226 A	1251 D	1276 A
1202 B	1227 D	1252 B	1277 A
1203 D	1228 D	1253 C	1278 C
1204 A	1229 C	1254 D	1279 B
1205 D	1230 B	1255 B	1280 A
1206 A	1231 B	1256 A	1281 B
1207 B	1232 A	1257 C	1282 C
1208 C	1233 D	1258 D	1283 A
1209 D	1234 C	1259 A	1284 B
1210 D	1235 D	1260 A	1285 B
1211 D	1236 A	1261 A	1286 B
1212 D	1237 A	1262 C	1287 B
1213 A	1238 D	1263 B	1288 C
1214 B	1239 B	1264 B	1289 D
1215 C	1240 A	1265 B	1290 C
1216 A	1241 A	1266 C	1291 C
1217 D	1242 D	1267 D	1292 A
1218 C	1243 D	1268 A	1293 C
1219 C	1244 D	1269 D	1294 B
1220 D	1245 A	1270 B	1295 D
1221 D	1246 B	1271 B	1296 B
1222 D	1247 A	1272 C	1297 A
1223 C	1248 C	1273 D	1298 C
1224 D	1249 C	1274 D	1299 D
1225 C	1250 C	1275 D	1300 A

FALLOS:

1201. En las palancas de segundo género:

a. El apoyo y la potencia están en los extremos y la resistencia en el centro
b. El apoyo y la resistencia están en los extremos y la potencia en el centro
c. La potencia y la resistencia están en los extremos y el apoyo en el centro
d. Ninguna es correcta

1202. 'Tracción' es:

a. Una movilización activa resistida que se aplica con la intención de provocar separación de los espacios articulares
b. Una movilización pasiva forzada mantenida que se aplica con la intención de provocar separación de los espacios articulares
c. Una movilización autorresistida que se aplica con la intención de provocar separación de los espacios articulares
d. Una movilización activa forzada que se aplica con la intención de provocar separación de los espacios articulares

1203. En la parálisis de Klumpke encontramos:

a. La muñeca en flexión y pronación
b. los dedos en flexión
c. Son correctas A y B
d. Atrofia de los músculos interóseos y deformidad de la mano en garra

1204. La helioterapia utiliza como agente terapéutico:

a. El sol
b. El mar
c. Agua mineromedicinal
d. La luz

1205. La aplicación de onda corta estaría contraindicada en:

a. Mujeres gestantes
b. Portadores de marcapasos
c. Portadores de implantes metálicos
d. Todas las circunstancias anteriores

1206. Sobre el biofeedback, es FALSO:

a. Es una técnica que se utiliza sólo para patologías neuromusculares
b. Puede ser activo de forma voluntaria para incentivar movimientos
c. Puede aplicase sobre funciones orgánicas voluntarias e involuntarias
d. Puede ser activo de forma voluntaria o pasivo para inhibir movimientos

1207. *"El efecto de giro conseguido por una fuerza depende de tres magnitudes: la propia fuerza ejercida, la distancia del eje a la que actúa y el ángulo que forma con el radio"*

a. Momento de inercia
b. Momento de una fuerza
c. Principio de la independencia de las fuerzas
d. Las fuerzas como vectores

1208. NO es un efecto adverso de las infecciones hospitalarias:

a. Aumento de la estancia media hospitalaria
b. Incremento de los costes sanitarios
c. Disminución de medidas preventivas
d. Incremento morbilidad y mortalidad

1209. La postura de drenaje de Moberg consiste en:

a. La mano sobre el hombro opuesto durante 10 minutos
b. El codo estará pegado al cuerpo
c. Cada 2 minutos se eleva completamente el miembro superior con contracción isométrica durante 5 segundos
d. Las tres

1210. Tras la aplicación de ultrasonido, qué efecto se produce sobre la circulación y los vasos:

a. Vasodilatación
b. Aumento de la circulación local
c. Aumento de la circulación regional
d. Los tres

1211. En el análisis de riesgos las herramientas más utilizadas son:

a. AMFE (Análisis Modal de Fallos y sus Efectos) para el análisis de riesgo reactivo
b. AMFE (Análisis Modal de Fallos y sus Efectos) para el análisis de riesgo proactivo
c. ACR (Análisis Causa Raíz) para el análisis de riesgo reactivo
d. Son correctas B y C

1212. Acción del músculo tensor de la fascia lata:

a. Flexor de la cadera
b. Rotador interno de la cadera
c. Rotador externo de la cadera
d. Son correctas A y B

1213. Las corrientes eléctricas destinadas a realizar elongaciones musculares son:

a. Interferenciales y electroestimulación neuromuscular transcutánea
b. Interferenciales y galvánicas
c. Electroestimulación neuromuscular transcutánea y galvánicas
d. Interferenciales y diadinámicas

1214. Cuando el codo está en flexión nos encontramos el olécranon, la epitróclea y el epicóndilo formando:

a. Una horizontal
b. Un triángulo equilátero
c. Un rombo
d. Ninguno de los tres

1215. La maniobra de elección en la técnica linfático-manual, según Leduc, en la áreas ganglionares será:

a. Reabsorción
b. Dadores
c. Llamadas
d. Bombeos

1216. Entre estas pirámides de población, cuál es progresiva:

a. Pagoda
b. Bulbo o 'en hucha'
c. Campana
d. Barril

1217. Pruebas funcional que sirve para valorar los síntomas del Pie Plano:

a. Signo de Strunsky
b. Prueba de compresión de Gänsslen
c. Prueba de Presión de Thompson
d. Prueba de Grifka

1218. Duración mínima recomendada en la aplicación de crioterapia:

a. 40 min
b. 30 min
c. 20 min
d. 10 min

1219. En la Parálisis de Bell está lesionado el nervio:

a. Trigémino
b. Circunflejo
c. Facial
d. Hipogloso

1220. Para prevenir la progresión de la escoliosis ligera y corregir y estabilizar las más graves, el Método de Klapp se basa en:

a. Utilizar la contracción de la musculatura transversa del lado de la concavidad de la curvatura
b. Realizar la denominada respiración del ángulo de rotación
c. Efectuar ejercicios respiratorios de columna, partiendo de posturas en decúbito, sentado o bipedestación
d. Trabajar en descarga la columna vertebral, a partir de la posición cuadrúpeda con la columna suspendida entre la cintura escapular y las caderas

1221. Cuál de estas causas influye en el síndrome compartimental:

a. Aumento de la acumulación de líquido
b. Constricción del compartimento
c. Compresión externa
d. Todas son correctas

1222. NO es una característica eléctrica que define una neuroapraxia:

a. Ausencia de potenciales de denervación
b. Curva de intensidad-tiempo parecida a la normal
c. Aumento de la Cronaxia
d. Reacción de degeneración

1223. El V par craneal corresponde al nervio:

a. Facial
b. Glosofaríngeo
c. Trigémino
d. Espinal

1224. En parálisis braquial obstétrica:

a. Los nervios raquídeos de C5 a T1 se unen para formar 2 troncos primarios
b. Tras el nacimiento el lactante presenta una parálisis espástica con flexión del codo
c. Es fundamental favorecer que el niño integre el brazo afecto sin tener en cuenta su etapa de desarrollo motor
d. Los ejercicios se pueden facilitar mediante el uso de juguetes con sonido

1225. Ley física por la que se genera calor en los tejidos cuando por ellos se desplazan corrientes eléctricas:

a. Ley de Newton
b. Ley de Oersted
c. Ley de Joule
d. Ley de Ohm

1226. Aplicación posible del 'biofeedback' más utilizada:

a. Incontinencia urinaria y fecal
b. Control de fracturas
c. Control de prótesis
d. Control del dolor

1227. Agente físico denominado 'fisiono':

a. Aire
b. Agua
c. Sonido
d. Los tres

1228. Sobre el linfedema:

a. Es un edema simétrico
b. Es un edema blando
c. Presenta un signo de Stemmer positivo
d. Ninguna de las tres es correcta

1229. NO es característica de los criterios empleados en las actividades de evaluación y mejora de la calidad:

a. Realistas: que tengan en cuenta los recursos y las circunstancias del centro
b. Medibles: objetivos y explícitos
c. Empíricos: han de basarse, sobre todo, en la experiencia personal
d. Elaborados de forma participativa por los profesionales que son objeto de la evaluación

1230. El tratamiento con Láser de baja intensidad NO está indicado en:

a. Tratamiento de heridas
b. Tratamiento de un área hemorrágica
c. Tratamiento de lesiones de tejidos blandos
d. Tratamiento de la artritis

1231. Cuando el serrato mayor se encuentra en el grado '0' el paciente tendrá:

a. Una escoliosis dorsal hacia el lado del serrato que se encuentra afectado
b. Una escápula 'alada'
c. Una incapacidad funcional en los movimientos manipulativos finos
d. Tendrá que utilizar un corsé de Milwalkee para evitar deformaciones secundarias a este problema

1232. En Guillain-Barré, es FALSO:

a. La función respiratoria solo está afectada en el 15% de los casos
b. Presenta arreflexia
c. Hay gran polimorfismo clínico
d. Puede haber afectación del nervio facial

1233. Unidad de medida de intensidad de un campo magnético:

a. Tesla
b. Amperio
c. Gauss
d. Son correctas A y C

1234. En la torticolis muscular congénita:

a. La cabeza se encuentra en rotación homolateral e inclinación contralateral a la lesión
b. La mirada va al mismo lado que la retracción muscular
c. Aparece un pliegue cutáneo en la base del cuello en el mismo lado que la lesión
d. La exploración del bebé se realizará en decúbito prono especialmente

1235. El nivel neurológico D1 no tiene reflejo identificable, pero su función muscular más representativa es:

a. Aproximación de los dedos de la mano
b. Separación de los dedos de la mano
c. Flexión de los dedos de la mano
d. Son correctas A y B

1236. Para prevenir caídas y lesiones en personas mayores:

a. Protocolo OTAGO
b. Protocolo de Montreal
c. Protocolo de Nemechek
d. Protocolo de Spikes

1237. Objetivo del vendaje funcional:

a. Disminuir la puesta en tensión de los distintos tejidos implicados en la lesión
b. Disminuir la tensión muscular en un movimiento activo
c. Inmovilizar completamente la zona lesionada
d. Los tres

1238. Son interfaces entre equipo y paciente, de los dispositivos de Ventilación Mecánica No Invasiva usados en pacientes con Enfermedad Pulmonar Obstructiva Crónica, los siguientes, EXCEPTO:

a. Dispositivo nasal
b. Máscara facial total
c. Casco tipo Helmet
d. Tienda facial u oxi-tent

1239. El Test de McMurray es una maniobra realizada en:

a. decúbito supino y valora la integridad del ligamento cruzado anterior
b. decúbito supino y valora la integridad meniscal
c. decúbito prono y valora la integridad meniscal
d. decúbito prono y valora la integridad del ligamento cruzado anterior

1240. Síndrome caracterizado por un movimiento brusco de gran amplitud que predomina en la raíz de los miembros y principalmente en el miembro superior:

a. Hemibalismo
b. Ataxia
c. Atetosis
d. Corea

1241. Un paciente coronario a incluir en el Programa de Rehabilitación Cardíaca, clasificado de riesgo Alto tendrá:

a. Una Fracción de eyección menor al 35%
b. Una clasificación Killip y Kimball clase I
c. Una capacidad física según Ergometría superior a 7 MET
d. Ninguna de las tres

1242. Sobre la amputación de Gritti-Stokes:

a. Es una técnica interesante a tener en cuenta en las amputaciones a nivel del muslo
b. El muñón obtenido es de buena calidad y proporciona un brazo de palanca excelente
c. Se trata de una amputación inmediatamente por debajo de la rodilla
d. Son correctas A y B

1243. En el niño normal, la sedestación permanente ocurre:

a. Final del 5º mes
b. Final del 8º mes
c. Al cumplir el año
d. Al final del 10º mes

1244. Hace referencia a la técnica de drenaje linfático manual según Leduc:

a. La técnica de captación tiene como finalidad aumentar la presión tisular
b. La técnica de captación se realiza con el borde cubital del quinto dedo
c. La técnica de evacuación tiene como finalidad eliminar los desechos
d. Las tres son correctas

1245. El TENS de tipo acupuntura suele trabajar con Frecuencias...

a. ...menores de 10 Hz y amplitudes altas
b. ...menores de 10 Hz y amplitudes bajas
c. ...entre 10 y 30 Hz y amplitudes altas
d. ...entre 10 y 30 Hz y amplitudes bajas

1246. No es efecto del Drenaje Linfático Manual:

a. Antiedematizante
b. Vasodilatador
c. Sedante
d. Vagotónico

1247. Patrón de afectación articular más frecuente en la artritis psoriásica:

a. Poliartritis asimétrica
b. Poliartritis simétrica
c. Espondilartritis
d. Forma mutilante

1248. Articulación llamada 'de Lisfranc':

a. La calcaneoastragalina
b. La escafocuboidea
c. La tarsometatarsiana
d. La escafocuneal

1249. Cuál de estas patologías NO es una bandera roja en la columna cervical:

a. Insuficiencia vértebro-basilar
b. Meningitis
c. Blefaritis
d. Dolor radicular cervical

1250. En cuanto a la valoración de los pacientes neurológicos la escala de Barthel evalúa:

a. El rendimiento cognitivo
b. Las actividades instrumentales de la vida diaria
c. La actividad de la vida diaria
d. El dolor

1251. Señale la INCORRECTA:

a. Hay 31 pares de raíces nerviosas: 8 cervicales, 12 torácicas, 5 lumbares, 5 sacras y 1 coccígea
b. Una valoración sensitiva ASIA (American Spinal Injury Association) supone comprobar 28 puntos clave en cada lado del cuerpo
c. En un síndrome de Brown-Sequard se produce pérdida de función motora y propiocepción homolateral y pérdida de sensibilidad al dolor y temperatura contralateral
d. Normalmente un paciente con síndrome medular cervical anterior tiene preservados la sensibilidad al dolor y temperatura, pero no tiene función motora ni propiocepción por debajo de la lesión

1252. Mediante la utilización de sistemas de suspensión y de pesos–poleas, cómo facilitaremos el trabajo de los flexores de cadera en un paciente que presenta un balance muscular de grado 2 de la cadera derecha:

a. Paciente en decúbito lateral derecho con una suspensión distal a nivel del tobillo izquierdo
b. Paciente en decúbito lateral izquierdo con una suspensión vertical a nivel de la cadera derecha
c. Paciente en decúbito supino con una suspensión proximal de la extremidad inferior derecha
d. Paciente en decúbito supino con un sistema de pesos – poleas cuya polea de tracción se sitúa a su derecha

1253. Ventilación positiva continua de la vía aérea:

a. IPAP
b. BIPAP
c. CPAP
d. PEEP

1254. Sobre los productos de apoyo, es FALSO:

a. Las ortesis y prótesis son productos de apoyo
b. Hay productos de apoyo para la movilidad personal
c. Hay productos de apoyo para el esparcimiento
d. El único objetivo de un producto de apoyo es realizar la tarea de forma autónoma

1255. Las modalidades de cinesiterapia activa son:

a. Cinesiterapia activa y pasiva
b. Cinesiterapia asistida, libre y resistida
c. Cinesiterapia libre, resistida y forzada
d. Cinesiterapia resistida y autopasiva

1256. Qué medidas son prácticas en relación a la prevención de caídas en el entorno del anciano:

a. Después de un largo período acostado, primero sentarse y levantarse sólo cuando se sienta seguro para andar
b. Retirar pasamanos de la casa
c. Quitar todas las alfombras de la casa, incluida la antideslizante de la bañera
d. Todas son correctas

1257. Técnica de tratamiento que NO se considera dentro de la mecanoterapia:

a. Terapia con poleas
b. Terapia de suspensión
c. Terapia con inmovilización mediante férulas y yesos
d. Terapia con resortes

1258. Un paciente en la Unidad de Cuidados Intensivos que respire o esté ventilado a través de tubo orotraqueal NO puede toser porque:

a. La fase inspiratoria de la tos depende del ventilador, no del paciente
b. El personal de enfermería retira las secreciones bronquiales mediante aspiración mecánica y esto abole el reflejo tusígeno
c. El paciente se encontrará sedado y, en esta situación, no se produce contracción muscular voluntaria
d. La fase compresiva de la tos no se puede realizar por estar impedida la aducción de glotis

1259. Una corriente eléctrica de alta frecuencia puede atravesar el organismo a través de los mecanismos de:

a. Conducción, desplazamiento e inducción
b. Conducción y acoplamiento
c. Modulación y acoplamiento
d. Desplazamiento, modulación y acoplamiento

1260. El método de Delorme y Watkins de potenciación muscular se realiza mediante contracciones musculares:

a. Isotónicas
b. Isométricas
c. Dinámicas
d. Isocinéticas

1261. Según el método Vodder cuáles son los movimientos básicos en la técnica de drenaje linfático manual:

a. Círculo fijo, bombeo, dador y rotatorio
b. Círculo fijo, bombeo y dador
c. Círculo fijo, bombeo y rotatorio
d. Bombeo, dador y rotatorio

1262. Sobre las propiedades mecánicas de la vía aérea *"si el flujo es laminar, la resistencia al paso de aire en un tubo es directamente proporcional a la viscosidad del gas y la longitud del tubo e inversamente proporcional a la cuarta potencia del radio"*. Es la 'Ley...

a. de Boyle
b. de Röhrer
c. de Poiseuille
d. de Reinolds

1263. En un paciente con lesión cerebelosa:

a. El tono muscular está muy elevado
b. Está alterada la inervación recíproca
c. En la prueba de rebote el antagonista responderá rápidamente para detener el movimiento
d. Por su alteración del tono la base de sustentación que elegiremos para el tratamiento será más bien amplia e inestable

1264. Qué nervio puede sufrir su compresión a nivel de la arcada de Frohse:

a. Mediano
b. Radial
c. Cubital
d. Axilar

1265. Dentro de la aplicación de termoterapia, la transmisión de calor profundo al organismo se realiza por:

a. Convección
b. Conversión
c. Conducción
d. Radiación

1266. En la Segunda fase (a partir del 7° mes de vida) la reacción normal a la suspensión vertical de Collis será:

a. La pierna libre adopta una flexión en cadera, rodilla y tobillo
b. La pierna libre adopta una extensión en cadera y rodilla
c. La pierna libre adopta una ligera extensión de rodilla, permaneciendo la cadera en flexión
d. Ninguna de las tres

1267. Se conoce por punto gatillo:

a. Puntos dolorosos que se encuentran próximos a una articulación
b. Dolor muy localizado y preciso
c. Dolor que se manifiesta sólo en contracción
d. Regiones de 0,5 a 1 cm de un músculo alterado que se estimulan por presión

1268. En las técnicas de Facilitación Neuromuscular Propioceptiva se describen 3 agentes coadyuvantes de las técnicas de facilitación Cuál de los siguientes NO es uno de ellos:

a. Las consignas del fisioterapeuta
b. La aplicación de frío
c. La estimulación eléctrica
d. La vibración mecánica

1269. Ventaja de la meniscectomía por artroscopia:

a. Reanudación más rápida a la actividad laboral o deportiva
b. Ocasiona un daño mínimo al cuádriceps
c. Permite el balance simultáneo de los otros elementos intraarticulares
d. Las tres

1270. Tipos de barreras cinéticas:

a. Barrera anatómica, fisiológica y de restricción
b. Barrera anatómica, fisiológica, restricción y patológica
c. Barrera anatómica y fisiológica
d. Barrera anatómica y conectiva

1271. En una lesión medular completa de D8, con extremidades superiores sanas, la deambulación será posible:

a. Con muletas y bitutores bilaterales KAFO (Knee Ankle Foot Orthersis) realizando una marcha en cuatro puntos
b. con muletas y bitutores bilaterales KAFO (Knee Ankle Foot Orthersis) realizando una marcha en péndulo
c. Con muletas y ortesis bilaterales AFO (Ankle Foot Orthersis) de hoja de resorte posterior realizando una marcha en cuatro puntos
d. No es posible ningún tipo de marcha

1272. En una deformación en coxa vara, en qué posición nos encontramos el miembro inferior:

a. Abducción y rotación externa
b. Abducción y rotación interna
c. Aducción y rotación interna
d. Aducción y rotación externa

1273. Sobre la parálisis braquial obstétrica (PBO) es INCORRECTO:

a. En el tipo 'Duchene-Erb' están paralizados, entre otros, los músculos deltoides, redondo menor y bíceps braquial
b. Las lesiones postganglionares tienen mejor pronóstico
c. Poco después del nacimiento, la ausencia del reflejo de Moro es un signo de mal pronóstico
d. El signo de Claude Bernard-Horner se asocia a lesiones aisladas de C7

1274. Para evaluar el riesgo de caída de un paciente:

a. Escala de Tinetti
b. Timed Up and Go (TUG)
c. Functional Reach Test
d. Cualquiera de las tres

1275. Nnervio afectado en el síndrome del canal tarsiano:

a. Nervio calcáneo
b. Nervio plantar interno
c. Nervio plantar externo
d. Nervio tibial posterior

1276. Cuando un paciente anciano pasa por un proceso de encamamiento prolongado NO es habitual que se produzca:

a. Hipertrofia muscular
b. Osteoporosis
c. Pérdida de elasticidad muscular
d. Acortamiento de la cápsula articular

1277. En el tratamiento de una úlcera dérmica con ultrasonidos, se seleccionará una frecuencia y un ciclo de trabajo de:

a. 3 MHz, con ciclo de trabajo pulsátil del 20%
b. 1 MHz, con ciclo de trabajo pulsátil del 20%
c. 3 MHz, con ciclo de trabajo continuo
d. 1 MHz, con ciclo de trabajo continuo

1278. En la ciática L5 el dolor se extiende por:

a. Cara posterior de la nalga, el muslo y la pantorrilla hasta el talón y la planta del pie
b. Cara externa del muslo, borde anterior de la pierna hacia el maléolo interno y el dedo gordo
c. Parte posteroexterna del muslo y cara externa de la pierna hasta el dorso del pie
d. Parte posteroexterna del muslo

1279. Sobre la bipedestación y los patrones de marcha de los pacientes con parálisis de los miembros inferiores:

a. En la marcha pendular larga los pies se mueven hasta colocarlos a nivel de las muletas
b. En las ortesis rodilla-tobillo-pie (KAFO) los tobillos se colocan con una dorsiflexión de entre cinco y diez grados
c. Las personas con tetraplejia y parálisis completa (ASIA E o D) no son capaces de estar de pie con ayuda de bipedestadores
d. La ortesis walkabout incorpora un corsé de tronco y una barra de pivotaje

1280. Qué músculo podemos palpar desde el hueco axilar:

a. Pectoral mayor
b. Pectoral menor
c. Subescapular
d. Son correctas B y C

1281. Sobre el vendaje neuromuscular:

a. Para relajar un músculo con un vendaje neuromuscular le daremos una dirección de origen a inserción

b. Para relajar un músculo con un vendaje neuromuscular le daremos una dirección de inserción a origen

c. Para tonificar un músculo con un vendaje neuromuscular le daremos una dirección de inserción a origen

d. Son ciertas A y C

1282. 'Ergonomía' es:

a. Utilización de actividad constructiva para ayudar a la readaptación del paciente

b. Ciencia cuya finalidad es reducir y prevenir los efectos nociceptivos de la actividad física

c. Ciencia cuya finalidad es reducir y prevenir los efectos perjudiciales de las condiciones de trabajo sobre el organismo

d. Ciencia cuya finalidad es reducir y prevenir los efectos nocivos de la actividad física

1283. Cuál de estos métodos de fortalecimiento muscular es un método dinámico de cargas crecientes directas en el que se utiliza para ello el valor de la RM (resistencia máxima):

a. Dotte

b. Troisier

c. Vön Niederhöffer

d. MacGovern y Luscombe

1284. Sobre el masaje, es FALSO:

a. Los efectos fisiológicos obedecen a mecanismos de naturaleza refleja o de índole mecánica

b. Produce una mejora de la circulación de retorno venoso si se aplica en sentido centrífugo

c. Uno de sus objetivos es aumentar el flujo sanguíneo y drenar sustancias algógenas

d. La aplicación del masaje sobre el tejido muscular estriado puede provocar cambios sobre el tono, la elasticidad y la contractibilidad del músculo

1285. El signo de Froment positivo indica parálisis de qué nervio:

a. Radial

b. Cubital

c. Ciático

d. Ciático poplíteo externo

1286. Los movimientos continuos, lentos y amplios que forman una secuencia con un progresivo incremento de la dificultad (Katas) que conforman la base del Ai Chi son:

a. 15 katas

b. 19 katas

c. 25 katas

d. 30 katas

1287. Cuál de los siguientes signos NO corresponde al Síndrome Parkinsoniano:

a. Hipocinesia

b. Espasticidad

c. Temblor de reposo

d. Cara de póker

1288. Disueltos en agua, aumentan su conductibilidad eléctrica:

a. Cationes

b. Aniones

c. Electrólitos

d. Solución electrolítica

1289. Posición de función de la mano o posición en la que la mano se presenta para asir un objeto con naturalidad:

a. Muñeca en extensión ligera e inclinación cubital leve

b. Dedos ligeramente flexionados al nivel de las tres articulaciones

c. Pulgar en semioposición, la metacarpofalángica en semiflexión y la interfalángica ligeramente flexionada

d. Las tres son correctas

1290. Trabajo muscular donde se trabaja en contra de la resistencia máxima independientemente de la amplitud articular y a una velocidad constante:

a. Trabajo muscular dinámico concéntrico

b. Trabajo muscular dinámico excéntrico

c. Trabajo muscular isocinético

d. Son correctas B y C

1291. Es frecuente en una espondilosis:

a. Desplazamiento hacia delante de una vértebra sobre otra

b. Un defecto de las partes interarticulares del arco

c. Degeneración del disco intervertebral

d. Son correctas A y B

1292. La cadera es una articulación de tipo:

a. Enartrosis

b. Condílea

c. Tróclea

d. De encaje recíproco

1293. La velocidad de propagación de una onda depende de:

a. Medio

b. Longitud de onda

c. Son correctas A y B

d. Tiempo

1294. 'Tuberosidad tibial crecida' o también:

a. Signo del camello

b. Enfermedad de Osgood-Schlatter

c. Síndrome tibial

d. Tenosinovitis

1295. Estructura que interviene en la extensión de la rodilla:

a. Rótula

b. Tendón rotuliano

c. Tuberosidad tibial

d. Las tres son correctas

1296. Ante un paciente aquejado de genu varum benigno, qué músculos se deben tonificar para evitar la progresión del problema:

a. Semitendinoso, semimembranoso y recto anterior del cuádriceps

b. Vasto externo, tensor de la fascia lata y bíceps femoral

c. Vasto externo e interno y tibial anterior

d. Semitendinoso, bíceps femoral anterior y tibial anterior

1297. Indique la correcta:

a. Los meniscos son avasculares

b. La rótula es avascular

c. Ambas son correctas

d. Ninguna lo es

1298. En la parálisis del nervio torácico largo tenemos que trabajar de manera primordial el músculo:

a. Supraespinoso

b. Romboides

c. Serrato mayor

d. Angular de la escápula

1299. El método McKenzie está indicado fundamentalmente en:

a. Tromboflebitis

b. Incontinencia urinaria

c. Cardiopatías

d. Patología lumbar

1300. Amplitud global de inflexión lateral del raquis en conjunto:

a. 75 a 85°

b. 55 a 65°

c. 45 a 55°

d. 35 a 45°

1301 **A**	1326 **A**	1351 **A**	1376 **D**
1302 **D**	1327 **B**	1352 **B**	1377 **B**
1303 **D**	1328 **B**	1353 **D**	1378 **B**
1304 **A**	1329 **A**	1354 **A**	1379 **D**
1305 **C**	1330 **A**	1355 **C**	1380 **B**
1306 **D**	1331 **C**	1356 **A**	1381 **A**
1307 **D**	1332 **B**	1357 **D**	1382 **A**
1308 **B**	1333 **B**	1358 **C**	1383 **A**
1309 **B**	1334 **D**	1359 **C**	1384 **B**
1310 **C**	1335 **B**	1360 **D**	1385 **A**
1311 **C**	1336 **D**	1361 **C**	1386 **A**
1312 **C**	1337 **B**	1362 **A**	1387 **A**
1313 **B**	1338 **D**	1363 **D**	1388 **B**
1314 **B**	1339 **A**	1364 **B**	1389 **D**
1315 **D**	1340 **C**	1365 **C**	1390 **C**
1316 **B**	1341 **B**	1366 **C**	1391 **B**
1317 **B**	1342 **B**	1367 **B**	1392 **D**
1318 **B**	1343 **C**	1368 **B**	1393 **B**
1319 **C**	1344 **A**	1369 **D**	1394 **D**
1320 **D**	1345 **A**	1370 **C**	1395 **C**
1321 **C**	1346 **B**	1371 **B**	1396 **B**
1322 **A**	1347 **C**	1372 **A**	1397 **D**
1323 **C**	1348 **A**	1373 **D**	1398 **B**
1324 **C**	1349 **B**	1374 **A**	1399 **D**
1325 **C**	1350 **B**	1375 **B**	1400 **D**

FALLOS:

1301. Sobre el masaje transversal profundo de Cyriax, es FALSO:

a. Se utiliza en la recuperación de déficit motores unidos a parálisis periférica
b. Las principales indicaciones son patología tendinosa, capsuloligamentosa y muscular
c. Sus maniobras se realizan de forma puntual y especifica
d. Por su efecto antálgico se puede esperar una rearmonización funcional

1302. En terminología internacional sobre vendajes funcionales, 'técnica de vendaje elástico de una forma continua':

a. Souple
b. Straping
c. Taping
d. Bandage

1303. La unidad motora está constituida por:

a. Cuerpo celular
b. Axón
c. Placa motora
d. Las tres

1304. La articulación trapeciometacarpiana se clasidfica como:

a. Encaje recíproco
b. Artrodias
c. Anfiartrosis
d. Condílea

1305. Indique la FALSA:

a. Las técnicas para facilitar el movimiento automático y contrarrestar la actividad motora anormal deben relacionarse con la participación consciente del niño
b. El/la terapeuta debe observar a los padres funcionando con su hijo
c. Las prioridades de los padres y familiares no se tomarán en cuenta a la hora de darles indicaciones de manejo
d. El niño se beneficiará más de una actividad motora correcta realizada por él mismo

1306. Lesiones medulares; es FALSO:

a. El test TMT (Timed Motor Test) se diseñó para niños con lesión medular y evalúa el tiempo en completar diversas tareas
b. El paciente con tetraplejia completa C4 tiene una parálisis parcial del diafragma
c. El manejo fisioterapéutico del lesionado medular tendrá en cuenta: valoración de la discapacidad, limitación para la actividad y restricción para la participación
d. Los pacientes con tetraplejia C5 pueden realizar transferencias del suelo a la silla de ruedas

1307. En el índice raquídeo de Delmas:

a. Un raquis con curvaturas acentuadas es de tipo funcional dinámico
b. Un raquis con curvaturas poco acentuadas es de tipo funcional estático
c. Un raquis con curvaturas acentuadas es de tipo funcional estático
d. Son correctas A y B

1308. Corriente de baja frecuencia es aquella cuya frecuencia:

a. Es de más de 10.000 Hz
b. Oscila entre 1 y 1.000 Hz
c. Oscila entre 5.000 y 6.000 Hz
d. Oscila entre 1.000 y 10.000 Hz

1309. Sobre los diferentes tipos de láser utilizados en fisioterapia:

a. El láser As Ga emite en una longitud de onda de 633 nm (rojo) aproximadamente y la potencia utilizada se halla entre 1 y 50 mW
b. El láser He Ne emite en una longitud de onda de 633 nm (rojo) aproximadamente y la potencia utilizada es 50 mW como máxima
c. El láser CO_2 emite en una longitud de onda de 633 nm (rojo) aproximadamente y la potencia máxima utilizada es de 900 W
d. El láser As Ga emite en una longitud de onda de 633 nm (rojo) y la potencia utilizada es de 900 mW como máxima

1310. En la aplicación de la onda corta en la variedad de campo de condensador, la cantidad de energía recibida por el cuerpo depende de tres factores básicos. Señale la INCORRECTA:

a. La potencia aplicada
b. El tamaño de los electrodos
c. La impedancia de los tejidos irradiados
d. La distancia entre electrodos y tejidos

1311. Lesión en la que el anillo fibroso se ha perforado y ha pasado material del disco hacia el espacio epidural:

a. Protrusión del disco
b. Prolapso del disco
c. Extrusión del disco
d. Disco secuestrado

1312. Un paciente con lesión medular completa a nivel T1-T3, realizará una marcha:

a. Pendular
b. Marcha en 4 Puntos
c. Semipendular
d. La marcha no es posible

1313. En las palancas de segundo género:

a. El fulcro está entre la potencia y la resistencia
b. La resistencia está entre el fulcro y la potencia
c. La potencia está entre el fulcro y la resistencia
d. Ninguna es correcta

1314. La coherencia del láser hace referencia a que...

a. los fotones presentan la misma energía
b. las ondas se encuentran en fase entre sí
c. La relación de la potencia de emisión del láser con la superficie de absorción
d. La capacidad del láser de no dispersarse

1315. Movimientos involuntarios sostenidos que imponen a ciertos segmentos de los miembros o una parte del cuerpo actitudes extremas de contorsión:

a. Atetosis
b. Movimientos coreiformes
c. Balismo
d. Distonía

1316. La prueba de Barlow es una modificación de la prueba de:

a. Trendelenburg   b. Ortolani
c. Patrick   d. Guillet

1317. Nos encontramos con una mano péndula, qué nervio está afectado:

a. Cubital   b. Radial
c. Mediano   d. Son correctas A y C

1318. En la rehabilitación tras una prótesis de cadera, es FALSO:

a. Se anima al paciente a sentarse en una silla en el primer día postoperatorio
b. En los cambios posturales están contraindicados los decúbitos laterales
c. En el segundo día postoperatorio se pueden hacer ejercicios de leve abducción pasiva y adducción asistida hasta la línea media corporal
d. En el tercer día postoperatorio se inicia el apoyo de carga sobre ambos miembros

1319. Señale la FALSA a la hora de aplicar un ultrasonido:

a. Elegiremos el cabezal de 1 Mhz si queremos un mayor poder de penetración
b. Lo aplicaremos de forma lenta y regular, con una suave presión y tratando de esquivar salientes óseos
c. En procesos crónicos se recomienda usar poca potencia y poca dosis
d. Si el paciente manifiesta molestia o inflamación, bajaremos la dosis

1320. Las corrientes pulsadas son las más utilizadas en estimulación neuromuscular. El pulso bipolar o bifásico se caracteriza por:

a. La amplitud siempre tiene valores del mismo signo
b. La fase de un pulso toma valores positivos y negativos
c. La corriente circula primero en un sentido y luego en sentido opuesto
d. Son correctas B y C

1321. Sobre las instrucciones que se dan al paciente con un vendaje funcional cuál NO es correcto:

a. Retirar el vendaje en caso de coloración azulada o muy pálida de los dedos de la mano/pie
b. Retirar el vendaje si presenta sensación de hormigueo o adormecimiento de los dedos
c. Con el vendaje funcional es necesario que guarde reposo absoluto
d. El vendaje no debe provocar molestias adicionales

1322. Está indicada la crioterapia:

a. Para controlar la inflamación aguda
b. Sobre nervios periféricos en regeneración
c. Sobre una zona con mala circulación
d. En todos los casos anteriores

1323. Dónde se encuentra el primer lugar de integración del dolor:

a. Asta lateral
b. Asta anterior
c. Asta posterior de la médula
d. Bulbo raquídeo

1324. Sobre la hidroterapia, es FALSO:

a. Mejora los problemas osteoarticulares al existir menor carga de peso sobre las articulaciones
b. Permite mejorar el equilibrio en pacientes con problemas neurológicos
c. Se desaconseja el ejercicio en agua durante los primeros meses de embarazo
d. Mejora el funcionamiento cardiovascular y respiratorio

1325. En la técnica de iontoforesis, cuál es la concentración habitual de la solución que proporciona mayor porcentaje de ionización y paso a través de la piel:

a. Entre un 5 y 10%
b. Entre un 20 y 30%
c. Entre 1 y 2%
d. La concentración de la solución es irrelevante

1326. Patrón postural característico de decorticación de un paciente en coma:

a. Sinergias de flexión en los miembros superiores y de extensión en los inferiores
b. Sinergias extensoras tanto en miembros superiores como inferiores
c. Sinergias de extensión en miembros superiores y flexión en inferiores
d. Sinergias de flexión en miembros superiores e inferiores

1327. Instrumento válido para la planificación en el tiempo de un Programa de Salud:

a. El histograma secuencial
b. El 'Diagrama de Gantt'
c. El gráfico lineal de responsabilidades
d. El 'flujograma de Pineault'

1328. En una ligamentoplastia del cruzado anterior de la rodilla, cuántos grados de flexión son necesarios para evitar la tensión del ligamento:

a. 20 a 60°
b. 20 a 80°
c. 20 a 100°
d. 20 a 125º

1329. El tipo de encefalopatía epiléptica pediátrica caracterizada por la asociación de espasmos epilépticos, retraso en el desarrollo psicomotor y un trazo característico de hipsarritmia en el electroencefalograma es el 'Síndrome de...

a. West
b. Rett
c. Sprengel
d. Horner

1330. Sobre fracturas de radio, es FALSO:

a. En las fracturas del radio por encima de la inserción del músculo pronador redondo, el fragmento proximal es extendido y supinado por el bíceps braquial y el supinador
b. En las fracturas del radio por encima de la inserción del músculo pronador redondo, el fragmento distal es pronado por el pronador redondo y el pronador cuadrado
c. En fracturas del tercio medio o distal del radio, por debajo de la inserción del músculo pronador redondo, el fragmento proximal se mantiene en posición neutra por la acción del supinador y del pronador redondo
d. En fracturas del tercio medio o distal del radio, por debajo de la inserción del músculo pronador redondo, el fragmento distal es pronado por el pronador cuadrado

1331. En qué Fase del fenómeno de Raynaud se produce un color cianótico azulado, a veces casi negro, por dilatación paralítica y éxtasis sanguínea:

a. 4   b. 3   c. 2   d. 1

1332. En la espina bífida qué dos procesos patológicos se observan en la formación de la porción inferior de la médula:

a. Defecto de colocación y defecto de ascensión
b. Defecto de cierre y defecto de ascensión
c. Defecto de cierre y defecto de descenso
d. Ninguna es correcta

1333. Dispositivos ortopédicos que aseguran al cuerpo una forma conveniente con fin funcional:

a. Plantillas
b. Ortesis
c. Prótesis
d. Ayudas técnicas

1334. Dilatación permanente y anormal de los bronquios, acompañada de broncorrea mucopurulenta:

a. Asma
b. Enfisema pulmonar
c. EPOC
d. Bronquiectasia

1335. En una espondilólisis encontramos:

a. Desplazamiento hacia delante de una vértebra sobre otra
b. Defecto de las partes interarticulares del arco
c. Degeneración del disco intervertebral
d. Son correctas A y B

1336. La densidad del cuerpo humano es de aproximadamente:

a. 35   b. 12   c. 4   d. 1

1337. Cuando la contención músculo-ligamentosa es insuficiente para mantener la congruencia articular, hablamos de:

a. Hiperlaxitud
b. Inestabilidad
c. Hipermovilidad
d. Movilidad patológica

1338. Ejemplo de dolor fulgurante:

a. Una quemadura
b. Un esguince de tobillo
c. Un esguince cervical
d. La neuralgia del trigémino

1339. Cuál de los siguientes NO es un efecto fisiológico del masaje de percusión:

a. Disminuye la excitabilidad nerviosa
b. Efecto vasodilatador
c. Disminuye la cronaxia
d. Aumenta la contractilidad muscular

1340. La mecánica respiratoria es diferente según la edad y el sexo En la mujer tiene lugar qué tipo de respiración:

a. Tipo costal inferior
b. Tipo abdominal
c. Tipo costal superior
d. Tipo mixto

1341. Acude a nuestra consulta un paciente con patología respiratoria Durante la valoración, al realizar percusión sobre su tórax notamos una disminución de la resonancia (matidez) Qué patología respiratoria NO encaja con este signo:

a. Derrame pleural
b. Enfisema pulmonar
c. Atelectasia
d. Todas son patologías donde hay matidez

1342. En cuanto a las curvas de respuesta fisiológica, a la intensidad mínima necesaria para producir una contracción muscular con un impulso cuadrangular de 1.000 milisegundos de duración se le llama:

a. Cronaxia
b. Reobase
c. Umbral Galvano Tétano
d. Umbral Farádico

1343. Sobre la utilización de los clavos intramedulares en el tratamiento de las fracturas, es FALSO:

a. Se utilizan para tratamiento de fracturas diafisarias
b. Pueden doblarse para lograr una fijación en tres puntos
c. Se usan siempre como clavo único
d. Pueden usarse para el tratamiento de los huesos largos en la infancia

1344. En la espina bífida, a nivel medular S2, podemos encontrar:

a. Pies cavos con dedos en garra
b. Pies talos valgos
c. Pies equinos
d. Pies equinovaros

1345. En el Fútbol-5 como deporte adaptado, es FALSO:

a. Todos los componentes deben tener una discapacidad visual
b. Se practica con un balón sonoro
c. No existen los fueras de banda
d. La regla del fuera de juego no se aplica

1346. Ante un paciente con dolor inespecífico lumbar de más de 12 semanas de duración, intervención recomendada como tratamiento de primera línea:

a. Paracetamol
b. Educación y autocuidado
c. Calor superficial
d. Masaje

1347. Si durante el tratamiento de un paciente de 17 años éste le cuenta al fisioterapeuta algo intimo que no quiere que sepan sus padres y que puede repercutir en su lesión Cómo NO debe ser la actuación del profesional:

a. Hay que valorar la madurez del menor antes de tomar una decisión
b. Tener presente que todo lo referente a la intimidad tiene carácter confidencial
c. Debe contárselo a sus padres, aunque el paciente se oponga
d. Ha de facilitar la deliberación conjunta con el paciente sobre los distintos cursos de acción

1348. En el uso de TENS para el tratamiento del dolor crónico vehiculado por las fibras tipo C, según la teoría del bloqueo axonal con liberación de endorfinas, se utilizará generalmente frecuencias:

a. bajas y anchos de impulso largos
b. altas y anchos de impulso largos
c. bajas y anchos de impulso cortos
d. altas anchos de impulso cortos

1349. Trabajar un músculo en carrera interna corresponde a contracción...

a. incompleta, estiramiento completo
b. completa, estiramiento incompleto
c. completa, estiramiento completo
d. incompleta, estiramiento incompleto

1350. Si al calcular el coeficiente de acomodación de un sistema neuromuscular, el valor obtenido se encuentra por debajo de 3:

a. El sistema explorado presenta una posible alteración neurovegetativa
b. El sistema explorado está posiblemente degenerado y esta degeneración será mayor cuanto más se acerque el valor a la unidad
c. El sistema neuromuscular explorado es hiperexcitable y sus valores de cronaxia serán muy inferiores a los de un sistema considerado normal
d. El sistema explorado se considera normal

1351. Sobre los ligamentos laterales de la rodilla:

a. El lateral externo está separado del menisco por el tendón del músculo poplíteo
b. El lateral interno está separado del menisco interno por el músculo semimembranoso
c. El lateral interno está separado del menisco por el tendón del músculo poplíteo
d. El lateral externo se inserta en el borde externo del menisco externo

1352. Son músculos del plano superficial del periné:

a. Esfínter externo de la uretra
b. Bulbocavernoso
c. Transverso profundo
d. Elevador del ano

1353. Función muscular más representativa del nivel neurológico D12-L3:

a. Flexión de la cadera
b. Aducción de la cadera
c. Extensión de la rodilla
d. Todas son correctas

1354. A qué autor se atribuye el masaje transversal del periostio:

a. Vogler
b. Pold
c. J. Cyriax
d. Dicke

1355. En las fracturas del escafoides, es FALSO:

a. Es la fractura de la extremidad superior que más frecuentemente pasa inadvertida
b. El principal aporte sanguíneo llega por la cara dorsal del polo distal, dejando el polo proximal con una irrigación relativamente pobre
c. La mayoría de las fracturas se producen por una fuerza en flexión aplicada al polo distal, con el polo proximal estabilizado
d. Los hallazgos clínicos son: dolor, hiperestesia y tumefacción en la tabaquera anatómica

1356. Determinante de salud de una comunidad menos susceptible de cambiar:

a. La biología humana
b. El medio ambiente
c. El estilo de vida
d. El sistema de asistencia sanitaria

1357. Durante el tratamiento de la marcha en un paciente hemipléjico que presenta una hipertonía en el hemicuerpo izquierdo tendremos en cuenta que:

a. La hipertonía del miembro superior alterará el balanceo normal de la extremidad afectando a la estabilidad de la marcha y, en consecuencia, aumentando de forma anormal la contracción de la musculatura de la extremidad inferior y produciendo un mayor gasto cardíaco

b. El bloqueo articular del codo afectará a la marcha, reduciendo la velocidad, la longitud de la zancada y el tiempo de apoyo monopodal

c. La alteración que se produce en la coordinación entre el miembro superior y el miembro inferior contralateral también influirá en la marcha del paciente

d. Las tres cosas

1358. El paciente en bipedestación debe intentar tocarse el margen medial superior de la escápula contralateral con el dedo índice para evaluar la movilidad del hombro Es la prueba:

a. de Yergason
b. de Bowden
c. de Apley
d. de Tinel

1359. Qué precaución más evidente debemos de tener en cuenta en el vendaje neuromuscular de los pacientes neurológicos:

a. Que la información genere propiocepción
b. Que la inhibición sea correcta
c. Evitar trastornos de la sensibilidad y precaución en la retirada del vendaje
d. Que la información sea facilitadora

1360. La parálisis de cuál de los siguientes nervios da como resultado la flexión del codo:

a. Musculocutáneo
b. Mediano
c. Cubital
d. Radial

1361. Osteítis deformante que se caracteriza por la hipertrofia y por la tendencia a la deformación de ciertos huesos:

a. Mal de Pott
b. Enfermedad de Still
c. Enfermedad de Paget
d. Enfermedad de Ollier

1362. La parálisis del diafragma tiene lugar por encima de:

a. C4   b. D2   c. D4   d. D6

1363. Emite radiación ultravioleta:

a. Lámpara de cuarzo
b. Lámpara de luz negra
c. Lámpara fluorescente
d. Las tres

1364. Está inervado por el nervio obturador:

a. Obturador interno
b. Obturador externo
c. Gémino superior
d. Gémino inferior

1365. Tras una fractura de diáfisis humeral, semanas mínimas de inmovilización:

a. 10   b. 8   c. 6   d. 4

1366. La Asociación Española de Ergonomía clasifica la ergonomía según las áreas de especialización Indica el área que NO es correcta:

a. Ergonomía de puestos o sistemas
b. Ergonomía ambiental
c. Ergonomía preventiva
d. Ergonomía correctiva

1367. La mayoría de las veces la rotura del tendón de Aquiles se produce:

a. Unos centímetros por debajo de su inserción calcánea
b. Unos centímetros por encima de su inserción calcánea
c. En el punto de inserción calcánea
d. Son correctas A y C

1368. Cuando se realiza una suspensión ventral del bebé de 2 a 4 meses:

a. La cabeza está por debajo del punto de apoyo ventral
b. La cabeza se mantiene en el eje del tronco enderezada hasta la horizontal
c. La cabeza pasa muy por encima de la horizontal
d. Ninguna de las tres

1369. En el disco intervertebral, las fibras de Sharpey unen:

a. el núcleo pulposo al cuerpo vertebral
b. las fibras de colágeno del anillo fibroso
c. el anillo fibroso al núcleo pulposo
d. el anillo fibroso al cuerpo vertebral

1370. Después de tratar quirúrgicamente una rodilla paralítica espástica creando un recurvatum, qué músculo potenciaremos:

a. Glúteo medio
b. Glúteo mayor
c. Cuádriceps
d. Psoas

1371. Dentro de las técnicas de hidroterapia general, las afusiones hacen referencia a:

a. Baños de agua salada
b. Derramar agua sobre el cuerpo a bajas temperaturas
c. Envolturas frías con sábanas mojadas
d. Baños de contraste

1372. La estimulación muscular con el fin de lograr una hipertrofia muscular se realizará:

a. Con una corriente interferencial interrumpida
b. Con una corriente continua interrumpida
c. Con la aplicación de una corriente estimulante monofásica interrumpida
d. Con la aplicación de electroestimulación neuronal transcutánea siguiendo la teoría de las endorfinas

1373. Distribución sensitiva del nervio ciático:

a. Toda la planta del pie
b. Cara externa de la pierna
c. Mitad externa de la pantorrilla
d. Las tres son correctas

1374. La pérdida de contracción del músculo pronador redondo nos indica una lesión del nervio:

a. Mediano
b. Cubital
c. Radial
d. Son correctas B y C

1375. La articulación formada entre dos cuerpos vertebrales adyacentes es de tipo:

a. Artrodia
b. Anfiartrosis
c. Sinartrosis
d. Tróclea

1376. La aplicación de termoterapia en el organismo tiene un efecto analgésico porque se produce:

a. Un bloqueo a nivel medular de los impulsos nociceptivos
b. Un aumento del umbral doloroso
c. Un aumento de la permeabilidad de las membranas que facilita la reabsorción de sustancias químicas propias del metabolismo orgánico que estimulan los receptores químicos del dolor
d. Todas son correctas

1377. Varón de 17 años que jugando al fútbol tropieza y cae con recepción sobre la mano extendida. Acude a consulta con la extremidad aducida y sostenida con la otra mano para aliviar dolor, que es severo y se exacerba con la movilización del hombro. El hombro aparece deprimido y la clavícula se hace prominente en la piel siendo posible reducirla mediante presión digital. Ello nos lleva a pensar en una luxación/subluxación acromioclavicular. Se trata de Grado:

a. II   b. III   c. IV   d. V

1378. Ejercicios recomendables para disminuir el dolor lumbar de origen mecánico o postural:

a. de Codman
b. de Williams
c. de Frenkel
d. de Chandler

1379. Cuántas semanas suele durar la inmovilización con yeso en una fractura de escafoides:

a. 6 a 8
b. 6 a 10
c. 8 a 10
d. 8 a 16

1380. En el síndrome del dolor regional complejo es FALSO:

a. También se llama síndrome de Sudeck
b. Es una enfermedad aguda y progresiva
c. También se llama Algodistrofia
d. Es una enfermedad crónica y progresiva

1381. El método de Delorme emplea un programa de ejercicios con cargas:

a. directas y progresivamente crecientes
b. directas y de intensidad decreciente
c. indirectas y progresivamente creciente
d. indirectas y de intensidad decreciente

1382. Es una técnica espiratoria lenta:

a. ELTGOL
b. Espirometría incentivada
c. Ejercicios en débito inspiratorio controlado
d. Tos dirigida

1383. La acidosis respiratoria aparece por

a. Disminución de la ventilación alveolar
b. Aumento de la ventilación alveolar
c. Disminución del nivel de acido carbónico en sangre
d. Aumento del nivel de bicarbonato sódico en sangre

1384. Señale la INCORRECTA. En la exploración articular de la coxartrosis:

a. Un límite articular precoz, elástico y blando es secundario a una retracción o a una contractura muscular
b. Según las pruebas de descentrado articular de Sohier una barrera motora precoz, al evaluar la rotación externa de cadera, refleja un descentrado anterior de cabeza femoral
c. Un límite articular precoz elástico y duro se debe a una puesta en tensión precoz del sistema capsulo-ligamentoso periarticular
d. Un límite precoz y duro justifica el uso de técnicas de recentrado articular

1385. En las aplicaciones hidroterápicas, las modificaciones en la temperatura de los tejidos superficiales y en la intensidad de los efectos locales y sistémicos, dependen de estos factores, EXCEPTO:

a. La viscosidad del fluido aplicado
b. La temperatura del agua
c. La superficie de la zona expuesta
d. El tiempo de aplicación

1386. Fases de la corriente galvánica:

a. Fase de cierre, fase estacionaria y fase de apertura
b. Fase de apertura, estacionaria y de cierre
c. Fase de apertura y fase de cierre
d. Fase de apertura y fase estacionaria

1387. En el patrón de extensión con rotación a la izquierda de la cabeza y cuello de la facilitación neuromuscular propioceptiva, cuáles son los componentes musculares principales en la rotación de la cabeza:

a. Oblicuo superior de la cabeza izquierdo, oblicuo inferior de la cabeza izquierdo, esplenio de la cabeza, largo de la cabeza, semiespinosos dorsales y porción superior del trapecio
b. Semiespinoso dorsal, recto anterior mayor de la cabeza, largo del cuello, ileocostal cervical, esplenio del cuello y porción superior del trapecio
c. Recto anterior de la cabeza derecho, recto lateral de la cabeza izquierdo y esternocleiodomastoideo derecho
d. Ninguna de las anteriores es correcta

1388. El centro regulador de la temperatura corporal se sitúa en:

a. Tálamo
b. Hipotálamo
c. Hipófisis
d. Cerebelo

1389. Cuando se realiza la amputación radiocubital en el miembro superior:

a. La ausencia de parte de la extremidad superior provoca una inclinación del tronco hacia el lado afectado
b. El mejor nivel de amputación es el tercio superior del antebrazo cerca de la articulación del codo
c. Conservar la pronosupinación tras la amputación es funcionalmente poco relevante
d. Se eligen los flexores y extensores del carpo para colocar los electrodos de la prótesis mioeléctrica del antebrazo

1390. NO es un principio general de la cinesiterapia:

a. Posicionamiento del paciente: el paciente debe estar en posición cómoda
b. Puesta en confianza del paciente: el paciente debe confiar en el terapeuta
c. Superación del umbral del dolor: para que una movilización sea efectiva debe superar el umbral doloroso del paciente
d. Progresión del tratamiento: se debe adaptar la intensidad, fuerza y frecuencia del tratamiento

1391. Según el Manual diagnóstico y estadístico de los trastornos mentales (DSM-5 / 2013), si un niño en edad escolar tiene un progreso en lectura, escritura, matemáticas más lento a través de los años escolares y es marcadamente limitado en comparación con el de sus iguales, se trataría de una Discapacidad Intelectual:

a. Grave
b. Moderada
c. Leve
d. No trataría una Discapacidad Intelectual

1392. Rosa columpia la pierna hacia fuera y adelante en un círculo o la empuja hacia delante. Su marcha es:

a. Parkinsoniana
b. Atetósica
c. Miopática
d. Hemipléjica o hemiparésica

1393. Marcha que presenta cojera con rotación externa, flexión y aducción de la cadera:

a. Marcha de pierna corta
b. Marcha psoásica
c. Marcha hemipléjica o hemiparésica
d. Marcha con el glúteo mayor

1394. Cuando realizamos una tracción cervical con el paciente en una posición horizontal, el ángulo de aplicación con la horizontal será de aproximadamente:

a. 100°   b. 80°   c. 60°   d. 45°

1395. Señale la INCORRECTA en relación al diagnóstico de fisioterapia:

a. Se complementa con el diagnóstico médico
b. Ayuda a elegir los actos terapéuticos más adecuados
c. Se establece a partir de síntomas, signos y pruebas complementarias
d. Analiza las deficiencias y discapacidades

1396. En la realización del tratamiento fisioterápico, ante una pleuresia exudativa unilateral, lo colocaremos:

a. En decúbito lateral sobre el lado afecto
b. En decúbito lateral sobre el lado sano
c. En sedestación
d. En decúbito prono

1397. Cuál de estos métodos NO se utiliza como tratamiento en la luxación congénita de cadera:

a. Arnés de Pawlick
b. Método de Sommerville
c. Férula de Petit
d. Método de Gauss

1398. La psicomotricidad se aplica básicamente en niños a partir de:

a. 1 año   b. 3   c. 2   d. 8

1399. Sobre el pie zambo, es FALSO:

a. Es un pie equino, varo, adducto, supinado de origen congénito
b. Se asocia a artrogriposis congénita múltiple y mielomeningocele
c. En casos graves e incorregibles puede hallarse indicada la cirugía ortopédica consistente en alargamiento del tendón de Aquiles o la tenotomía del gastrocnemio
d. Es un pie equino, varo, abducto, supinado

1400. Se considera documento clínico de uso Hospitalario:

a. Hoja de ingreso
b. Hoja de evolución médica
c. Orden de tratamiento
d. Todas son correctas

1401 B	1426 A	1451 A	1476 B
1402 C	1427 A	1452 D	1477 D
1403 B	1428 B	1453 B	1478 B
1404 D	1429 C	1454 B	1479 B
1405 D	1430 C	1455 D	1480 C
1406 B	1431 B	1456 C	1481 C
1407 A	1432 C	1457 B	1482 A
1408 B	1433 A	1458 C	1483 C
1409 A	1434 B	1459 B	1484 D
1410 D	1435 A	1460 B	1485 C
1411 D	1436 D	1461 D	1486 B
1412 D	1437 B	1462 B	1487 D
1413 D	1438 D	1463 D	1488 D
1414 B	1439 C	1464 A	1489 A
1415 D	1440 A	1465 C	1490 D
1416 D	1441 B	1466 A	1491 A
1417 B	1442 D	1467 B	1492 B
1418 B	1443 A	1468 C	1493 C
1419 D	1444 A	1469 C	1494 C
1420 B	1445 A	1470 D	1495 B
1421 C	1446 B	1471 B	1496 A
1422 C	1447 A	1472 C	1497 B
1423 D	1448 C	1473 C	1498 B
1424 D	1449 D	1474 C	1499 D
1425 C	1450 D	1475 C	1500 B

FALLOS:

1401. Fractura más frecuente en niños y adolescentes:

a. Fémur
b. Codo
c. Muñeca
d. Tobillo

1402. Método que consiste en realizar movimientos pasivos con rapidez, después lenta y monótonamente, llegando a provocar una relajación muscular:

a. Gerda Alexander
b. Jacobson
c. Wintrebert
d. Schultz

1403. Una zancada son cuántos pasos:

a. 1   b. 2   c. 3   d. 4

1404. Sobre la hidroterapia, Cuál de las propiedades físicas del agua tiene mayor influencia en la mejoría del funcionamiento cardiovascular del paciente, ayudando a reducir el edema periférico:

a. Conductividad térmica
b. Flotabilidad
c. Resistencia
d. Presión hidrostática

1405. Sobre la polineuropatía hipertrófica hereditaria llamada enfermedad de Charcot-Marie-Tooth, es FALSO:

a. Presenta afectación motora y sensitiva
b. Aparece atrofia en 'pata de cigüeña'
c. Su herencia puede ser autosómica dominante, autosómica recesiva o ligada al cromosoma X
d. Raramente se inicia en la edad infantil

1406. La deformación en ojal en los dedos de la mano se caracteriza por:

a. Flexión de las articulaciones metacarpofalángica e interfalángica distal y extensión de la articulación interfalángica proximal
b. Extensión de las articulaciones metacarpofalángica e interfalángica distal y flexión de la articulación interfalángica proximal
c. Pérdida de acción de los interóseos
d. Acción excesiva de los músculos extensores extrínsecos

1407. A partir de qué mes explora el niño visualmente los objetos:

a. 2   b. 3   c. 4   d. 5

1408. NO es un objetivo de la reeducación propioceptiva:

a. Mejorar la eficacia y rapidez de respuesta neuromuscular ante diferentes agresiones
b. Adquirir unas capacidades de respuesta para el movimiento que no se asemeje a la lesión
c. Conseguir un mayor control de la posición y del movimiento de esa estructura
d. Conseguir un estado funcional similar, o incluso superior, al estado previo a la lesión

1409. La continencia urinaria está garantizada cuando:

a. La presión de cierre uretral es mayor que la presión de la vejiga tanto en reposo como durante los aumentos de presión abdominal
b. En situaciones de esfuerzo como la tos hay relajación de los músculos del suelo pélvico y disminución de la tensión del sistema fascial de soporte
c. En situaciones de aumento de la presión de la vejiga (tos) disminuye la presión de cierre uretral
d. Es deficitario el sistema de cierre uretral intrínseco

1410. Si queremos palpar la apófisis coracoides:

a. Sólo son palpables su superficie medial y la punta
b. Se encuentra en profundidad bajo el músculo pectoral mayor
c. Presionaremos con firmeza en el triángulo deltopectoral
d. Todas son correctas

1411. El tratamiento fisioterápico tras la intervención quirúrgica por una obliteración arterial aguda requiere que se autorice la actividad física y la puesta en pie del paciente para poder realizar:

a. Cuidados posturales
b. Ejercicios respiratorios
c. Ejercicios preventivos de tromboembolismo
d. Marcha bipodal

1412. Son contraindicaciones de las corrientes interferenciales:

a. Roturas musculares
b. Alteraciones de la raíz nerviosa
c. Dolores musculares
d. Marcapasos, si la corriente se aplica sobre el dispositivo cardiaco

1413. En el contexto de la rehabilitación cardiaca de un infarto de miocardio, debemos considerar los siguientes aspectos, EXCEPTO:

a. Educar a la familia, enseñar a reconocer síntomas de alarma
b. Realizar ejercicios de estiramiento y flexibilidad
c. Potenciación muscular
d. Esta patología no requiere rehabilitación cardiaca

1414. Sobre la termoterapia profunda (Microonda y Onda corta), es FALSO:

a. No debe emplearse nunca en pacientes con marcapasos cardíacos
b. El modo de emisión continuo está contraindicado en procesos inflamatorios crónicos
c. No se recomienda su aplicación en pacientes con material de osteosíntesis
d. Son correctas A y C

1415. Incisión o sección quirúrgica de un hueso

a. Osteosíntesis
b. Tenodesis
c. Artrodesis
d. Osteotomía

1416. Según Carolina Walker, qué técnicas se utilizan para la toma de conciencia del suelo pélvico:

a. Estiramiento reflejo
b. Biofeedback
c. Tubos de pyrex
d. Las tres

1417. La amplitud articular del movimiento de pronación del codo es de;

a. 10°   b. 85°   c. 95°   d. Otra

1418. Qué movimiento favorece la luxación congénita de cadera:

a. Rotación interna y aducción de cadera
b. Extensión y aducción de cadera
c. Rotación externa y abducción de cadera
d. Rotación interna y abducción de cadera

1419. El nervio cubital se puede lesionar en:

a. Fracturas supracondileas
b. Fracturas epitrocleares
c. Traumatismos directos
d. Todas son correctas

1420. Lesión nerviosa en la que existe pérdida fisiológica de la conducción nerviosa pero la continuidad anatómica del nervio es completa:

a. Neurotmesis
b. Neuroapraxia
c. Axonotmesis
d. Ninguna de las tres

1421. Con el sistema de bipresión positiva (Bipap) en la vía aérea conseguimos: Señale la FALSA:

a. Disminuir el trabajo respiratorio
b. Tratar la hipoventilación alveolar
c. Disminuir la capacidad residual funcional y mantener una vía aérea permeable
d. Favorecer la ventilación alveolar minuto

1422. Sobre la Enfermedad de Thomsen, es FALSO

a. Comienza en la infancia
b. Es autosómica dominante
c. Es una miopatía metabólica
d. Produce hipertrofia muscular con aspecto 'hercúleo'

1423. El programa de rehabilitación cardiaca está contraindicado en:

a. Cirugía de recambio valvular
b. Trasplante cardiaco
c. Angina estable
d. Aneurisma disecante de aorta

1424. La persistencia anormal del reflejo Galant en el niño puede impedir o dificultar:

a. Que el niño realice movimientos simétricos
b. Que el niño mantenga el equilibrio en sedestación
c. Que el niño realice el gateo y la marcha
d. Son correctas A y B

1425. NO es una contraindicación de la hidroterapia:

a. Procesos infecciosos
b. Hipertensión arterial inestable
c. Secuelas de lesiones neurológicas centrales
d. Reumatismos inflamatorios en fase aguda

1426. Agenesia del fascículo esternocostal inferior del músculo pectoral mayor:

a. Síndrome de Poland
b. Síndrome de Apert
c. Síndrome de Jeune
d. Deformidad de Sprengel

1427. La amputación de Gritti-Stokes es:

a. Supracondilea de miembro inferior
b. Infracondilea de miembro inferior
c. Supracondilea de miembro superior
d. Infracondilea de miembro superior

1428. Raíces nerviosas afectadas en la parálisis de Erb:

a. C4-C5
b. C5-C6
c. C6-C7
d. C7-C8

1429. En un paciente en el que queremos hacer una valoración de la fuerza de la musculatura respiratoria, tendremos que determinarla a través de:

a. Flujo espiratorio pico
b. Gasometría
c. Presiones respiratorias máximas
d. Capacidad vital forzada

1430. En cuál de estas patologías NO está contraindicada la hidroterapia:

a. Cardiopatía descompensada
b. Hipertensión arterial
c. Afectaciones del sistema nervioso
d. Afecciones respiratorias

1431. NO es un síntoma de compresión de la raíz C6:

a. Dolor y rigidez de cuello
b. Dolor y entumecimiento de los dedos medio y anular de la mano
c. Dolor y entumecimiento de los dedos pulgar e índice de la mano
d. Debilidad del músculo Bíceps

1432. Señale lo FALSO sobre la valoración geriátrica integral (VGI):

a. Uno de sus objetivos es descubrir los problemas tratables no diagnosticados previamente
b. Es un proceso diagnóstico dinámico y estructurado
c. Se valora de forma multidisciplinar la intervención a corto plazo en paciente geriátrico
d. Se valora la esfera mental y funcional

1433. 'Hemisección medular' o también:

a. Síndrome de Brown-Sequard
b. Enfermedad de Friedreich
c. Síndrome de Guillain-Barré
d. Enfermedad de Charcot

1434. El pectoral menor se extiende desde...

a. la quinta, sexta y séptima costilla hasta la apófisis coracoides de la escápula
b. la tercera, cuarta y quinta costilla hasta la apófisis coracoides de la escápula
c. la quinta, sexta y séptima costilla hasta el acromion
d. la quinta, sexta y séptima costilla hasta la clavícula

1435. El niño es capaz de mantener erguida la cabeza, sonreír y emitir algunos sonidos al de cuántos mess:

a. 2   b. 5-6   c. 6-7   d. 7-8

1436. Principales iones que intervienen en la excitabilidad neuromuscular:

a. Potasio
b. Sodio
c. Cloro
d. Son correctas A y B

1437. En un paciente con lesión medular completa a nivel de CB (CB íntegro), el control de tronco:

a. No habrá control de tronco
b. Funciona la musculatura: trapecio, dorsal ancho y pectoral mayor
c. Funciona la musculatura: trapecio y dorsal largo o longísimo torácico
d. Funciona la musculatura: trapecio y serrato posterior menor inferior

1438. La aplicación de onda corta pulsada está indicada para favorecer:

a. Cicatrización de partes blandas
b. Consolidación ósea
c. Control del dolor y el edema
d. Todo lo anterior es cierto

1439. La densidad máxima del agua tiene lugar a una temperatura de:

a. 35 ºC   b. 12 ºC   c. 4 ºC   d. 1 ºC

1440. En una curva Intensidad-Tiempo la Cronaxia se mide en:

a. Microsegundos
b. Hercios
c. Miliamperios
d. Watios

1441. La Epidemiología analítica busca:

a. El estudio de los datos recogidos en el laboratorio
b. La formulación de hipótesis
c. La tabulación de los datos
d. La observación de los problemas de salud

1442. Acción polar del polo positivo de la corriente galvánica:

a. Reacción ácida
b. Anaforesis
c. Rechazo de iones positivos
d. Las tres

1443. La barrera fisiológica en el movimiento activo se detiene ante:

a. La tensión de las partes blandas que rodean la articulación
b. La tensión a la que somete la articulación por la contracción muscular antagonista
c. La tracción de la musculatura antagonista
d. El choque óseo y duro al que es sometido cualquier articulación en todo movimiento

1444. En las escoliosis menores de 25°, cuál de los siguientes tratamientos estaría menos indicado:

a. Tratamiento ortopédico con corsé nocturno
b. Trabajo de cadenas musculares (Souchard, GDS...)
c. Practicar natación
d. Ejercicios respiratorios

1445. En la facilitación neuromuscular propioceptiva (FNP), la técnica de inversión dinámica consiste en:

a. La realización de patrones de movimiento activo cambiando de una dirección (agonista) al opuesto (antagonista) sin pausa ni descanso
b. La aplicación de estiramientos repetidos en los músculos sometidos a la tensión de una contracción
c. La realización de contracciones isométricas contra la resistencia, opuestas y sin provocar movimiento
d. La realización alterna de contracciones isotónicas opuestas con la aplicación de resistencia suficiente para evitar el movimiento o permitir un arco de movimiento muy reducido

1446. Proporción de personas que fallecen respecto del total de la población, en un período de tiempo:

a. Morbilidad
b. Mortalidad
c. Letalidad
d. Esperanza de vida

1447. Si representamos en una gráfica una corriente bifásica simétrica, estaremos hablando de:

a. TENS
b. Galvanismo
c. interferenciales
d. Diadinámicas

1448. La prueba de Yergason valora la estabilidad del...

a. dorsal ancho
b. redondo mayor
c. bíceps
d. redondo menor

1449. No es función de los comités de ética asistencial:

a. Analizar, asesorar y facilitar el proceso de decisión clínica en las situaciones que plantean conflictos éticos entre sus intervinientes: el personal sanitario, los pacientes o usuarios y las instituciones
b. Colaborar en la formación en Bioética de los profesionales del hospital y del área de salud, y muy en particular en la de los miembros del comité
c. Proteger los derechos de los pacientes
d. Analizar problemas socioeconómicos y justicia social

1450. En las tendinitis bicipitales:

a. Existe un arco doloroso a la adducción del hombro entre 70 y 100 grados
b. La maniobra de Yergasson es siempre negativa
c. Con frecuencia dan lugar a una capsulitis rectráctil
d. Hay un punto de dolor selectivo al palpar la corredera bicipital

1451. Durante el entrenamiento de la fuerza muscular a través de ejercicio isotónico:

a. El entrenamiento excéntrico puede fatigar y dañar preferencialmente las fibras musculares de contracción rápida
b. En el ejercicio concéntrico, la resistencia se aplica sobre el músculo cuando éste se alarga
c. Las contracciones concéntricas, en comparación con las excéntricas, generan mayor tensión mecánica con menor coste metabólico
d. El entrenamiento excéntrico aumenta la capacidad de producir mucha fuerza y potencia durante el período de recuperación

1452. Las respuestas a la aplicación de masaje NO incluyen:

a. Aumento de la temperatura local
b. Elastificación de tejido conectivo
c. Aumento del metabolismo
d. Disminución de la actividad de las glándulas de secreción

1453. Señale la INCORRECTA respecto al método Halliwick:

a. Es una terapia acuática
b. Se diseñó en la década de 1950 para enseñar a nadar a personas mayores con discapacidad física
c. Los principales beneficios son las mejoras en el equilibrio, las alteraciones del tono y el control postural
d. Usa los ejes corporales alrededor de los cuales el individuo rota

1454. Sobre la poleoterapia, es FALSO:

a. El número de poleas utilizadas estará en relación con la longitud de la cuerda de tracción y el lugar en el que se coloque el desplazamiento de los pesos
b. La posición de la primera polea o de transmisión debe determinarse de manera precisa a fin de que el trabajo se realice en las mejores condiciones de resistencia, de tracción o de ayuda, según el tipo de movilización que se realice
c. La fuerza necesaria para mover el peso toma valores diferentes en función del ángulo formado (en ese plano de movimiento) entre la palanca ósea que se pretende movilizar y la cuerda de la primera polea
d. Algunos accesorios que podemos utilizar son las eslingas, cinchas, taloneras o testeras

1455. Más del 50 % de las lesiones habituales en los nadadores se produce en el hombro, siendo el 'hombro del nadador' una entidad patológica caracterizada por:

a. La inestabilidad de la articulación glenohumeral
b. La sobrecarga de la musculatura superficial del complejo articular del hombro
c. Relacionarse en un 80% de los casos con el estilo braza
d. La compresión o pinzamiento subacromial

1456. Deformidad más frecuente en la distrofia muscular de Duchenne:

a. Acortamiento de los músculos extensores de la rodilla
b. Acortamiento de los músculos extensores de la cadera
c. Acortamiento del tendón de Aquiles
d. Hipotonía de los músculos de la pantorrilla

1457. En la iontoforesis, la sustancia que introducimos en el organismo la colocaremos en el electrodo:

a. De diferente polo
b. Del mismo polo
c. En ambos polos
d. En cualquier polo

1458. Función del condensador:

a. Renovar la carga eléctrica
b. Aumentar el potencial eléctrico de una célula
c. Almacenamiento de energía de forma electrostática
d. Transporte de carga eléctrica

1459. Qué segmento bronquial drenaremos en decúbito ventral con elevación de 30 cm el pie de la cama:

a. Segmento posterior del lóbulo superior
b. Segmento posterior del lóbulo inferior
c. Segmento anterior del lóbulo superior
d. Segmento anterior del lóbulo inferior

1460. En una neumonía encontramos fundamentalmente:

a. Inflamación de los bronquios
b. Inflamación del parénquima pulmonar
c. Retracción del parénquima pulmonar
d. Dilatación y distensión de los bronquios

1461. Fascia o tejido conectivo fibroso que cubre el músculo:

a. Sarcolema
b. Endomisio
c. Perimisio
d. Epimisio

1462. Amplitud articular del movimiento de flexión de la muñeca:

a. 10°   b. 85°   c. 95°   d. Otra

1463. Según el DSM-5 (2013) (Manual diagnóstico y estadístico de los trastornos mentales), el Coeficiente Intelectual (CI) de la Discapacidad Intelectual leve será:

a. CI entre 50-55 y aproximadamente 70
b. CI entre 35-40 y 50-55
c. CI entre 60-65 y aproximadamente 70-75
d. La gravedad de la Discapacidad Intelectual se determinará en función del funcionamiento adaptativo y no por el CI

1464. Tipos de ejercicios:

a. Los de Codman se utilizan para el hombro
b. Los de Buerger se utilizan para el biceps
c. Los de Frenkel se utilizan en la facilitación neuromuscular propioceptiva
d. Los de Chandler se utilizan para la rodilla

1465. La movilidad pasiva puede estar restringida principalmente por:

a. Debilidad muscular
b. Tono muscular anormal
c. Adherencias articulares
d. Dolor musculotendinoso

1466. En una lesión del ligamento lateral interno de la rodilla, cuántos grados de flexión son necesarios para evitar la tensión del ligamento:

a. 20 a 60°
b. 20 a 80°
c. 20 a 100°
d. 20 a 125°

1467. Qué tipo de respiración tiene lugar en el niño:

a. Tipo costal inferior
b. Tipo abdominal
c. Tipo costal superior
d. Tipo mixto

1468. Entre las características de la 'Enfermedad de Duchenne' NO está:

a. Posee 'batracio'
b. Tiene una herencia recesiva ligada al sexo
c. La padecen exclusivamente las mujeres
d. Suele comenzar a edad temprana, antes de los 7 años

1469. En el diseño antropométrico del asiento, según la ergonomía, que serie de datos y características NO es correcta:

a. Profundidad entre 380 y 420 mm
b. Regulable en altura, margen de ajuste entre 380 y 500 mm
c. Borde anterior recto a 90°
d. Anchura entre 400 y 450 mm

1470. Cual será, por el principio de flotación, el porcentaje de peso corporal de un individuo en inmersión parcial a nivel de las rodillas:

a. 97 %   b. 70 %   c. 80 %   d. 90 %

1471. Sobre la valoración de la sedestación en el niño, es FALSO:

a. En el plano transversal podemos observar rotación pélvica en presencia de una displasia unilateral de cadera
b. La sedestación en 'W sitting', corrige la antetorsión femoral
c. Una consecuencia de la sedestación no controlada puede ser la cifoescoliosis
d. Un factor biomecánico que predispone a una sedestación sacra es la espasticidad de los isquiotibiales y la hipotonía axial

1472. En la clasificación de los trastornos mentales y del comportamiento, CIE-10, la clasificación de retraso mental leve incluye:

a. Debilidad mental sin especificar
b. Subnormalidad mental sin especificar
c. Subnormalidad mental leve
d. Todas son ciertas

1473. Los ejercicios de Frenkel se basan en concentración de la atención, repetición y...

a. resistencia muscular
b. rapidez en los movimientos
c. precisión
d. fuerza muscular

1474. Como norma general, en una iontoforesis:

a. Los electrodos han de ser del mismo tamaño
b. El electrodo positivo ha de ser dos veces el tamaño del electrodo negativo
c. El electrodo negativo ha de ser dos veces el tamaño del electrodo positivo
d. Depende del electrodo activo

1475. En referencia a la aplicación de la corriente galvánica:

a. Bajo el polo positivo se puede producir una quemadura alcalina
b. Bajo el polo negativo se da una reacción ácida
c. En la fase inicial de la aplicación, se produce una vasoconstricción de corta duración, seguida de una vasodilatación importante y duradera
d. Todas son correctas

1476. El 'signo de la tecla' se refiere a:

a. Columna vertebral
b. Clavícula
c. Rótula
d. Astrágalo

1477. Músculos inervados por el nervio mediano:

a. Interóseos dorsales
b. Interóseos palmares
c. Tercer y cuarto lumbrical
d. Ninguna de las anteriores

1478. Señale la INCORRECTA. La técnica espiración lenta total a glotis abierta (ELTGOL):

a. Se realiza en decúbito lateral infralateral, a bajo flujo hasta el volumen residual
b. No está indicada en pacientes con bronquiectasias e hipersecreción
c. Está indicada en pacientes con reactividad bronquial aumentada
d. Está indicada en la acumulación de secreciones en vías medias

1479. Función principal del ligamento cruzado anterior:

a. Frenar la rotación externa de la rodilla
b. Frenar la rotación interna de la rodilla
c. Favorecer la flexión de la rodilla
d. Favorecer la extensión de la rodilla

1480. La disminución del VEMS (O FEV1) y del Tiffeneau (o de la relación FEV1/CVF) nos demostrará la existencia de un problema ventilatorio de tipo:

a. Normal
b. Restrictivo
c. Obstructivo
d. Mixto

1481. Cuál de los siguientes elementos dificulta el cumplimiento de las recomendaciones en el paciente incumplidor:

a. Analizar junto al paciente las barreras que éste percibe en la realización de las recomendaciones
b. Realizar una retroalimentación positiva de los logros conseguidos
c. Utilizar medidas coercitivas
d. Valorar la utilidad de los posibles ejercicios recomendados

1482. Si hablamos de efectos apolares, esto es, que no ocurre ningún efecto bioquímico bajo los polos, estaremos hablando de corrientes:

a. interferenciales
b. diadinámicas
c. galvánicas
d. de Le Go

1483. Acerca de la neuromodulación del nervio tibial posterior, NO es cierto que:

a. Se utiliza en la incontinencia fecal
b. Se coloca el electrodo de aguja a 5 cm en dirección cefálica al maléolo tibial y 2 cm posteriores a la tibia y un electrodo adhesivo en el borde interno plantar, según la técnica descrita por Stoller
c. Se desconoce el mecanismo neurofisiológico verdadero, aunque todo apunta a una acción sobre las neuronas de la medula espinal dado que el nervio tibial comparte aferencias sensitivas con la raíz S5
d. Se utiliza para la inhibición vesical: con frecuencias recomendadas en los protocolos de 20 hz, amplitudes de pulso de 0,2 a 0,5 milisegundos y duración de 30 minutos para el uso percutáneo

1484. Qué frecuencia elegiremos en una corriente interferencial para conseguir un efecto analgésico:

a. 50 Hz
b. 2.000 Hz
c. 2.500 Hz
d. 4.000 Hz

1485. Sobre los ejercicios respiratorios para la reeducación costal y la expansión torácica:

a. Se realizan en posiciones que desencadenan dificultad respiratoria
b. Se realizan ciclos de 10 respiraciones profundas
c. Consisten en inspiraciones lentas y profundas, a volumen de reserva inspiratorio, seguidas de una espiración relajada
d. No se acompañan de tomas manuales

1486. En el proceso de reeducación de la marcha de un paciente de 67 años que ha sufrido una lesión en un miembro inferior a consecuencia de una caída, tendremos en cuenta que:

a. Al enseñar al paciente a levantarse de la silla le pediremos que retrase el pie del miembro afecto para que asuma la mayor parte del peso corporal mientras el sano queda adelantado
b. Si el proceso evoluciona favorablemente se le podrá retirar un bastón, que habitualmente será el del lado del miembro afectado
c. Para poder ejecutar una marcha correcta son necesarios al menos 90 grados de flexión de cadera
d. Al enseñar al paciente a levantarse en las barras paralelas le pediremos que retrase su centro de gravedad para evitar las caídas

1487. En la algodistrofia refleja está contraindicado:

a. Ultrasonidos continuos
b. Masaje antiedema
c. Cinesiterapia
d. Todo lo anterior está indicado

1488. Cuando está presente el reflejo tónico asimétrico y el niño gira la cabeza bruscamente hacia un lado, ocurrirá:

a. Extensión del tronco
b. Extensión de los miembros superiores y flexión de los inferiores
c. Extensión de los miembros del lado opuesto al que gira la cabeza y flexión de los del lado hacia el que se gira
d. Extensión de los miembros del lado hacia el que gira la cabeza y flexión de los del lado contrario

1489. Sobre el ligamento glenohumeral:

a. En rotación externa se tensan los tres fascículos del ligamento
b. En rotación externa se tensan los fascículos superior y medio del ligamento
c. En abducción se tensan los tres fascículos del ligamento
d. En la abducción se tensan los fascículos superior y medio del ligamento

1490. Cuál de estas manifestaciones clínicas es típica de la esclerosis lateral amiotrófica:

a. Alteración de la sensibilidad profunda
b. Alteración de la sensibilidad superficial
c. Hipertrofia muscular
d. Calambres musculares

1491. Con una tracción pretendemos conseguir en los tejidos estiramiento y relajación muscular, cómo será:

a. Larga en el tiempo y de poca intensidad
b. Corta en el tiempo y de moderada intensidad
c. Corta en el tiempo y de gran intensidad
d. Larga en el tiempo y de gran intensidad

1492. En el tratamiento conservador de la tortícolis muscular congénita están indicadas las siguientes intervenciones EXCEPTO:

a. Refuerzo de la musculatura cervical a través de la estimulación de la movilidad activa en decúbito prono
b. Estiramientos activos del músculo esternocleidomastoideo de forma precoz
c. Masaje transversal suave sobre la tumoración u oliva
d. Elongaciones con rotación de la cabeza hacia el lado de la tumoración

1493. Entre las tendinitis del hombro la más frecuente es la del músculo:

a. Redondo menor
b. Deltoides
c. Supraespinoso y porción larga del bíceps
d. Supraespinoso y subescapular

1494. NO es un trastorno extraarticular que puede aparecer en pacientes con artritis reumatoide:

a. Nefropatía glomerular membranosa
b. Síndrome de Sjögren
c. Disminución de las transaminasas
d. Pericarditis

1495. Sobre la práctica del masaje de fricción transverso profundo (Cyriax):

a. Se debe aplicar en las primeras 72 horas tras la lesión para favorecer la regeneración durante la fase inflamatoria
b. La hiperemia traumática desencadenada por el masaje contribuye a la disminución del dolor a través de la eliminación precoz de metabolitos irritativos como la sustancia P de Lewis
c. El abordaje de las estructuras se hace a través de ganchos (crochets)
d. La aplicación del masaje en la zona osteotendinosa requiere la colocación del segmento en tensión para permitir un acceso correcto

1496. El tratamiento fisioterápico del enfisema busca:

a. El reforzamiento de la espiración
b. El aumento de la frecuencia respiratoria
c. El aumento del volumen residual
d. El aumento del volumen inspiratorio

1497. El siguiente ejercicio de psicomotricidad: 'dar palmadas o golpear con los pies en el momento en que un objeto, que rueda, pasa por delante de un punto de referencia', se utilizaría para:

a. Realizar simultáneamente dos o más movimientos
b. Coordinar movimientos con los objetos o personas
c. Ajustar la propia acción a las dimensiones y formas de los elementos del espacio
d. Encadenar movimientos

1498. Clasificación funcional de la insuficiencia cardíaca de la New York Heart Association (NYHA), un paciente diagnosticado de insuficiencia cardíaca, asintomático en reposo, pero que la actividad física ordinaria le causa fatiga, palpitaciones o disnea, está en Clase funcional:

a. I   b. II   c. III   d. IV

1499. Los campos magnéticos aplicados a la medicina son:

a. De baja frecuencia
b. De baja intensidad
c. De alta frecuencia
d. Son correctas A y B

1500. Si todas las puntuaciones de una variable aumentan una cantidad constante, el coeficiente de variación:

a. Aumenta
b. Disminuye
c. Permanece invariable
d. Se transforma de positivo a negativo

1501 **C**	1526 **A**	1551 **B**	1576 **D**
1502 **C**	1527 **D**	1552 **A**	1577 **A**
1503 **B**	1528 **A**	1553 **D**	1578 **B**
1504 **C**	1529 **B**	1554 **B**	1579 **B**
1505 **C**	1530 **C**	1555 **A**	1580 **C**
1506 **D**	1531 **C**	1556 **B**	1581 **C**
1507 **B**	1532 **D**	1557 **A**	1582 **A**
1508 **D**	1533 **D**	1558 **D**	1583 **D**
1509 **C**	1534 **D**	1559 **B**	1584 **B**
1510 **C**	1535 **A**	1560 **B**	1585 **A**
1511 **A**	1536 **A**	1561 **D**	1586 **D**
1512 **B**	1537 **D**	1562 **C**	1587 **D**
1513 **D**	1538 **D**	1563 **A**	1588 **A**
1514 **D**	1539 **C**	1564 **C**	1589 **B**
1515 **D**	1540 **B**	1565 **A**	1590 **D**
1516 **B**	1541 **C**	1566 **C**	1591 **D**
1517 **A**	1542 **D**	1567 **B**	1592 **C**
1518 **D**	1543 **C**	1568 **A**	1593 **D**
1519 **B**	1544 **C**	1569 **A**	1594 **D**
1520 **B**	1545 **D**	1570 **B**	1595 **C**
1521 **C**	1546 **D**	1571 **A**	1596 **B**
1522 **D**	1547 **D**	1572 **A**	1597 **D**
1523 **B**	1548 **A**	1573 **D**	1598 **D**
1524 **B**	1549 **D**	1574 **B**	1599 **B**
1525 **C**	1550 **D**	1575 **A**	1600 **D**

FALLOS:

1501. Sobre las modalidades de sensibilidad propioceptiva, es FALSO:

a. La cinestesia da información de la posición del cuerpo en el espacio y del movimiento
b. La palestesia es la sensación vibratoria, perceptible sobre relieves óseos
c. La barognosia es la capacidad para reconocer, exclusivamente mediante el tacto, la forma, el tamaño y el peso de los objetos
d. La barestesia es la capacidad para reconocer la presión sobre el propio cuerpo

1502. La retención de secreciones en los pulmones se produce con más frecuencia en:

a. Lóbulo superior derecho
b. Língula
c. Lóbulo inferior izquierdo
d. Bronquio principal derecho

1503. En la recuperación de enfermedades pleurales sin un manejo adecuado o de presentación recurrente, con disminución de la distensibilidad diafragmática:

a. Se usarán estrategias fisioterapéuticas encaminadas a promover el diafragmático
b. Se realizarán técnicas con patrón diafragmático con el paciente colocado en decúbito lateral del lado afectado
c. Para la recuperación del juego costal del lado afectado, el paciente realizará ejercicios de expansión costal con movilizaciones de miembro superior, en decúbito lateral sobre el lado afectado
d. Se trabajará con inspiraciones rápidas, para que el flujo gaseoso se encauce principalmente hacia la zona en declive

1504. Espacio vertebral más frecuentemente afectado:

a. C7-C8
b. C6-C7
c. C5-C6
d. C4-C5

1505. Sobre la espondiloartritis axial anquilosante:

a. La deformidad de la columna vertebral en el curso de la enfermedad es en lordosis ascendente
b. El antígeno leucocitario humano (HLA-B27) es negativo en las pruebas de laboratorio
c. En la radiografía se observan osificaciones del anillo fibroso y del ligamento longitudinal anterior
d. La manifestación extraarticular menos frecuente es la uveítis

1506. Función muscular más representativa del nivel neurológico C8:

a. Flexión de muñeca
b. Extensión de muñeca
c. Extensión de los dedos
d. Flexión de los dedos

1507. El movimiento de flexo-extensión se realiza en el plano...

a. coronal alrededor de un eje antero-posterior
b. sagital alrededor de un eje coronal
c. coronal alrededor de un eje sagital
d. transversal alrededor de un eje longitudinal

1508. Sobre la luxación anterior de la articulación glenohumeral, es FALSO:

a. Con frecuencia la causa es un traumatismo con el brazo en abducción y rotación externa
b. A menudo se asocia una lesión de Hill-Sachs
c. Es importante determinar, antes de intentar la reducción, si el nervio axilar ha sido lesionado
d. La duración de la inmovilización depende de la edad, siendo de mayor duración en los pacientes de edad avanzada

1509. De las siguientes técnicas de fisioterapia respiratoria que se utilizan para permeabilización de la vía aérea, cuál NO se considera como una técnica activa o autónoma:

a. Aumento de flujo espiratorio
b. Técnica de espiración forzada
c. Drenaje postural
d. Tos dirigida

1510. NO es un método de potenciación muscular:

a. Zinovieff
b. Mac Queen
c. Frenkel
d. Muller-Hettinger

1511. Podemos encontrar el fenómeno de la nebulización en:

a. Ultrasonido
b. Microonda
c. Onda corta
d. Rayos ultravioletas

1512. Sobre el ETGOL:

a. Se define como ejercicios de débito inspiratorio controlado
b. Es una espiración lenta, a glotis abierta, comenzada en la capacidad residual funcional (CRF)
c. No debe llegar hasta el volumen residual (VR)
d. Se realiza en decúbito contralateral de la región con acumulación de secreciones

1513. Temperatura ideal para la aplicación de ultrasonido subacuático:

a. 10 °C
b. 17 °C
c. 20 °C
d. 37 °C

1514. En los propioceptores articulares los receptores tipo II o de Paccini tienen la misión de enviar información:

a. con articulación en reposo o en movimiento
b. durante el movimiento
c. nociceptiva
d. al inicio y al final del movimiento

1515. Qué es FALSO respecto del mielomeningocele:

a. El 80% de los niños nacidos con mielomeningocele tiene una hidrocefalia asociada siendo la localización más frecuente la región lumbo-sacra
b. Una causa común de la hidrocefalia producida por el mielomeningocele es la malformación de Arnold-Chiari
c. En las hidrocefalias infantiles no controladas los signos neurológicos como retraso mental y motor se hacen evidentes
d. En el mielomeningocele no existe una herniación de las meninges como se da en el meningocele

1516. Edad mínima recomendada si se quiere obtener el máximo resultado en una prótesis total de cadera:

a. 55   b. 60   c. 65   d. 70

1517. Según Genot, sobre la evaluación de la fuerza muscular:

a. El lugar de aplicación de la oposición determina un momento resistente igual al producto de la fuerza por su brazo de palanca con relación al eje de la articulación movilizada
b. El punto donde el fisioterapeuta aplica su resistencia no tiene importancia a la hora de hacer la evaluación
c. La dirección de la acción de oposición se ejerce siempre paralela al eje longitudinal del segmento corporal valorado
d. Se debe conservar el carácter irreproducible y por lo tanto comparativo de esta magnitud

1518. De qué nivel neurológico son representativos el músculo extensor largo del primer dedo del pie, extensor largo de los dedos del pie y glúteo mediano:

a. L2   b. L3   c. L4   d. L5

1519. Dentro del marco de la exploración funcional del paciente respiratorio y siguiendo la nomenclatura propuesta por la International Lung Sounds Association (ILSA), *'Ruidos continuos generados por la vibración de la pared bronquial con calibre disminuido al paso del aire, pudiendo aparecer tanto en la inspiración como en la espiración'*:

a. Estridor
b. Sibilancias
c. Crujidos
d. Ruido respiratorio bronquial (antiguo soplo tubárico)

1520. Son efectos fisiológicos de las corrientes eléctricas los siguientes, EXCEPTO:

a. Liberación de histaminas
b. Liberación de noradrenalina
c. Vasodilatación
d. Aumento de endorfinas

1521. Tras cirugía cardiovascular compleja le solicitan que recomiende a un paciente un deporte con ligera-baja repercusión cardiovascular:

a. Trekking
b. Surf
c. Golf
d. Motociclismo

1522. En pacientes con osteoporosis es frecuente sufrir fractura de:

a. Muñeca
b. Cuello humeral
c. Cuello femoral
d. Todas son correctas

1523. Qué método de reeducación neuromuscular propioceptiva combina técnicas de inhibición y facilitación neuromuscular:

a. Kabat
b. Bobath
c. Votja
d. Bugnet

1524. Entre las técnicas de electrodiagnóstico, 'reobase' es:

a. Un tiempo
b. Una intensidad
c. Una resistencia
d. Una diferencia de potencial

1525. En medicina, qué frecuencia se utiliza para emplear onda corta:

a. 7 Mhz
b. 11 Mhz
c. 27,12 Mhz
d. 37 Mhz

1526. Sobre los 'calambres', es FALSO:

a. Los músculos se contraen involuntariamente y luego se vuelven a relajar
b. Se presentan cuando el músculo está sobreutilizado o lesionado
c. El dolor se describe como un 'nudo'
d. Se recomienda suspender la actividad física y se intenta estirar y masajear el músculo

1527. Sobre el Método Vojta, es FALSO:

a. Los patrones de reptación refleja y de volteo reflejo de Vojta se empezaron a utilizar en 1959 en la rehabilitación de niños con alteraciones motoras o con riesgo de ellas y en los últimos años se ha demostrado también su utilidad en la rehabilitación del adulto con alteración motora
b. Se distinguen dos complejos de locomoción refleja: uno en decúbito ventral (reptación refleja) y otro en decúbito lateral o dorsal (volteó reflejo)
c. Los complejos de coordinación refleja están incluidos en el funcionamiento del SNC. Estando presentes en este como dotaciones innatas que ya existen preprogramadas en el SNC, siendo susceptibles de ser desencadenadas a cualquier edad, tanto en niños como en adultos sanos, como en niños o en adultos motoricamente enfermos
d. Los contenidos del volteo reflejo no son equiparables a los del volteo espontáneo

1528. Causa de un pinzamiento de la zona de inserción tendinosa en la tuberosidad del acromion durante la abducción del miembro superior:

a. Rotación externa inadecuada del húmero
b. Hombro subluxado
c. Deslizamiento caudal de la cabeza del húmero
d. Ninguna de las tres

1529. 'Ejercicios terapéuticos' son la ejecución sistemática y planificada de movimientos corporales posturas y actividades físicas con el propósito de que el paciente disponga de medios para lo siguiente EXCEPTO:

a. Mejorar restablecer o potenciar el funcionamiento físico
b. Su único objetivo es prevenir alteraciones
c. Prevenir o reducir factores de riesgo para la salud
d. Optimizar el estado general de salud, el acondicionamiento físico o la sensación de bienestar

1530. El ligamento de Bertin limita:

a. Retroversión del hombro
b. Flexión de la articulación coxofemoral
c. Extensión de la articulación coxofemoral
d. Anteversión de la articulación glenohumeral

1531. Sobre jabones y geles no antisépticos (sólidos, líquidos, polvo), es FALSO

a. Son productos detergentes capaces de eliminar la suciedad y algunas sustancias orgánicas de las manos
b. Carecen, en general, de actividad antimicrobiana y no son lo suficientemente eficaces para eliminar los patógenos de las manos del personal sanitario
c. No se recomiendan para el lavado de manos cuando existe suciedad visible
d. Son correctas A y B

1532. Tras instaurar un programa de ejercicio regular en individuos con fibrosis quística NO esperamos:

a. Mejoras en la eliminación del esputo
b. Aumento de la resistencia muscular
c. Reducción de la disnea
d. Desaturación de oxígeno

1533. Saúl presenta dolor en el hombro. No puede tumbarse apoyándolo y para realizar un movimiento de abducción primero realiza una supinación de forma que el hombro rote externamente. Patología posible:

a. Rotura del tendón del supraespinoso
b. Luxación recidivante de hombro
c. Desgarro del manguito de los rotadores
d. Tendinitis del supraespinoso

1534. La marcha en 'steppage' se caracteriza por un aumento en:

a. Extensión de cadera y rodilla
b. Flexión de rodilla y tobillo
c. Extensión de rodilla y tobillo
d. Flexión de cadera y rodilla

1535. Actividad física aconsejable para un paciente hiperlipémico:

a. moderada y de larga duración
b. intensa y de duración media
c. moderada y de corta duración
d. intensa y de corta duración

1536. Se entiende por Motricidad Primaria del recién nacido y del lactante:

a. Conductas motrices de naturaleza refleja o automática llamadas a desaparecer a lo largo de los tres primeros meses de vida
b. Conductas motrices de naturaleza refleja o automática que no desaparecen
c. Conductas motrices voluntarias
d. Todas son correctas

1537. Qué marcha se produce como consecuencia de la lesión unilateral de la vía corticoespinal:

a. Marcha en tijeras
b. Marcha espástica de geisha
c. Marcha en steppage
d. Ninguna de las anteriores

1538. 'Enfermedad de Sever' o también:

a. Osteocondritis del astrágalo
b. Osteocondritis del escafoides
c. Calcificación del tendón de Aquiles
d. Apofisitis del calcáneo

1539. Sobre los tipos de incontinencia urinaria:

a. La incontinencia urinaria de esfuerzo supone la pérdida involuntaria de orina acompañada o inmediatamente precedida por urgencia
b. La incontinencia urinaria mixta está asociada con la urgencia miccional y rebosamiento
c. La incontinencia urinaria por rebosamiento aparece cuando la capacidad de la vejiga es superada y está asociada normalmente a retención urinaria
d. La incontinencia urinaria de urgencia supone la pérdida involuntaria de orina durante un esfuerzo o ejercicio

1540. 'Eficacia de una intervención sobre un problema de salud' es:

a. La obtención de resultados con el menor coste posible
b. La capacidad de alcanzar los resultados esperados en condiciones ideales
c. El logro del resultado deseado de manera inmediata
d. La reducción en el consumo de recursos para abordar el problema

1541. Los siguientes síntomas son característicos de la enfermedad de Parkinson, EXCEPTO:

a. Bradicinesia
b. Temblor de reposo
c. Espasticidad
d. Alteración de los reflejos posturales

1542. Patología respiratoria caracterizada por una reducción de los flujos espiratorios:

a. Neumonía
b. Derrame pleural
c. Parálisis diafragmática
d. Enfisema

1543. La hipoventilación siempre reduce la PO2 alveolar y arterial, salvo cuando el paciente...

a. Permanece en reposo
b. Realiza ejercicio intenso
c. Respira una mezcla gaseosa enriquecida con CO2
d. Expectora

1544. La prensión con el pulgar y el índice tiene lugar en el niño a los:

a. 4-5 meses
b. 6-7 meses
c. 8-9 meses
d. 10-12 meses

1545. Ejercicios para lograr una facilitación neuromuscular propioceptiva:

a. de Frenkel
b. de Codman
c. de Buerger
d. de Knott y Voss

1546. El músculo cuadrado lumbar:

a. Desciende las costillas hacia el lado de la contracción
b. Eleva las costillas
c. Inclina lateralmente el tronco hacia el lado de la contracción
d. Son correctas A y C

1547. Cuántas articulaciones forman el complejo articular del hombro:

a. 2
b. 3
c. 4
d. 5

1548. Qué ligamento limita el movimiento de extensión de la cadera

a. Iliofemoral
b. Pubofemoral
c. Isquiofemoral
d. Los tres

1549. En el síndrome pospoliomielítico Cuál de estos síntomas NO es el más prevalente:

a. La debilidad y la astenia
b. La pérdida de función, en particular la relacionada con la marcha y la subida de escaleras
c. El dolor muscular o articular
d. Problemas en el retorno venoso

1550. Función motora más representativa del nivel vertebral C4:

a. Descenso del muñón del hombro
b. Elevación del muñón del hombro
c. Aproximación de la escápula
d. Son correctas B y C

1551. La articulación sacrococcigea es de tipo:

a. Artrodia
b. Anfiartrosis
c. Condilea
d. Enartrosis

1552. La impotencia funcional de la coxartrosis se manifiesta en una cojera progresiva y una disminución de la movilidad en la rotación:

a. interna y la extensión de cadera
b. externa y la extensión de cadera
c. interna y la flexión de cadera
d. externa y la flexión de cadera

1553. El masaje está contraindicado en:

a. Contracturas dolorosas
b. Lumbagos crónicos
c. Cicatrices antiguas
d. Inflamaciones agudas

1554. En la enfermedad de Menière la fisioterapia busca:

a. Mejorar el tono muscular
b. Combatir los trastornos del equilibrio
c. Mejorar la capacidad respiratoria
d. Aumentar la amplitud articular

1555. Cuál de estas sustancias se coloca en el electrodo de polo negativo para realizar una iontoforesis:

a. Thiomucase
b. Aconitina
c. Adrenalina
d. Veneno de abeja

1556. En la técnica de tampón secante del drenaje linfático manual, es FALSO:

a. Se realiza con la superficie palmar de la mano y de los dedos
b. Se utiliza crema hidratante
c. El movimiento se puede repetir de dos a seis veces en el mismo nivel
d. Hay dos maniobras: 'de llamada' y 'de reabsorción'

1557. En el mantenimiento vertical más inclinaciones, del concepto Le Métayer, si partiendo de la posición vertical se inclina al niño hacia posterior, se obtiene:

a. La cabeza y el eje corporal del niño se inclinan hacia delante, a la vez que los miembros inferiores se elevan
b. El niño endereza la cabeza y el eje corporal y apoya simétricamente los talones contra el operador
c. La cabeza y el eje corporal del niño se inclinan hacia atrás, a la vez que los miembros inferiores se elevan
d. La cabeza y el eje corporal del niño se inclinan hacia delante y apoya simétricamente los talones contra el operador

1558. Indique la correcta:

a. Las sinartrosis son articulaciones fibrosas
b. Las anfiartrosis son articulaciones cartilaginosas
c. Las hidartrosis son articulaciones sinoviales
d. Las tres son correctas

1559. Señale la INCORRECTA:

a. La Enfermedad de Scheuermann afecta a la placa de crecimiento del cuerpo vertebral
b. En la actitud escoliótica hay una deformación fija que podemos observar radiográficamente
c. Evitar el dolor debe ser uno de los principios básicos en la rehabilitación de la escoliosis
d. En la escoliosis en cada extremo de la curvatura la vértebra más inclinada en relación con la horizontal es la vértebra límite

1560. A qué nivel sensitivo corresponde el dedo medio de la mano:

a. C8   b. C7   c. C6   d. C5

1561. Efecto mecánico del ultrasonido que consiste en la formación y colapso de burbujas de gas disuelto que pueden converger y, al aumentar de tamaño, llegar a la destrucción de estructuras subcelulares:

a. Dispersión
b. Refacción
c. Resonancia
d. Cavitación

1562. En la espondilitis anquilopoyética la cinesiterapia NO pretende:

a. Evitar rigideces articulares
b. Mantener la función respiratoria,
c. Favorecer la flexión del tronco
d. Favorecer la extensión del tronco

1563. La prueba que consiste en tomar el pulso radial a nivel de la muñeca, pedir al paciente abducción, extensión y rotación externa del brazo más una inspiración profunda y que gire la cabeza hacia el brazo que es explorado sirve para:

a. Establecer el estado de la arteria subclavia
b. Confirmar el estrechamiento del canal medular
c. Aumentar la presión intradiscal
d. Explorar la musculatura extensora del brazo de forma global

1564. Sobre las variables Cuantitativas o numéricas, es FALSO:

a. Miden numéricamente el carácter respecto a una unidad de referencia
b. Son ejemplos de variables cuantitativas: la edad medida en años, la concentración de colesterol medida en mg/mm, o la temperatura medida en grados Celsius, la estatura medida en cm, etc
c. Son también ejemplos de esta variable el sexo si distinguimos entre hombre-mujer y el grupo sanguíneo
d. Son correctas A y B

1565. En cuanto a la técnica de crioterapia de spray y estiramiento:

a. Se aplica el spray siguiendo el trayecto de las fibras musculares con barridos paralelos en dirección al patrón de dolor referido
b. El objetivo de este enfriamiento rápido es conseguir un aumento de la resistencia al estiramiento
c. Es importante que el aerosol sea aplicado después del estiramiento
d. Todas son correctas

1566. Movimiento que tiene lugar en el plano horizontal en el que participan los músculos romboides, trapecio medio y dorsal ancho:

a. Rotación interna
b. Circunducción
c. Retroposición
d. Antepulsión

1567. En una fractura de acromion, después de la inmovilización en las primeras sesiones de tratamiento será conveniente evitar contracciones fuertes de qué músculos:

a. Bíceps
b. Deltoides
c. Coracobraquial
d. Pectoral menor

1568. «Facilitación neuromuscular propioceptiva» se refiere al método:

a. Kabat
b. Bobath
c. Vojta
d. Bugnet

1569. Patrón de respiración desarrollado en un paciente enfisematoso:

a. Corta inspiración controlada usando los músculos accesorios, seguida por una prolongada y profunda espiración forzada
b. Larga inspiración controlada usando los músculos accesorios, seguida por una prolongada y profunda espiración forzada
c. Larga inspiración incontrolada, seguida por una prolongada y profunda espiración
d. Corta inspiración controlada usando los músculos accesorios, seguida por una breve espiración forzada

1570. Semanas aproximadas de inmovilización tras una fractura de clavícula:

a. 3
b. 5
c. 7
d. 9

1571. Cuál NO es un efecto del vendaje compresivo multicapa:

a. Aumenta la presión de filtración capilar
b. Sustituye la falta de presión tisular
c. Reduce el reflujo venoso y facilita el retorno venoso
d. Ayuda a disminuir el tejido fibroesclerótico

1572. Los ejercicios de primer grado en el ejercicio terapéutico cognoscitivo (Método Perfetti) se utilizan:

a. Siempre que se considere necesario que el paciente aprenda a controlar la reacción al estiramiento
b. Para guiar al paciente a adquirir el control de los efectos de la irradiación
c. Para permitir al paciente el reclutamiento de un número mayor en unidades motoras
d. Los ejercicios de primer grado no forman parte del ejercicio terapéutico cognoscitivo

1573. En la musicoterapia en niños con PCI:

a. El niño deberá tomar conciencia de un movimiento a través de su imagen mental del movimiento
b. Un objetivo es que se produzcan movimientos automáticos
c. Un objetivo es que se produzcan nuevas vías en el cerebro lesionado
d. Son ciertas A y C

1574. Las raíces nerviosas que se encuentran afectadas en una parálisis braquial obstétrica tipo Duchenne-Erb son:

a. C3-C4
b. C5-C6
c. C7-C8
d. C8-D1

1575. En el concepto de cadenas musculares desarrollado por Léopold Busquet, las escoliosis de origen visceral en el caso de vacío o espasmo tendrán una curvatura primaria:

a. En cifosis con la concavidad en el lado del problema visceral
b. En lordosis con la concavidad en el lado del problema visceral
c. En cifosis con la convexidad en el lado del problema visceral
d. En lordosis con la convexidad en el lado del problema visceral

1576. Si el ergónomo quiere conseguir sus objetivos a la hora de adaptar el puesto de trabajo, deberá trabajar sobre lo siguiente, EXCEPTO:

a. Los factores psicosociales
b. El puesto de trabajo
c. La seguridad de las instalaciones
d. Los factores psicológicos

1577. Según el Centro de Medicina Basada en la Evidencia de Oxford (OCEBM), un estudio de casos controles, con escasos o sin estándares de referencia independiente, tendrá un grado de recomendación:

a. C y un nivel de evidencia 4
b. B y un nivel de evidencia 3b
c. D y un nivel de evidencia 5
d. B y un nivel de evidencia 2c

1578. Hiperextensión de la pierna sobre el muslo asociado con movimientos de lateralidad y de cajón:

a. Genu nexum
b. Genu recurvatum
c. Genu varum
d. Genu valgum

1579. Qué lesión tiene como síntomas característicos hipotonía, hiporreflexia o arreflexia de los reflejos osteotendinosos y atrofia muscular:

a. Síndrome cerebeloso
b. Lesión de la motoneurona inferior
c. Lesión de los ganglios basales
d. Síndrome de la motoneurona superior en fase crónica

1580. Si en movimiento de abducción del hombro aparece dolor de 0 a 80° en qué articulación está el problema:

a. Escapulotorácica
b. Acromioclavicular
c. Glenohumeral
d. Ninguna de las tres

1581. Ligamento que se tensa en el movimiento de aducción de cadera:

a. Pubofemoral
b. Isquiofemoral
c. Iliofemoral
d. Son correctas B y C

1582. La prueba de Patrick positiva indica patología de:

a. Cadera
b. Coxa vara
c. Coxa valga
d. Anteversión femoral

1583. La hipersensibilidad alrededor del talón es característica de:

a. Enfermedad de Sever
b. Bursitis del talón
c. Fascitis plantar
d. De las tres

1584. NO es consecuencia física de una inmovilización prolongada:

a. Presencia de úlceras por presión o escaras en el sacro
b. Disminución gradual de la frecuencia cardíaca y aumento del tiempo de llenado diastólico
c. Pérdida de masa muscular, que aparecerá más tempranamente cuando la inmovilización se realice en posiciones de acortamiento muscular
d. En una contractura articular por inmovilización, se observa un aumento del número de miofibroblastos en la cápsula articular

1585. Sobre el método Le Métayer:

a. La confección de un asiento moldeado pélvico ayuda al niño a mejorar el control activo del cuerpo
b. Las férulas en aducción promueven la bipedestación y el buen desarrollo acetabular
c. Esta basado en el método Temple-Fay
d. Se conoce como 'Neurodevelopmental Treatment'

1586. Sobre la maniobra de Adams:

a. Se utiliza para diferenciar una escoliosis de una actitud escoliótica
b. Para su ejecución el paciente debe estar desnudo y en bipedestación erecta con los pies juntos
c. Ninguna de las dos es correcta
d. Ambas lo son

1587. Corriente en la que el campo eléctrico tiene el mismo sentido o polaridad:

a. Continua
b. Directa
c. Galvánica
d. Las tres son correctas

1588. Si para fortalecer el cuádriceps de un paciente utilizo el método Delorme Watkins y realiza las últimas 10 repeticiones con 8 Kg, Con cuántos Kg realizaría las 10 primeras repeticiones si quisiera utilizar ahora el método Oxford Technic Zinovieff:

a. 8 Kg
b. 4 Kg
c. 6 Kg
d. 10 Kg

1589. Básicamente se utiliza la movilización pasiva analítica simple para:

a. Movilizar varias articulaciones
b. Mantener el recorrido articular presente
c. Separar espacios articulares
d. Ganar recorrido articular

1590. Queremos evaluar en un paciente la función de la musculatura tibial Le pediremos que camine:

a. sobre los talones
b. sobre las puntas de los pies
c. con discreta inversión del pie
d. Son correctas A y B

1591. Sobre la práctica del ejercicio pliométrico, es FALSO:

a. La pliometría favorece la transferencia de fuerza muscular en fuerza explosiva
b. La transición entre las fases fundamentales del ejercicio pliométrico no debe durar más de 200 milisegundos
c. En la primera fase (fase de activación) aparecen respuestas musculares de tipo reflejo como el reflejo miotático y el reflejo tendinoso
d. La primera fase de activación (o contracción muscular concéntrica) genera la energía elástica necesaria para la segunda fase (o contracción muscular excéntrica)

1592. En los patrones sociales y emocionales de interacción, según Vojta, a partir de qué mes madura el extrañamiento, la capacidad de apego y la memoria del niño:

a. 4°
b. 8°
c. 6°
d. 7°

1593. Es una contraindicación del ultrasonido:

a. Su aplicación en el platillo de crecimiento del fémur, tibia o peroné
b. Área cardíaca
c. Implantes metálicos
d. Son correctas A y B

1594. Según Hill, la unidad miotendinosa es una estructura heterogénea que se compone de:

a. Elementos contráctiles: miofilamentos de actina y miosina
b. Elementos no contráctiles: Capas conjuntivas, tendones, estrías Z, sarcoplasma
c. Elementos contráctiles, capas conjuntivas dispuestas de forma paralela a las fibras musculares y componente elástico
d. Las tres son correctas

1595. 'Amputación tarsometatarsiana' o también:

a. de Syme
b. de Pirogoff
c. de Lisfranc
d. Ninguna de las tres

1596. Para calcular 'Tasa de mortalidad infantil' se coloca en el denominador:

a. Fallecidos mayores de un año en un período dado
b. Total de nacidos vivos en un período dado
c. Total de fallecidos en un período dado
d. Total de fallecidos mayores de 50 años en un período dado

1597. Imposibilidad de identificar los objetos con las manos:

a. Somatognosia
b. Agnosia visual
c. Anosognosia
d. Estereoagnosia

1598. La exploración clínica de un paciente con esclerosis lateral amiotrófica puede mostrar:

a. Amiotrofia
b. Fasciculaciones
c. Hiperreflexia
d. Todos los anteriores

1599. Sobre luxación de hombro, es FALSO:

a. Son más frecuentes las luxaciones anteriores que las posteriores
b. El mecanismo de lesión más frecuente es un traumatismo directo en la parte posterior de la articulación
c. Se asocia con frecuencia a fracturas de troquiter y lesión del nervio circunflejo
d. El desplazamiento de la cabeza humeral provoca una alta tasa de lesiones de Bankart

1600. El músculo pectoral mayor:

a. Se inserta en la corredera bicipital
b. Las fibras superiores tienen su origen en la superficie anterior del esternón
c. Las fibras superiores tienen su origen en la mitad de la clavícula
d. Las tres son correctas

1601 D	1626 D	1651 D	1676 C
1602 A	1627 A	1652 C	1677 C
1603 B	1628 D	1653 C	1678 D
1604 C	1629 C	1654 C	1679 D
1605 B	1630 A	1655 D	1680 A
1606 B	1631 D	1656 A	1681 D
1607 D	1632 B	1657 B	1682 B
1608 C	1633 D	1658 C	1683 D
1609 A	1634 B	1659 C	1684 C
1610 C	1635 D	1660 C	1685 D
1611 B	1636 A	1661 D	1686 C
1612 C	1637 A	1662 A	1687 B
1613 D	1638 A	1663 B	1688 B
1614 C	1639 A	1664 A	1689 C
1615 C	1640 B	1665 A	1690 D
1616 B	1641 D	1666 B	1691 D
1617 A	1642 B	1667 D	1692 A
1618 B	1643 D	1668 C	1693 B
1619 C	1644 D	1669 B	1694 D
1620 B	1645 B	1670 D	1695 D
1621 D	1646 B	1671 C	1696 D
1622 C	1647 C	1672 A	1697 C
1623 D	1648 A	1673 B	1698 A
1624 D	1649 A	1674 A	1699 A
1625 D	1650 C	1675 C	1700 A

FALLOS:

1601. Sobre las avulsiones de la pelvis:

a. Un arrancamiento de la espina iliaca postero superior puede ser provocado por una elongación, sacudida o contracción excéntrica brusca del recto anterior del cuádriceps o femoral
b. Un arrancamiento de la espina iliaca antero superior puede ser provocado por una elongación, sacudida o contracción excéntrica brusca del músculo sartorio
c. Un arrancamiento del trocánter menor del fémur puede ser provocado por una elongación, sacudida o contracción excéntrica brusca del músculo psoas-iliaco
d. Son correctas B y C

1602. Las sinartrosis son articulaciones caracterizadas por:

a. No tener cavidad articular
b. Poseer una pequeña cápsula articular que libera movimientos de deslizamiento
c. Poseer dos ejes de movimiento
d. Ser articulaciones de choque

1603. Sobre las osteonecrosis, es FALSO:

a. La enfermedad de Perthes se localiza en cabeza y metáfisis proximal del fémur
b. La enfermedad de Kienböck se localiza en el hueso escafoides carpiano
c. La enfermedad de Köhler I se localiza en el escafoides del tarso
d. La enfermedad de Freibërg (Köhler II) se puede localizar en segundo, tercer o cuarto metatarsianos

1604. Los ejercicios postoperatorios de fisioterapia respiratoria en sedestación frente a un espejo NO incluirán:

a. Ejercicios de movilización de la cintura escapular
b. Ejercicios de movilización tronco cintura
c. Tos asistida en supino
d. Incentivo respiratorio

1605. Cuál de estos efectos polares de la corriente galvánica NO se produce en el cátodo:

a. Licuefacción
b. Vasoconstricción
c. Quemadura alcalina
d. Cataforesis

1606. En el diagnóstico de obesidad, el Índice de Masa Corporal se calcula:

a. Midiendo el grosor del pliegue subescapular y de la línea axilar media sobre la cresta iliaca
b. Dividiendo el peso del individuo por su estatura al cuadrado
c. Relacionando el peso real del sujeto con el peso ideal según su edad y talla
d. Hallando el porcentaje entre la masa muscular medida sobre el bíceps y el pliegue cutáneo correspondiente

1607. Maniobra de masoterapia consistente en deslizar la mano sobre los tejidos sin afectar ni deprimir la región subyacente:

a. Petrissage
b. Ericción
c. Trepidación
d. Effleurage

1608. El test SPPB (Short Physical Performance Battery) empleado para valorar la capacidad funcional en el anciano mayor de 70 años, consta de los siguientes puntos, EXCEPTO:

a. Equilibrio
b. Velocidad de la marcha
c. Subir y bajar diez escalones
d. Levantarse cinco veces de la silla

1609. Maniobra de masoterapia que consiste en un movimiento pasivo, preciso, intenso y generalizado de los músculos y del tejido conjuntivo:

a. Petrissage
b. Ericción
c. Trepidación
d. Effleurage

1610. El método Bobath es:

a. analítico
b. conductista
c. global
d. basado en el principio locomotor

1611. Los ligamentos intracapsulares:

a. Están dentro de la articulación y dentro de la cavidad sinovial
b. Están dentro de la articulación y fuera de la cavidad sinovial
c. Son refuerzos que forman parte de la cápsula articular
d. Son engrosamientos de la cápsula articular

1612. El método de los anillos de Bad Ragaz está basado en:

a. El control de la conciencia sobre los mecanismos de retroalimentación
b. El mecanismo del control postural
c. La facilitación neuromuscular propioceptiva
d. La terapia de locomoción refleja

1613. En una iontoforesis, ion que se coloca en el electrodo de polo negativo:

a. Ácido acético
b. Antiinflamatorio
c. Aconitina
d. Son correctas A y B

1614. En el método RPG según P. Souchard qué posturas permiten una mejor integración de los resultados a nivel del esquema corporal:

a. Las posturas en suelo con piernas abajo
b. Las posturas en suelo con piernas al aire
c. Las posturas en carga
d. Todas integran los resultados a nivel del esquema corporal por igual

1615. En la vejiga autónoma es FALSO:

a. No se producirán micciones reflejas
b. El síntoma principal es la micción por acumulación
c. Durante la repleción vesical aparecen con frecuencia síntomas vegetativos conocidos como signos de llamada
d. Todas son ciertas

1616. Afección reumática inflamatoria del tejido conectivo que predomina en articulaciones y que progresa con crisis evolutivas hacia una extensión general y simétrica, presentándose con mayor frecuencia en la mujer:

a. Poliartritis juvenil
b. Poliartritis reumatoide
c. Espondiloartritis anquilosante
d. Hidroartrosis

1617. En la aplicación del método Vojta, es FALSO:

a. En la reptación refleja el terapeuta no tiene que frenar y mantener la tendencia que aparece al giro de la cabeza
b. En la práctica de la locomoción refleja se aplica la reptación y el volteo reflejos
c. Los patrones motores se pueden desencadenar desde diez zonas del cuerpo
d. La terapia Vojta actúa facilitando la succión, la deglución y la masticación

1618. En la movilidad articular autopasiva no homóloga:

a. Una articulación del miembro inferior es movilizada por el otro miembro inferior
b. Una articulación del miembro superior es movilizada por un miembro inferior
c. Una articulación del miembro superior es movilizada por un mecanismo externo
d. Una articulación del miembro superior es movilizada por el otro miembro superior

1619. Nervio responsable de la inervación del músculo supraespinoso:

a. Subescapular
b. Circunflejo o axial
c. Supraescapular
d. Ninguna de las anteriores es correcta

1620. Según las recomendaciones de 2015 del ERC, compresiones-minuto que se debe aplicar a una víctima de parada cardiorrespiratoria:

a. 60-70
b. 100-120
c. 80-95
d. 130-140

1621. Si realizamos una presión en el epicondilo medial humeral, partiendo de la postura inicial de la reptación refleja del concepto Vojta, se va a producir:

a. Una fijación de la escápula por la contracción del trapecio superior y el serrato posterior
b. Una flexión palmar de la mano con extensión de los dedos
c. Una aducción del primer metacarpiano
d. Un cierre de la mano en flexión dorsal y desviación radial, con pronación del antebrazo

1622. Indique la FALSA:

a. Los ejercicios de Frenkel tienen por finalidad utilizar los mecanismos sensoriales que hayan permanecido intactos para compensar la pérdida de sensación cinestésica o propioceptiva, por lo que se utilizan para mejorar la coordinación y el equilibrio
b. Los ejercicios de Sohier se aplican para evitar y corregir dismetrías musculares en el raquis
c. Los ejercicios de Chandler tienen por finalidad mejorar la funcionabilidad de la rodilla
d. Los ejercicios de Klapp son ejercicios en cuadrupedia que tienen por finalidad corregir las desviaciones del raquis

1623. Sobre la magnetoterapia:

a. Está indicada para los retardos de consolidación de fracturas por su efecto regenerador de calcio
b. La intensidad de campo recomendada no suele superar los 100 Gauss
c. Se consigue un efecto piezoeléctrico en los huesos
d. Todas son correctas

1624. El Masaje de los puntos nerviosos de Cornelius:

a. Está basado en la presencia de puntos sensibles a la presión los cuales están en relación con diversas condiciones patológicas
b. Su objetivo es el alivio del dolor, reducción del edema, tratamiento o movilización de tejidos, normalización del tono muscular
c. Este masaje se hace por fricción o vibración puntiforme con la ayuda de uno o dos dedos
d. Todas son correctas

1625. El tiempo de aplicación del ultrasonido depende de:

a. De la superficie del cabezal utilizado
b. Del tamaño de la zona a tratar
c. De si se utiliza continuo o pulsado
d. Todas son correctas

1626. El tubérculo de Lister se encuentra situado en:

a. Hueso semilunar
b. Hueso escafoides
c. Apófisis estiloides cubital
d. Apófisis estiloides radial

1627. Sobre el vendaje funcional, es FALSO:

a. Favorece el vaciamiento linfático
b. Evita las complicaciones vasculares que se producen con la inmovilización con escayola
c. Favorece una mejor cicatrización del ligamento lesionado por medio de estímulos mecánicos sobre el colágeno
d. Permite una rehabilitación precoz

1628. En la distrofia muscular Landouzy-Déjerine, los primeros síntomas se observan a nivel de:

a. Cintura escapular
b. Pelvis
c. Tronco
d. Cara

1629. Según el grado de prolapso de órganos pélvicos se distinguen varios estadíos. En el estadio 1:

a. La parte más distal del prolapso se encuentra a una distancia menor o igual a 1 cm por encima o por debajo del plano del himen
b. La parte más distal del prolapso se encuentra a una distancia mayor de 1 cm por debajo del plano del himen
c. La parte más distal del prolapso se encuentra a una distancia mayor de 1 cm por encima del plano del himen
d. No se demuestra la existencia de prolapso

1630. Tipo de tórax característico de los pacientes enfisematosos:

a. en tonel
b. hundido
c. en quilla
d. asimétrico

1631. A qué nivel vertebral se encuentra situado el centro de gravedad del cuerpo:

a. L4   b. LS   c. S1   d. S2

1632. El niño comienza a mantenerse apoyado sobre los miembros inferiores y a sostener el peso del cuerpo a partir de qué mes:

a. 5   b. 7   c. 9   d. 11

1633. La enfermedad de Steinert, a qué tipo de distrofia pertenece:

a. muscular facio-escápulo-humeral
b. muscular de Gowers-Wellander
c. distal, tipo Miyoshi
d. miotónica, tipo I

1634. El suelo pélvico en conjunto desempeña estas funciones, EXCEPTO:

a. Garantizar la estabilidad de la región lumbopélvica junto con el músculo transverso del abdomen
b. Desempeñar un papel fundamental en el mantenimiento de la incontinencia
c. Desempeñar un papel importante en las relaciones sexuales
d. Cerrar la pelvis ósea, formando la pared inferior de la cavidad abdominal

1635. La fractura de Bennet es una fractura-luxación de:

a. Cúbito a nivel del olécranon
b. Cabeza del radio
c. Escafoides
d. Base del primer metacarpiano

1636. El reflejo tónico asimétrico del cuello será persistente en niños:

a. espásticos y atetósicos
b. hipotónicos
c. con espina bífida
d. con retraso mental

1637. Las lesiones musculares pueden ser de estos tipos, EXCEPTO:

a. Tendinitis
b. Desgarros parciales o totales
c. Distensiones
d. Roturas

1638. En los fundamentos de fisioterapia, la cinesiterapia forzada:

a. Se realiza sin intervención del paciente
b. Se realiza siempre bajo anestesia general
c. Consiste en una movilización instrumental forzada
d. Todas son correctas

1639. En los casos en los cuales la primera polea de un circuito es móvil:

a. La consecuencia mecánica de la interposición de esta polea puede multiplicar o dividir la fuerza
b. Si se aplica a la carga, dobla ésta cuando las eslingas son paralelas
c. Si se aplica a la extremidad, divide a la mitad la carga cuando las eslingas son paralelas
d. Todas son correctas

1640. Señale la INCORRECTA. En el hombro doloroso hemipléjico:

a. Se puede producir dolor articular cuando no se mantiene la alineación y el ritmo escápulo humeral
b. El control motor del tronco y la cabeza, se incluirán en el tratamiento una vez superado el dolor
c. Una de sus causas es la tendinitis del surco bicipital con dolor referido al vientre muscular
d. En su tratamiento será fundamental establecer patrones de carga de peso normales en la extremidad superior

1641. Sobre las posturas osteoarticulares:

a. La postura articular que trata de sobrepasar una posición restrictiva luego de un mecanismo lesional no debe aplicarse más allá de las amplitudes articulares fisiológicas del paciente considerado
b. La fuerza que moviliza debe estar cerca de la interlínea articular, lo que evita la utilización de un brazo de palanca demasiado grande cuyos efectos son difíciles de controlar
c. Los apoyos y fijaciones realizan, en el caso de las posturas osteoarticulares, las tomas y contratomas de la movilización pasiva
d. Todas son correctas

1642. En la enfermedad de Perthes es FALSO que:

a. Es una necrosis avascular idiopática de la epífisis de la cabeza femoral
b. Predomina en mujeres con una relación de 5 a 1
c. El tratamiento tiene por objetivo tratar y prevenir la subluxación o extrusión de la cabeza femoral
d. Radiológicamente, en la fase de necrosis aparece un aumento de la interlínea articular o signo de Waldenström

1643. Número de personas que residen en un territorio:

a. Estatismo
b. Anchura de población
c. Capacidad
d. Dimensión

1644. La cápsula de la articulación carpometacarpiana del pulgar (CMP) está reforzada por los siguientes ligamentos, EXCEPTO:

a. Ligamento Intermetacarpiano
b. Ligamento oblicuo posterointerno y oblicuo anterointerno
c. Ligamento recto anterointerno
d. Ligamento recto Posteroexterno

1645. El método Muller-Hettinger de potenciación muscular se realiza mediante contracciones musculares...

a. Isotónicas
b. Isométricas
c. Dinámicas
d. Isocinéticas

1646. Sobre el angular del omóplato:

a. Tiene su origen en las siete primeras apófisis transversas cervicales
b. Tiene su origen en las cuatro primeras apófisis transversas cervicales
c. Se inserta en el borde superior de la escápula
d. Son correctas B y C

1647. En el tratamiento de las lesiones del ligamento cruzado anterior:

a. El músculo cuádriceps provoca una evidente resultante de cajón posterior en todas sus formas de trabajo
b. El mecanismo lesional suele ser la autolesión cuando el pie está en apoyo y la rodilla gira y se produce un movimiento combinado de flexión, varo y rotación interna
c. Está indicado realizar trabajo resistido de isquiotibiales en la recuperación de una ligamentoplastia del cruzado anterior desde el inicio del tratamiento
d. Los músculos isquiotibiales se consideran antagonistas del ligamento cruzado anterior

1648. Varón de 40 años que sufre accidente de tráfico en el que se golpea las rodillas contra el salpicadero del coche produciéndole una luxación posterior de la cadera derecha Cabe esperar que previo a su reducción el miembro inferior derecho se encuentre en acortamiento, flexión...

a. rotación interna y aducción
b. rotación externa y abducción
c. rotación interna y abducción
d. rotación externa y aducción

1649. La corriente de Kotz:

a. Es una corriente de media frecuencia
b. Se usa una frecuencia promedio de 500 Hz
c. Deben ser ondas continuas
d. Todas son correctas

1650. Grupos musculares que intervienen en el movimiento voluntario:

a. Agonistas y antagonistas
b. Agonistas, antagonistas y sinergistas
c. Agonistas, antagonistas, sinergistas y estabilizadores
d. Ninguna de las tres es correcta

1651. La lesión del nervio cubital se asocia con qué fractura o luxación:

a. Consolidación viciosa del cúbito valgo
b. Luxación del codo
c. Fractura del extremo proximal del húmero
d. Son correctas A y B

1652. Conocimiento de nuestro cuerpo como un espacio definido:

a. Anosognosia
b. Astereognosia
c. Somatognosia
d. Autotopoagnosia

1653. Sobre la marcha en Trendelenburg:

a. Cuando cargamos sobre el miembro afecto la pelvis se inclina sobre dicho lado
b. Déficit de glúteo mayor
c. Inclinación de la pelvis hacia el lado sano cuando cargamos sobre el lado afecto
d. Debilidad del glúteo menor

1654. La retracción del parénquima pulmonar se observa en:

a. Enfisema pulmonar
b. Bronquitis crónica
c. Atelectasia
d. Asma

1655. La musculatura de la vejiga y del músculo detrusor se hallan inervados por:

a. Sistema nervioso autónomo
b. Sistema nervioso somático (motor)
c. Plexo hipogástrico inferior o pélvico
d. Todas son ciertas

1656. La aplicación de frío en un traumatismo debe realizarse:

a. Tras el trauma
b. A la hora de producirse el trauma
c. A las dos horas de producirse el trauma
d. No debe aplicarse frío

1657. NO es una ventaja de los estudios de casos y controles:

a. Duración relativamente corta
b. Son útiles para estudiar enfermedades de alta prevalencia
c. Relativamente menos costosos que estudios de seguimiento
d. Permiten análisis de varios factores de riesgo para una determinada enfermedad

1658. Sobre la caja torácica, es FALSO:

a. Las primeras costillas presentan una orientación transversal
b. La mayor amplitud de movimiento tiene lugar en las últimas costillas
c. El diámetro anteroposterior del tórax es mayor que su diámetro transverso
d. Las costillas se articulan al esternón por medio de cartílagos

1659. Es una contraindicación de las aplicaciones hidroterápicas:

a. Patologías reumáticas tanto de tipo degenerativo como de tipo inflamatorio
b. Procesos neurológicos
c. Insuficiencias cardíacas, hepáticas, renales leves o moderadas siempre y cuando estén descompensadas
d. Afectación de estructuras paraarticulares como sinovitis, tendinitis, fascitis

1660. La fractura por fragilidad es la principal complicación de la osteoporosis en el anciano. Señale la FALSA:

a. Las fracturas vertebrales suelen producirse en la columna toracolumbar
b. En las fracturas de cadera existe un índice significativo de morbimortalidad asociada
c. La incidencia de las fracturas distales de radio aumenta en la mujer antes de la menopausia
d. La fractura proximal de húmero ocurre a partir de un trauma mínimo como la caída sobre el brazo

1661. NO es una posible causa de dolor en el talón:

a. La fascitis plantar
b. El atrapamiento de la rama calcánea del nervio tibial posterior
c. El punto gatillo 1 del soleo
d. El patrón de dolor referido de los flexores largos de los dedos

1662. Los 'manantiales freáticos' son:

a. Manantiales y fuentes espontáneas
b. Aguas profundas
c. Aguas superficiales
d. Manantiales a los que se accede a través de pozos artesanos o un sistema de bombeo

1663. Sobre las fracturas del astrágalo:

a. Las fracturas más frecuentes son las del cuerpo del astrágalo
b. Las fracturas de cuello del astrágalo se producen por una dorsiflexión forzada
c. El 80% de su superficie está formada por cartílago avascular lo que condiciona su evolución
d. Con frecuencia se asocian a fracturas del maléolo externo

1664. Los ejercicios de Klapp están indicados en:

a. Escoliosis
b. Problemas circulatorios
c. Trastornos cerebelosos
d. Alteraciones de la propiocepción

1665. Queremos aplicar una corriente diadinámica para tratar una Atrofia de Sudeck, qué corriente usaremos:

a. DF (Difásica fija)
b. CP (Cortos periodos)
c. LP (Largos periodos)
d. RS (Ritmo sincopado)

1666. En la fase de oscilación de la marcha, qué músculo tiene que estabilizar la pelvis en el lado de la pierna de sustentación en el momento de despegar los dedos del suelo:

a. Glúteo mayor y mediano
b. Glúteo menor y mediano
c. Glúteo mayor y menor
d. Cuadriceps

1667. Movimiento necesario para que las superficies articulares de la cabeza femoral y el cotilo coincidan del todo:

a. Flexión de 90°
b. Abducción ligera
c. Rotación externa ligera
d. Los tres

1668. Dentro de los distintos métodos de fisioterapia, el Método Feldenkrais: Señale la FALSA:

a. Es un sistema para la reeducación del movimiento
b. Defiende que el cuerpo está organizado para moverse con un mínimo esfuerzo y máxima eficacia
c. Es un sistema de reeducación a través de la fuerza muscular
d. Con él conseguimos un mayor conocimiento del funcionamiento corporal

1669. Manifestación clínica principal de la enfermedad oclusiva arterial periférica de los vasos de la pierna:

a. Disuria de esfuerzo
b. Claudicación intermitente
c. Taquicardia
d. Disuria de reposo

1670. Para desarrollar un programa de prevención de salud y bienestar conviene considerar lo siguiente. Indique la FALSA:

a. El ejercicio o la actividad de que se trate debe incluir específicamente la meta de las personas a las que está destinada
b. Los programas para niños deben ser más divertidos, menos estructurados, pero deben durar un lapso especificado
c. Los programas para adultos deben empezar con un ritmo lento, de forma que cada persona puede incorporar los diversos ejercicios o actividades a su rutina diaria
d. Es obligatorio incluir ilustraciones de los ejercicios

1671. Cuál NO es una patología respiratoria obstructiva:

a. Bronquiectasia
b. Enfisema
c. Derrame pleural
d. Asma

1672. El síndrome de Guillain-Barré es:

a. Una polirradiculoneuritis aguda
b. Una neuropatía
c. Una mielopatía
d. Una amiotrofia espinal

1673. La escala ASIA utilizada internacionalmente para clasificar las lesiones de la médula espinal:

a. Está basada en una valoración motora, sensitiva y refleja
b. Define dos niveles motores, dos niveles sensitivos y un nivel neurológico
c. También se utiliza para clasificar las lesiones como completas (ASIA A, ASIA B) o incompletas (ASIA C, ASIA D, ASIA E)
d. Es necesario que el paciente haya alcanzado la sedestación para poder realizar la valoración a través de esta escala

1674. Temperatura del agua de 24-30º:

a. Tibia
b. Indiferente
c. Fría
d. Caliente

1675. Qué nervio provoca una atrofia muscular en la pantorrilla, en los peroneos y en la planta del pie:

a. Ciático poplíteo interno
b. Ciático poplíteo externo
c. Ciático
d. Tibial posterior

1676. Prueba que consiste en extender el dedo gordo del pie y la abducción de los otros dedos al pasar un objeto puntiagudo a lo largo de la planta:

a. Oppenheim
b. Shober
c. Babinski
d. Valsalva

1677. Cuál de estos modos de ventilación NO es ventilación espontánea:

a. Presión positiva continua en la vía aérea
b. Ventilación con presión de soporte
c. Ventilación controlada por volumen
d. Los tres lo son

1678. Es contraindicación absoluta para el tratamiento con onda corta:

a. Implantes metálicos
b. Tuberculosis
c. Embarazo
d. Marcapasos

1679. En la fase de entrenamiento preprotésico en una amputación transfemoral, es FALSO:

a. El programa de cinesiterapia deberá estar encaminado también a la potenciación de las extremidades no afectas y del tronco
b. Se enseñarán al paciente ejercicios de potenciación isométrica del muñón por su acción antiedema
c. Se realizarán también movilizaciones pasivas de las articulaciones, estiramientos de los músculos retraídos y potenciación de la musculatura antagonista para intentar la elongación de los agonistas
d. Se indicarán normas posturales adecuadas en la posición del paciente en cama como la colocación de una almohada por debajo del muñón

1680. En cuanto al tratamiento de un paciente neurológico, es FALSO:

a. La sensibilidad estereoceptiva y artrocinética no entra en valoración ni en tratamiento
b. El paciente tiene que aprender tareas simples (reeducar) para luego reentrenar
c. El movimiento normal es un objetivo importante del tratamiento
d. La observación, palpación y análisis (reconocimiento) es parte del tratamiento, como un proceso continuo

1681. Es característico del método Schroth:

a. Utilización de reflejos posturales
b. Se sirve del sistema ocular y artrocinético
c. Es de movilización analítico del raquis
d. Es tridimensional

1682. En la clasificación de las lesiones nerviosas traumáticas de Sunderland, las lesiones de Tipo III presentan:

a. Recuperación funcional completa aunque al cabo de días o semanas
b. Axones y endoneuro rotos, con perineuro y epineuro intactos
c. Axones, endoneuro y perineuro rotos con epineuro intacto
d. Una recuperación funcional espontánea imposible

1683. Síndrome del túnel carpiano:

a. Resulta de la compresión del nervio mediano
b. El paciente refiere dolor sobre todo nocturno
c. Los síntomas pueden producirse percutiendo sobre el mediano a su paso por la muñeca
d. las tres

1684. Señala la INCORRECTA: La entrevista clínica semiestructurada:

a. Es un proceso semidirigido de intercambio de información
b. El paciente puede introducir temas y no sólo actuar de modo reactivo
c. Se compone de tres fases: anamnesis, exploración y resolución
d. Todas son correctas

1685. Tenemos que colocar el vendaje al muñón de un paciente que presenta una amputación transtibial Indica la opción INCORRECTA:

a. Evitaremos formar arrugas durante el vendaje
b. El vendaje debe comenzar en la parte alta del muñón, nunca en la parte baja
c. No debemos dejar aberturas entre las vueltas de la venda (edemas de ventana)
d. La presión que aplicaremos será decreciente de proximal a distal

1686. En una fractura del acetábulo (cavidad cotiloidea), una importante complicación a largo plazo que se debe tener en cuenta es:

a. Necrosis de la cabeza femoral
b. Parálisis ciática
c. Coxartrosis
d. Ninguna de las tres

1687. La educación sanitaria es uno de los objetivos de la fisioterapia en AP. Ante un paciente que advierte que ciertas conductas ponen en riesgo su salud (sedentarismo) o bien advierte la existencia de un problema de salud (obesidad) y se encuentra dispuesto a realizar cambios en 6 meses En qué etapa del cambio de conducta según el modelo de Prochaska y Diclemente se encuentra:

a. Precontemplación
b. Contemplación
c. Determinación
d. Acción

1688. En el trabajo dinámico concéntrico nos encontramos con un momento motor...

a. igual que el momento resistente
b. mayor que el momento resistente
c. menor que el momento resistente
d. Ambos en equilibrio

1689. En un paciente anciano con riesgo de caídas, la valoración que consiste en evaluar cómo se levanta de una silla, camina 3 metros, vuelve y se sienta, es el 'Test...

a. de Romberg
b. de Tinetti
c. 'Get up and go'
d. deBarthel

1690. Repercusión del aumento del tórax en sus tres diámetros:

a. El abdomen se estrecha
b. El abdomen se distiende
c. La masa intestinal es impulsada contra la pared anterior del abdomen
d. Son correctas A y C

1691. Las disfunciones biomecánicas del aparato locomotor NO se caracterizan por presentar:

a. Asimetría estructural y funcional que puede afectar a diferentes partes del sistema musculoesquelético
b. Modificación de la cantidad y calidad del movimiento articular
c. Alteración de la textura tisular normal
d. Ninguna es correcta

1692. Un paciente presenta disestesias y parestesias en la planta del pie, con irradiación a la cara externa de la pierna y empeoramiento en la deambulación y bipedestación, por:

a. Síndrome del túnel del tarso
b. Strapamiento del nervio ciático común
c. Meralgia parestésica
d. Neuroma de Morton

1693. En cuál de estos casos NO estará indicada la Cinesiterapia pasiva:

a. Alivio de presiones cartilaginosas
b. Atrofias e hipotonías
c. Tratamiento de rigideces articulares
d. Procesos articulares con limitación del rango articular

1694. Acción polar del polo negativo de la corriente galvánica:

a. Reacción alcalina
b. Licuefacción
c. Cataforesis
d. Las tres

1695. La técnica de la vibración torácica practicada en la espiración NO está aconsejada en:

a. EPOC
b. Asma bronquial
c. Tetraplejia
d. Fracturas costales

1696. Es un principio fundamental de tratamiento durante el estadío de parálisis de un nervio periférico:

a. Evitar el edema y mantener una circulación adecuada
b. Mantener la fuerza de los músculos no afectados
c. Controlar el dolor
d. Los tres

1697. Es característicó del disco vertebral cervical:

a. La herniación se produce normalmente anterolateral debido al proceso unciforme
b. El núcleo está fisurado en su parte anterior debido al desarrollo de los procesos y cisura unciformes
c. El núcleo pulposo no tiene consistencia gelatinosa (fibrocartílago)
d. La radiculopatía es mas frecuente a nivel cervical que lumbar

1698. La valoración en la hemiplejía, mediante las pruebas descritas por B. Bobath, para reacciones posturales como respuesta a movimientos pasivos, nos ofrecerá datos sobre:

a. El grado y distribución de la espasticidad o de la flacidez
b. Reacciones de equilibrio, al probar y realizar las actividades de la vida diaria
c. Reacciones de defensa con el apoyo del miembro superior
d. Reacciones para situar posturas, que van a orientar los impulsos nerviosos, con desbordamiento de energía

1699. Sobre el efecto del vendaje neuromuscular sobre el tono muscular:

a. Si se inicia el vendaje de origen a inserción producimos un aumento del tono muscular
b. Si se inicia el vendaje de inserción a origen producimos un aumento del tono muscular
c. Con este tipo de vendaje siempre aumentamos el tono muscular
d. Con este tipo de vendaje no producimos ningún efecto sobre el tono muscular

1700. NO es un test de incontinencia urinaria:

a. Test de Wexner
b. ICIQ-SF (International Consultation on Incontinence Questionnaire-Urinary Incontinence-Short Form)
c. B-SAQ Bladder Control Self-Assesment Questionnaire (CACV)
d. UDI-6 (Urogenital Distress Inventory)

1701 C	1726 D	1751 B	1776 C
1702 B	1727 C	1752 A	1777 B
1703 D	1728 C	1753 A	1778 A
1704 A	1729 C	1754 A	1779 C
1705 A	1730 D	1755 B	1780 B
1706 B	1731 D	1756 D	1781 A
1707 B	1732 A	1757 C	1782 A
1708 D	1733 D	1758 A	1783 C
1709 B	1734 D	1759 C	1784 A
1710 C	1735 D	1760 C	1785 A
1711 D	1736 A	1761 C	1786 C
1712 B	1737 D	1762 D	1787 B
1713 B	1738 D	1763 C	1788 A
1714 C	1739 D	1764 A	1789 A
1715 D	1740 B	1765 B	1790 C
1716 A	1741 D	1766 A	1791 A
1717 A	1742 A	1767 B	1792 C
1718 D	1743 B	1768 C	1793 B
1719 B	1744 B	1769 C	1794 B
1720 B	1745 A	1770 D	1795 B
1721 C	1746 C	1771 D	1796 D
1722 D	1747 A	1772 A	1797 A
1723 B	1748 D	1773 C	1798 C
1724 A	1749 D	1774 D	1799 C
1725 A	1750 C	1775 B	1800 D

FALLOS:

1701. En una luxación recidivante de rótula insistiremos en la potenciación muscular del:

a. Recto anterior
b. Vasto externo
c. Vasto interno
d. De los tres

1702. Eupnea es:

a. El aumento de la frecuencia respiratoria del adulto
b. La frecuencia respiratoria normal y en reposo del adulto
c. La disminución de la frecuencia respiratoria del adulto
d. La dificultad respiratoria del adulto

1703. La neuralgia C5 corresponde a qué espacio topográfico:

a. Cara anterior del brazo y parte externa del antebrazo hasta el pulgar
b. Cara posterior del brazo y del antebrazo hasta los tres dedos medios
c. Cara interna del brazo y del antebrazo hasta el meñique
d. Muñón del hombro

1704. Según la U.S Preventive Services Task Force, el nivel de evidencia II-2 corresponde a:

a. Evidencia obtenida de estudios analíticos de cohortes o de casos y controles bien diseñados, preferentemente multicéntricos
b. Evidencia obtenida de ensayos clínicos con grupo control sin distribución aleatoria
c. Evidencia obtenida de al menos un ensayo clínico aleatorizado controlado
d. Opiniones de reconocidos expertos, basadas en la experiencia clínica, estudios descriptivos o informes de comités de expertos

1705. Paciente al que se le acaba de extirpar un pulmón (neumonectomía):

a. No se le colocará en decúbito lateral sobre el lado sano
b. Puede estar tumbado completamente en la cama sin necesidad de estar incorporado
c. No son necesarias medidas importantes para el control del dolor
d. Ninguna de las tres

1706. Los ejercicios que aumentan la movilidad de las articulaciones costovertebrales están indicados en:

a. Espondilitis tuberculosa
b. Enfisema pulmonar
c. Osteomielitis
d. Cáncer metastásico

1707. Causa más frecuente de la enfermedad de Scheuermann:

a. escoliosis dorsal estructurada
b. cifosis estructural de la adolescencia
c. hiperlordosis lumbar
d. rectificación de la lordosis cervical

1708. NO es una característica de la Historia Clínica orientada por problemas de salud:

a. Listado de problemas activos e inactivos
b. Recogida de datos longitudinal
c. Diseñada para incluir actividades preventivas
d. Centrada en un episodio o enfermedad

1709. El diagnóstico de las neuralgias radiculares se basa en el análisis topográfico de la clínica La neuralgia C7 se localiza en:

a. Cara anterior del brazo y parte externa del antebrazo hasta el pulgar
b. Cara posterior del brazo y antebrazo hasta los tres dedos medios
c. Cara interna del brazo y del antebrazo hasta el meñique
d. Muñón del hombro

1710. Cuál NO es una prueba para la valoración del riesgo de caída en la población anciana:

a. Timed Get up and Go (Prueba de 'Levántese y ande')
b. Escala del equilibrio de Berg
c. Índice de Barthel
d. Marcha con tarea dual

1711. El músculo sartorio:

a. Es flexor de la articulación de la cadera
b. Es rotador externo de la articulación de la cadera
c. Es abductor de la articulación de la cadera
d. Las tres son correctas

1712. Cuál es la norma registrada UNE-EN ISO para los trabajos de oficina con pantalla de visualización de datos, el reposapiés debe tener una inclinación ajustable sobre el plano horizontal de entre:

a. 6385:2011
b. 6385:2016
c. 8563:2011
d. 8563:2016

1713. Al interpretar el esquema de un electrocardiograma, es FALSO:

a. La onda P representa el proceso de despolarización auricular
b. El segmento PR representa el tiempo de paso del Nodo Sinoauricular y Haz de His hasta la bifurcación en ramas derecha e izquierda
c. El complejo QRS representa la despolarización ventricular
d. El segmento ST junto con la onda T representan el proceso de repolarización ventricular

1714. Vértebra considerada charnela:

a. Cuarta cervical
b. Segunda dorsal
c. Duodécima dorsal
d. Tercera lumbar

1715. El reflejo miotático:

a. Se realiza gracias al órgano tendinoso de Golgi

b. Se conoce también como 'reflejo de contracción cruzada'

c. En su funcionamiento intervienen los axones Ib sensitivos

d. Es monosináptico y sirve como bucle de retroalimentación antigravedad

1716. En la reacción de Vojta, si un niño presenta alteración del Sistema Nervioso Central encontraremos:

a. Flexión rígida del brazo de arriba con retracción del hombro e hipotonía del tronco

b. Flexión flácida del brazo de arriba e hipertonía del tronco

c. Extensión rígida del brazo del abajo e hipertonía del tronco

d. Flexión rígida del tronco de abajo e hipotonía del tronco

1717. NO es una artritis infecciosa:

a. Artritis psoriásica

b. Artritis tuberculosa

c. Artritis bacteriana

d. Artritis por hongos

1718. En la artrosis, es FALSO:

a. Hay impotencia funcional

b. Hay presencia de osteofitos

c. Hay dolor mecánico

d. Hay rigidez matinal de más de una hora

1719. Para el tratamiento de la extremidad lesionada, durante el periodo de inmovilización, los ejercicios de preferencia serán:

a. Isocinéticos

b. Isométricos

c. Isotónico

d. Ultrasonido

1720. Cuando un músculo no puede alargarse en su longitud completa, lo cual determina una pérdida parcial del movimiento, hablamos de:

a. Contractura

b. Retracción

c. Debilidad

d. Tirantez

1721. La férula de Lerique, empleada en la parálisis braquial obstétrica, sirve para mantener el brazo...

a. en flexión y aducción

b. en flexión y abducción

c. en abducción y tracción

d. en abducción

1722. En la aplicación de diatermia de onda corta con placas de capacitancia:

a. Se denomina calentamiento por el método de campo magnético

b. El calentamiento es mayor en los tejidos con mayor conductividad

c. Las placas de capacitancia producen más calor en la piel y tejidos superficiales

d. Son ciertas B y C

1723. Al valorar la radiografía de una escoliosis y referirnos al test de Risser, estamos indicando:

a. El grado de osificación de los cuerpos vertebrales

b. El grado de osificación de las epífisis de la cresta iliaca

c. El valor angular de la curva

d. El grado de deformación de los cuerpos vertebrales

1724. Señale la INCORRECTA. En las amputaciones de miembro inferior:

a. La sensación del miembro fantasma es una percepción dolorosa

b. El dolor del miembro fantasma puede ser tratado por la terapia de restricción de lado sano y la terapia de espejo

c. El dolor del muñón puede ser debido a la fijación inadecuada de la prótesis, neuromas

d. La causa más frecuente de amputaciones en pacientes geriátricos son las enfermedades vasculares

1725. En las amputaciones tibiales, la prótesis PTB consta de:

a. Un apoyo subrotuliano, un contraapoyo en la pared posterior, unas aletas laterales que suben hasta la mitad de los cóndilos femorales y un apoyo de contacto total sobre toda la superficie del muñón

b. Un encaje externo rígido en forma de 'tapón' y una interfase de cuero

c. Un apoyo subrotuliano, un anclaje suprarrotuliano y un apoyo sobre el hueco poplíteo

d. Un apoyo suprarrotuliano, unas aletas supracondíleas y un apoyo sobre el hueco poplíteo

1726. "Por favor, coloque la mano sobre la cadera y haga resistencia empujando el codo hacia delante" Qué estamos comprobando:

a. La actividad del trapecio inferior

b. La contracción del serrato mayor

c. La contracción del angular de la escápula,

d. La actividad de 105 romboides

1727. Dentro de la gestión y planificación en el sector sanitario NO es un método de priorización de problemas:

a. Método Hanlon

b. Parrilla de Análisis

c. Método Delphi

d. Los tres lo son

1728. Disminuyen la rigidez articular temperaturas locales de...

a. 30 ºC, y en torno a 15 la aumentan

b. 20 ºC, y en torno a 40 la aumentan

c. 43 ºC, y en torno a 10 la aumentan

d. 0 ºC, y en torno a 43 la aumentan

1729. El modelo 'Precede-Procede', modificado por Green y Kreuter en 1991:

a. Posee 5 fases de análisis de los comportamientos (PRECEDE) y 5 fases de planificación (PROCEDE)

b. Realiza un diagnóstico, pero no permite la posterior planificación, ejecución y evaluación de programas educativos en salud

c. Se plantea como un guión para desarrollar actividades en promoción de la salud

d. Realiza un diagnóstico social pero no epidemiológico

1730. El codo de tenista o epicondilitis afecta principalmente al músculo:

a. Supinador corto

b. Extensor común de los dedos

c. Extensor propio del meñique

d. Segundo radial

1731. En rehabilitación cardíaca postinfarto cuál de las siguientes implica un nivel de riesgo alto:

a. Curso hospitalario sin complicaciones

b. Ausencia de isquemia

c. Capacidad funcional mayor 7 MET

d. Respuesta hipotensiva al ejercicio

1732. Indicar la afirmación FALSA respecto al método Schroth para el tratamiento de escoliosis:

a. Es una técnica respiratoria que busca expandir el lado de la convexidad

b. Utiliza ejercicios de suspensión, movilización, modelación y fortalecimiento

c. Es un método de tratamiento tridimensional

d. Introduce la conciencia postural para evitar en la vida cotidiana posturas que agraven la escoliosis

1733. Sandra sufre alteración en la estática del raquis en posición erecta Se deberá iniciar el enderezamiento de las curvas raquídeas en la...

a. columna cervical   b. columna dorsal

c. columna lumbar   d. pelvis

1734. Sobre el modo o tipo de transmisión de la distrofia muscular:

a. La distrofia muscular de Duchenne está ligada al cromosoma X

b. La distrofia muscular de Becker está ligada al cromosoma Y

c. La distrofia muscular de Duchenne es autosómica recesiva

d. Son correctas A y C

1735. Durante la valoración y el tratamiento de fisioterapia de un paciente con epitrocleitis, tendremos en cuenta que:

a. Será necesario examinar un posible compromiso del nervio radial

b. Las pruebas de Thompson y Cozen son específicas para evaluar la epitrocleitis

c. El paciente suele referir dolor a la extensión resistida de la muñeca

d. Debemos evaluar y tratar los músculos más afectados como son el palmar mayor y el pronador redondo

1736. Sobre la espondilitis anquilosante:

a. El 90% de los anglosajones con espondilitis anquilosante tienen el gen HLA-B27
b. El dolor y la rigidez mejoran con períodos de descanso o inactividad y empeoran con el ejercicio
c. La rigidez es mayor a última hora del día
d. La espondilitis anquilosante es más frecuente en mujeres en una proporción de tres a uno

1737. La obligación permanente de silencio que contrae el fisioterapeuta respecto de todo lo sabido e intuido de un paciente en el transcurso de su relación profesional constituye:

a. La objeción de conciencia
b. El deber de custodia de la historia clínica
c. La cláusula de conciencia
d. El secreto profesional

1738. Según Genot, respecto a la poleoterapia:

a. Existe suspensión fija y suspensión elástica
b. Este método de reeducación comprende la suspensión y el sistema de pesas y poleas
c. La suspensión pendular puede ser excentrada y descentrada
d. Todas son correctas

1739. Según Genot, respecto a la resistencia máxima dinámica, es FALSO:

a. Se caracteriza por el valor máximo que se opone a una o varias contracciones musculares dinámicas desarrolladas por el sujeto
b. Viene determinada por una velocidad de ejecución, un ritmo y una amplitud de movimiento dados y reproducibles
c. El testigo de amplitud debe ser fácilmente alcanzado por el paciente
d. Debe colocarse al músculo o grupo muscular que vamos a trabajar, en situación de insuficiencia funcional activa

1740. La iontoforesis también se llama:

a. Cataforesis
b. Electroforesis
c. Anaforesis
d. Electrólisis

1741. Indique la afirmación FALSA: En la poleoterapia:

a. El número de poleas colocadas no tiene importancia
b. El lugar de colocación de la primera polea debe ser en el mismo plano del movimiento
c. Se colocará la polea del lado opuesto al desplazamiento si queremos resistir el movimiento
d. La primera polea que se coloca recibe el nombre de polea de transmisión

1742. La forma clásica de distrofia muscular congénita sin afectación del sistema nervioso central:

a. Se manifiesta desde el nacimiento
b. Aparece en la edad adulta
c. Provoca que la inteligencia del afectado sea inferior a la normal
d. Permite al afectado mantenerse en pie y caminar sin ayuda

1743. Para neutralizar las interferencias producidas por la utilización de corrientes de alta frecuencia, se colocan al aparato y al paciente dentro de un habitáculo de red metálica llamado 'Jaula de...

a. Röcher
b. D'Arsonval
c. Nemec
d. Faraday

1744. NO es un objetivo de cualquier programa de fisioterapia en una UCI:

a. Restablecer la independencia respiratoria del paciente
b. Disminuir su actividad muscular
c. Mejorar su capacidad funcional
d. Disminuir las complicaciones del reposo en cama

1745. Sobre la rehabilitación cardíaca y pulmonar, es FALSO:

a. Los pacientes trasplantados pulmonares tienen aumentada su capacidad residual funcional (CRF), lo que condiciona una tos ineficaz
b. La toracotomia, el dolor, la presencia de derrame pleural y, en ocasiones, la paresia diafragmática disminuyen considerablemente la distensibilidad toracopulmonar
c. La clasificación del riesgo de los pacientes coronarios dependerá fundamentalmente de la función del ventrículo izquierdo, entre otros
d. En pacientes trasplantados cardíacos, la frecuencia cardíaca no es un indicador válido para cuantificar la intensidad del ejercicio

1746. El ligamento cuadrado de Denucé:

a. Da mayor estabilidad a la articulación escapulohumeral
b. Refuerza el fascículo medio del ligamento lateral externo del codo
c. Refuerza la parte inferior de la cápsula de la articulación del codo
d. Es un medio de unión de la articulación radiocubital inferior

1747. Sobre el desarrollo psicomotor del niño sano:

a. Entre los nueve y los doce meses comienza la oposición del dedo pulgar y el índice para realizar la pinza fina que se irá perfeccionando a partir del primer año
b. Los niños con desarrollo típico suelen adquirir la marcha independiente entre los 15 y los 18 meses
c. A los 2 años los niños con desarrollo típico presentan una marcha similar a la del adulto
d. De acuerdo con las teorías que describen las etapas del desarrollo motor, el gateo es una condición necesaria para andar

1748. Qué efectos NO podemos conseguir con la aplicación de la electroestimulación muscular:

a. Bombeo circulatorio
b. Potenciación muscular
c. Elongación muscular
d. Anestesia

1749. En ACV del hemisferio izquierdo aparecen estos síntomas con una alta frecuencia, EXCEPTO:

a. Hemiplejia derecha
b. Afasia
c. Disartria
d. Heminegligencia derecha

1750. En qué patología se da la Marcha Danzante:

a. Parkinson
b. Hemiplejía
c. Esclerosis múltiple
d. Artrosis de cadera

1751. Entre las herramientas o instrumentos de recogida de datos utilizadas en los estudios epidemiológicos cómo se denomina el formato redactado con un conjunto de preguntas con el que se obtiene información relacionada con las variables objeto de la investigación:

a. Encuesta
b. Cuestionario
c. Grupo de discusión
d. Observación externa

1752. Durante el ciclo de la marcha, qué fase se corresponde con la posición más alejada de los miembros superiores respecto al tronco:

a. Contacto del talón con el suelo
b. Apoyo completo de la planta del pie
c. Despegue de talón
d. Oscilación

1753. El test de Piedallu valora:

a. La movilidad sacroilíaca
b. El deslizamiento femoral
c. Los ligamentos sacroilíacos
d. La fijación sacra

1754. Es una corriente de baja frecuencia:

a. Corriente de alto voltaje pulsada (HVPC)
b. Corriente de onda corta
c. Corriente interferencial
d. Corriente de microondas

1755. Sobre los grados de fuerza muscular, es FALSO:

a. Grado 0: Parálisis completa. No hay contracción visible o palpable
b. Grado 1: Existe contracción muscular visible, suficiente para producir movimiento
c. Grado 2: La contracción muscular puede mover la articulación en toda su amplitud eliminando la fuerza de la gravedad
d. Grado 5: Músculo normal con amplitud y resistencia intensa

1756. La osteocondritis disecante se suele localizar con más frecuencia:

a. En la rótula
b. En la meseta tibial
c. En el cóndilo femoral externo
d. En el cóndilo femoral interno

1757. En la mecánica respiratoria, Qué función desempeñan los músculos esternocleidomastoideos:

a. Son auxiliares de la espiración
b. No intervienen en la respiración
c. Son auxiliares de la inspiración
d. Contrarrestan la acción del diafragma

1758. Síndrome de Guillain-Barré o también:

a. Polirradiculoneuritis aguda inflamatoria desmielinizante
b. Polineuropatía aguda sensitiva pura o disautonómicas
c. Poliradiculoneuritis inflamatoria crónica-recidivante
d. Polineuropatía aguda inflamatoria axonal

1759. Al realizar un estiramiento postisométrico o contracción-relajación del músculo dorsal ancho, los parámetros de elongación son:

a. Rotación externa y extensión de hombro
b. Rotación interna y abducción-extensión de hombro
c. Rotación externa y abducción-flexión de hombro
d. Rotación interna y aducción de hombro

1760. Sobre el tratamiento de fisioterapia en las tendinopatías crónicas, es FALSO:

a. El trabajo excéntrico aplicado en la fase de regeneración de las tendinopatias favorece la alineación correcta de las fibras de colágeno
b. El ultrasonido se aplicará de forma pulsada para evitar el efecto térmico
c. La EPI (electrólisis percutánea intratisular) consiste en introducir una aguja con la que se transmite corriente de alta frecuencia al tejido degenerado
d. En las tendinopatias crónicas aparece imagen de hipervascularización ecográfica

1761. Llevar a cabo actividades encaminadas a la profundización y al descubrimiento de nuevos campos dentro de la fisioterapia es una actividad propia del ámbito fisioterápico:

a. Asistencial
b. De docencia
c. De investigación
d. De gestión

1762. Afección NO contraindicada en el masaje:

a. Reumatismo inflamatorio en fase evolutiva
b. Flebitis
c. Fibrositis
d. Las tres son contraindicaciones

1763. Está indicada la aplicación de radiación ultravioleta en caso de:

a. Lupus eritematoso
b. Diabetes severa
c. Manejo de los procesos respiratorios de vías altas
d. Fotosensibilización yatrogénica

1764. En adultos sanos, la distancia craneocaudal entre los centros de gravedad y de empuje en el agua es de aproximadamente:

a. 1 cm
b. 2 cm
c. 3 cm
d. 4 cm

1765. Sobre el movimiento de nutación:

a. El promontorio se desplaza hacia arriba y hacia atrás
b. El promontorio se desplaza hacia abajo y hacia delante
c. La punta del coxis se desplaza hacia abajo y hacia delante
d. Son correctas B y C

1766. Cuando se valora al paciente con Ictus con la escala de Rankin Modificada, estaría indicada la trombólisis cuando la puntuación sea:

a. 0 a 2   b. 3   c. 4 a 5   d. 6

1767. Ana sufre distrofia muscular, qué músculo del miembro superior conservará en mejores condiciones:

a. Pectoral mayor y menor
b. Tríceps
c. Serrato mayor
d. Bíceps

1768. El test de Schoeber mide:

a. La distancia entre la séptima cervical y la vertical
b. El balance muscular de los abdominales
c. La flexión del raquis lumbar
d. La dismetría pélvica

1769. Nervio responsable de la inervación del bíceps y del braquial anterior:

a. Circunflejo
b. Radial
c. Musculocutáneo
d. Serrato mayor

1770. La cinesiterapia pasiva NO está contraindicada en:

a. En aquellos casos en los que no se tiene seguridad de su indicación y/o modo de llevarla a cabo
b. Procedimientos inflamatorios o infecciones agudas
c. Osteotomías o artrodesis
d. Hiperlaxitud articular sobre todo la parálisis flácida

1772. Un protocolo de actuación de la fisioterapia tanto en atención primaria como especializada establece como objetivos:

a. Normalización de la práctica profesional. EU
b. Identificar los problemas estructurales de los lugares de impartición de fisioterapia
c. Analizar los defectos formativos de los profesionales de la Fisioterapia
d. Ninguna de las tres

1773. La 'Estrella de Maigne':

a. Evalúa la amplitud de movimiento vertebral sin reflejar si es o no dolorosa
b. Valora 6 movimientos y puntúa la limitación dolorosa según una escala de 5 barras de intensidad
c. Valora 6 movimientos y puntúa la limitación dolorosa según una escala de 3 barras de intensidad
d. Valora 6 movimientos y puntúa la limitación dolorosa según una escala de 4 barras de intensidad

1774. Para prevenir o reducir la discapacidad es fundamental conocer la relación existente entre:

a. Patología y alteraciones
b. Limitaciones funcionales y patología
c. Discapacidad y dependencia
d. Patología, alteración, limitaciones funcionales y nivel percibido de discapacidad

1775. Vamos a proceder a tratar a un paciente que se encuentra ingresado con aislamiento de contacto Entre las precauciones para la prevención de la infección hospitalaria NO sería necesaria:

a. El material no crítico será de uso exclusivo del enfermo, si lo anterior no es posible, se limpiará y desinfectará correctamente
b. Utilizar guantes estériles
c. Higiene de manos después de atender al paciente con agua y jabón o solución hidroalcohólica
d. Emplear bata limpia

1776. En un nivel alto de espina bífida D11-D12-L1 en la fase de 6 a 12 meses del niño, NO emplearemos en el tratamiento:

a. Los cambios de decúbito supino-prono
b. Sedestación con apoyo anterior de manos
c. El gateo
d. Uso de ortesis nocturnas para una postura correcta

1777. La neuralgia de Arnold tiene lugar en el trayecto del nervio:

a. Parietal
b. Occipital
c. Facial
d. Trigémino

1778. La sensibilidad de la región de la articulación del codo es controlada por 4 niveles distintos de inervación:

a. C5, C6, C8, D1
b. C2, C3, C4, D2
c. C1, C2, D2, D3
d. Ninguna de las tres

1779. Nervio responsable de la sensibilidad de la cara externa del muslo:

a. Obturador
b. Crural
c. Femorocutáneo
d. Ciático

1780. Las abluciones son:

a. Piezas de tela bien secas o húmedas con las que se cubre el cuerpo
b. Aplicaciones directas de agua sobre la superficie corporal mediante un guante o esponja
c. Verter agua desde cierta altura sobre una parte o la totalidad del cuerpo
d. Duchas a presión

1781. Posición para reeducar la porción anterior del diafragma posterior:

a. Decúbito prono
b. Decúbito supino
c. Decúbito lateral
d. Sedestación

1782. La prueba de O'Donoghue detecta:

a. Desgarro de un menisco
b. Cajón anterior
c. Cajón posterior
d. Condromalacia rotuliana

1783. En la aplicación del drenaje linfático manual NO hay que evitar:

a. Provocar dolor
b. Hiperemia en la piel
c. Elevar ligeramente la extremidad afectada
d. Deslizamientos y presiones intensas

1784. Para valorar la extensión de las quemaduras se usa la regla del:

a. 9
b. 5
c. 6
d. 7

1785. A qué nervio corresponde el VII par craneal:

a. Facial
b. Glosofaríngeo
c. Trigémino
d. Espinal

1786. Un paciente infectado por el Virus de Inmunodeficiencia Humana en fase de portador asintomático:

a. No desarrollará nunca el SIDA-enfermedad
b. No puede transmitir el virus a otra persona
c. No ha desarrollado todavía el SIDA-enfermedad, pero puede transmitir el virus'
d. Sólo puede transmitir el virus por vía sexual

1787. El hemotórax es:

a. Presencia de aire en el espacio interpleural
b. Presencia de sangre en el espacio interpleural
c. Presencia de líquido en el espacio interpleural
d. Inflamación del espacio interpleural

1788. Posición que se debe evitar durante la fase postoperatoria en una amputación infracondílea:

a. Flexión de rodilla
b. Extensión de la rodilla
c. Flexión de cadera
d. Decúbito supino

1789. Apraxia que se manifiesta durante la utilización de los objetos en acciones simples por la desorganización total de la secuencia de los gestos elementales:

a. ideatoria
b. ideomotora
c. dinámica
d. melocinética

1790. En relación con las ondas electromagnéticas, si hablamos en particular de una frecuencia entre 27 y 40 MHz, la catalogamos como:

a. Onda ultrasónica
b. Microonda
c. Onda corta
d. Onda infrarroja

1791. Sobre los ligamentos laterales de la rodilla:

a. El cruzado anteroexterno está cruzado con el ligamento lateral externo del mismo lado
b. El cruzado anteroexterno es paralelo al ligamento lateral externo del mismo lado
c. El cruzado posterointerno es paralelo al ligamento lateral interno del mismo lado
d. Son correctas B y C

1792. En la electroterapia clínica, la unidad de medida de la tensión o diferencia de potencial es:

a. El vatio (W)
b. El miliamperio (mA)
c. El voltio (V)
d. El culombio (C)

1793. En el hallux rígido el primer dedo del pie se encuentra:

a. Hipermóvil en flexión dorsal
b. Limitado en flexión dorsal
c. En posición neutra
d. Ninguna es correcta

1794. La anchura máxima de la caja torácica se encuentra situada a nivel de qué costilla:

a. 6ª   b. 8ª   c. 10ª   d. 12ª

1795. La banda de frecuencia utilizada más frecuentemente en los aparatos de onda corta en aplicaciones para la salud, se centra en:

a. 300 MHz
b. 27,12 MHz
c. 80 KHz
d. 1,2 MHz

1796. El hematoma de Hennequin aparece frecuentemente:

a. En las fracturas del cuerpo de la escápula en la región dorsal
b. En la fractura horizontal del tercio superior del sacro por la gran vascularización de esa zona
c. En la fractura de la cabeza radial con luxación radiocubital distal (síndrome de Essex-Lopresti)
d. En las fracturas de la extremidad proximal del húmero, en la cara anteroexterna del brazo junto a la inserción del deltoides

1797. Las caídas en el anciano NO constituyen...

a. la segunda razón para la hospitalización entre los 65 y 90 años
b. un marcador de fragilidad en la vejez
c. uno de los grandes síndromes geriátricos por su prevalencia
d. una causa de pérdida de movilidad e independencia

1798. Cuál NO se utiliza como tratamiento fisioterápico de la escoliosis:

a. El método Schroth
b. La evocación periférica de reacciones posturales
c. El método Zinovieff
d. El método Vojta

1799. En una retrolistesis, en qué posición se encuentran la columna lumbar y la pelvis:

a. La columna lumbar rectificada y la pelvis en antepulsión
b. La columna lumbar en lordosis y la pelvis en retropulsión
c. La columna lumbar en hiperlordosis y la pelvis en antepulsión
d. La columna lumbar en hiperlordosis y la pelvis en posición neutra

1800. La obligación permanente de silencio que contrae el fisioterapeuta respecto de todo lo sabido e intuido de un paciente en el transcurso de su relación profesional constituye:

a. La objeción de conciencia
b. El deber de custodia de la historia clínica
c. La cláusula de conciencia
d. El secreto profesional

1801 B	1826 C	1851 A	1876 C
1802 B	1827 B	1852 C	1877 B
1803 D	1828 A	1853 B	1878 D
1804 B	1829 A	1854 B	1879 B
1805 A	1830 C	1855 D	1880 A
1806 A	1831 B	1856 B	1881 A
1807 C	1832 D	1857 C	1882 D
1808 A	1833 C	1858 A	1883 C
1809 A	1834 C	1859 D	1884 A
1810 D	1835 A	1860 D	1885 A
1811 B	1836 C	1861 C	1886 C
1812 C	1837 B	1862 D	1887 A
1813 C	1838 B	1863 A	1888 C
1814 B	1839 B	1864 A	1889 B
1815 C	1840 B	1865 D	1890 C
1816 C	1841 A	1866 B	1891 B
1817 D	1842 B	1867 A	1892 C
1818 A	1843 A	1868 D	1893 B
1819 C	1844 D	1869 D	1894 C
1820 B	1845 D	1870 B	1895 B
1821 C	1846 A	1871 D	1896 D
1822 B	1847 A	1872 A	1897 C
1823 A	1848 B	1873 C	1898 D
1824 A	1849 A	1874 B	1899 B
1825 D	1850 D	1875 B	1900 B

FALLOS:

1801. En el lado convexo de una escoliosis, debido a la disposición de las costillas, la dinámica respiratoria respecto al lado cóncavo es:

a. Más eficaz
b. Menos eficaz
c. Igual de eficaz
d. Las costillas no tienen influencia, depende de la flexión de la columna vertebral

1802. Zona sensitiva que corresponde a C7:

a. Región deltoidea
b. Tercer dedo de la mano
c. Cara lateral del antebrazo
d. Porción medial del antebrazo

1803. Fractura en la que se produce en ocasiones la rotura del extensor largo del pulgar:

a. Monteggia
b. Galeazzi
c. Smith
d. Colles

1804. Valor medio del ángulo de inclinación de la pelvis considerado normal:

a. 90°
b. 60°
c. 30°
d. 15°

1805. Cuando un paciente nos cuenta su patología en una entrevista privada, a la que solo tiene acceso el personal sanitario que trabaja sobre dicho paciente, y que además es confidencial, estamos realizando:

a. Una historia clínica
b. Un registro de población adscrita
c. Registro de ingreso
d. Hoja de orden de tratamiento

1806. Nervio comprometido en las lesiones de las raíces nerviosas L2 y L3:

a. Obturador
b. Crural
c. Femorocutáneo
d. Ciático

1807. Señale la FALSA Según Jacobson, la técnica de relajación progresiva:

a. Consiste en trabajar sistemáticamente los principales grupos musculares, creando y liberando tensión
b. El paciente aprende a reconocer la tensión muscular
c. Es posible aprenderlo en una sola sesión
d. Desaconseja el uso de la sugestión

1808. Patología nerviosa en la que está comprometida la conducción nerviosa a nivel de la placa mioneural:

a. Miastenia grave
b. Siringomielia
c. Esclerosis lateral amiotrófica
d. Parálisis bulbar progresiva

1809. En la técnica de elongación muscular eléctrica, si usamos una corriente bifásica simétrica, el polo positivo de la musculatura a contraer se pondrá:

a. Es indiferente
b. Proximal
c. En posición de prisma
d. Distal

1810. Lesión que tiene lugar en la triada maligna de O'Danoghne:

a. Rotura del ligamento cruzado anteroexterno
b. Rotura del ligamento cruzado posterointerno
c. Rotura del ligamento lateral interno
d. Son correctas A y C

1811. Las corrientes Diadinámicas se clasifican por su forma y frecuencia como de:

a. Baja frecuencia y de impulso aislado
b. Baja frecuencia y moduladas
c. Media frecuencia y moduladas
d. Media frecuencia y de impulso aislado

1812. Neonato de menos de 3 Kg, nacido tras presentación de nalgas y parto distócico Presenta descenso permanente del párpado superior derecho, enrojecimiento alrededor del cuello, ausencia de prensión palmar derecha y palpación dolorosa en la región de hombro derecho. Posible diagnóstico:

a. Hemiplejía derecha
b. Parálisis de Erb-Duchenne
c. Parálisis de Déjerine-Klumpke
d. Parálisis de Bell

1813. En la terapia manual de Rabe se asocia el masaje con:

a. Movilizaciones de la articulación
b. Estiramientos de la fascia
c. Son correctas A y B
d. Presión puntiforme

1814. El signo de Tinel es una prueba:

a. para valorar la fuerza muscular
b. que tiene por objeto despertar sensibilidad de los neuromas que haya en los nervios
c. que tiene por objeto medir la capacidad funcional de los sujetos
d. uque nos aporta información sobre la estabilidad del paciente

1815. La extensión del codo, pronación del codo y flexión de la muñeca, a qué nivel neurológico corresponden:

a. C5   b. C6   c. C7   d. C8

1816. En una lesión del ligamento cruzado posterior de la rodilla, cuántos grados de flexión son necesarios para evitar la tensión del ligamento:

a. 20 a 60°
b. 20 a 80°
c. 20 a 100"
d. 20 a 125°

1817. En la clasificación de los trastornos mentales y del comportamiento, CIE-10, la clasificación de trastorno de dolor persistente somatomorfo NO incluye:

a. Dolor intratable
b. Dolor sin especificación
c. Dolor ante la presencia de esquizofrenia o trastornos relacionados
d. Todas son ciertas

1818. El síndrome seco o síndrome de Sjögren se asocia frecuentemente a:

a. Artritis reumatoide
b. Espondilitis anquilosante
c. Artritis psoriásica
d. Síndrome de Reiter

1819. En el enfermo de Parkinson NO puede producirse:

a. Exaltación de reflejos posturales
b. Amimia
c. Rigidez 'en navaja'
d. Hipersialorrea

1820. A qué nivel se practica la amputación de Gritti-Stokes:

a. Pie
b. Rodilla
c. Codo
d. Hombro

1821. En los ejercicios de Bürger o Buerger:

a. El paciente está colocado en decúbito prono
b. El paciente tiene que hacerlos con el fisioterapeuta
c. El paciente se sitúa en tres posiciones sucesivas
d. El paciente ha de elevar las dos extremidades inferiores a la vez

1822. NO colocaremos un vendaje funcional:

a. Si el paciente presenta una elongación muscular
b. Si el paciente presenta alteraciones neurosensitivas
c. Ante una fisura de la segunda falange del tercer dedo de la mano
d. Nada más retirarle una escayola por una fractura de Colles

1823. Función de los músculos interóseos dorsales:

a. Abducción de los dedos índice, medio y anular
b. Aducción de los dedos índice, medio y anular
c. Flexión de las articulaciones interfalángicas
d. Son correctas A y C

1824. Qué respuesta fisiológica es característica de la aplicación de la termoterapia:

a. Aumento de la actividad enzimática tisular
b. Vasodilatación y disminución del flujo sanguíneo capilar
c. Aumento del espasmo muscular
d. A y B son ciertas

1825. La prueba de McMurray positiva indica lesión de:

a. Ligamento lateral interno
b. Ligamento lateral externo
c. Ligamentos cruzados
d. Meniscos

1826. Qué nervio se comprime en ocasiones a su paso por el canal de Guyon:

a. Radial
b. Mediano
c. Cubital
d. Ciático

1827. Las raíces nerviosas L2, L3 y L4, con qué nervio se relacionan:

a. Obturador
b. Crural
c. Femorocutáneo
d. Ciático

1828. La técnica inspiratoria EDIC (ejercicio a débito inspiratorio controlado del pulmón derecho se realiza en decúbito lateral...

a. ...izquierdo a bajo flujo y alto volumen
b. ...derecho a bajo flujo y alto volumen
c. ...derecho a alto flujo y bajo volumen
d. ...izquierdo a alto flujo y bajo volumen

1829. El test de Risser:

a. Evalúa el grado de soldadura de la cresta iliaca con su núcleo complementario de osificación
b. Permite conocer el grado de reductibilidad de la deformación escoliótica
c. Objetiva verdaderamente la deformación escoliótica
d. Permite la apreciación angular de la curva escoliótica

1830. Sobre la suspensionterapia es FALSO que:

a. Los ejercicios en suspensión se caracterizan por los movimientos que se imprimen a una articulación mediante la oscilación de la extremidad distal del miembro suspendido
b. Facilita movimientos analíticos, específicos y precisos
c. En los desplazamientos del miembro en suspensión buscaremos sobrepasar los límites naturales de cada articulación
d. Un miembro en suspensión no está soportado por la musculatura del propio paciente, sino por la propia suspensión

1831. Qué tipo de apraxia es la incapacidad de ejecutar una orden o de imitar un gesto que no implique la utilización de un objeto:

a. Ideatoria
b. Ideomotora
c. Dinámica
d. Melocinética

1832. Después de una intervención quirúrgica de una condromalacia rotuliana NO está indicado:

a. Electroterapia altiálgica
b. Movilización activa suave en suspensión y en descarga
c. Isométricos de cuádriceps
d. Isotónicos de cuádriceps

1833. Ramón tiene dificultad al iniciar la abducción del hombro. Lesión más probable:

a. Luxación de la cabeza del húmero
b. Osteoartritis de la articulación glenohumeral
c. Desgarro del manguito de los rotadores
d. Cualquiera de las anteriores

1834. La incidencia acumulada es:

a. El número de nuevos casos de enfermedad que se desarrolla en una población durante un periodo de tiempo concreto
b. La proporción de individuos de una población que tienen una enfermedad en un momento dado
c. La proporción de personas en riesgo de enfermar que desarrollan la enfermedad en un periodo de tiempo dado
d. Ninguna es correcta

1835. En el asma la fisioterapia respiratoria busca:

a. Moderar la inspiración y forzar la espiración
b. Disminuir la espiración
c. El máximo esfuerzo en la inspiración y la espiración
d. Incrementar la inspiración

1836. Con qué movimiento se tensa el ligamento triangular de la articulación radiocubital inferior:

a. Pronación
b. Supinación
c. Pronosupinación intermedia
d. Ninguna de las anteriores

1837. Distribución motora del nervio tibial posterior:

a. Peroneo lateral largo
b. Flexor largo del dedo gordo
c. Extensor común de los dedos
d. Las tres son correctas

1838. Principales músculos que intervienen en la prueba muscular para los rotadores internos del hombro:

a. Dorsal ancho, pectoral mayor, subescapular y bíceps
b. Dorsal ancho, pectoral mayor, subescapular y redondo mayor
c. Dorsal ancho, subescapular y redondo mayor
d. Dorsal ancho, pectoral menor, subescapular y redondo mayor

1839. Es considerado órgano linfoide:

a. Corazón
b. Bazo
c. Páncreas
d. Riñón

1840. En el movimiento de contranutación del sacro:

a. El promontorio se desplaza hacia arriba y hacia delante
b. El extremo inferior del sacro se desplaza hacia abajo y hacia delante
c. El vértice inferior del cóccix se desplaza hacia detrás
d. Las tuberosidades isquiáticas se separan

1841. En dolores crónicos, cuál es la frecuencia de elección en la aplicación de un TENS por trenes de impulso:

a. 2 Hz
b. 20 Hz
c. 80 Hz
d. 110 Hz

1842. El campo magnético se establece entre un polo:

a. Este y oeste
b. Norte y sur
c. Norte y este
d. Sur y este

1843. Entre las características de los 'peloides' NO está:

a. Producen calentamiento exclusivamente por convección
b. Hay un componente sólido y un componente líquido
c. Es una técnica de termoterapia semilíquida
d. Se utilizan a temperatura elevada

1844. Sobre la onda corta:

a. Aumenta la eliminación de sustancias de desecho
b. Produce un aumento de la circulación
c. El calentamiento que produce la onda corta en el hueso es mínimo
d. Las tres son correctas

1845. Eva ha sufrido amputación de muslo Presenta un muñón corto Qué posición tenderá a adoptar:

a. Flexión
b. Abducción
c. Adducción
d. Son correctas A y B

1846. A los 8 meses el bebé de desarrollo normal ya puede:

a. girar sobre su propio eje
b. Sentarse solo desde la posición boca abajo
c. Mejorar la capacidad respiratoria
d. Aumentar la amplitud articular

1847. Qué tipo de intervención se consideraría dentro de prevención secundaria:

a. Citología de Papanicolau
b. Fluoración en población infantil
c. Suplementos vitamínicos a lactantes
d. Vacunaciones

1848. Valores fisiológicos de la presión parcial de CO2:

a. 28-33 mm Hg   b. 38-43 mm Hg
c. 48-53 mm Hg   d. 58-63 mm Hg

1849. En el síndrome del dolor regional complejo, es FALSO:

a. Es una enfermedad aguda y progresiva
b. También puede llamarse síndrome de Sudeck
c. Es una enfermedad crónica y progresiva
d. También puede llamarse Algodistrofia

1850. La hidroterapia, en el ámbito de la rehabilitación y la fisioterapia, consigue sus efectos terapéuticos mediante lo siguiente, EXCEPTO:

a. La energía mecánica que va a aportar a la superficie corporal
b. Los principios físicos derivados de la inmersión
c. La acción térmica que ejercerá sobre la superficie corporal
d. Las propiedades minero medicinales del agua

1851. NO estaría indicado el uso del Biofeedback en qué caso:

a. Estados comatosos
b. Perfeccionamiento del movimiento
c. Control de la hiperhidrosis
d. En todos estaría indicado

1852. Dentro del Método de Intervención en Fisioterapia, NO es un objetivo establecido en el plan de acción:

a. Deben estar centrados en el paciente y ser enunciados con precisión
b. Deben dirigirse a obtener un restablecimiento óptimo según las necesidades del paciente
c. No es necesario incluir el tiempo estimado que se considere razonable para ser alcanzados
d. Deben marcar un objetivo por cada problema identificado

1853. A qué región sensitiva o dermatoma corresponde la zona lateral del brazo a nivel de la «V» deltoidea:

a. C4
b. C5
c. C6
d. C7

1854. A la consulta de fisioterapia nos llega un jugador de baloncesto apoyado en dos compañeros tras caer mal sobre su tobillo. Cuál de las siguientes maniobras NO está incluida en el protocolo de Otawa para valoración de los traumatismos de tobillo:

a. Dolor en el borde posterior de los 6 cm. distales de la tibia y el peroné y hasta la punta del maléolo tibial o peroneo
b. Dolor a la eversión del tobillo
c. Dolor a la palpación de la base del quinto metatarsiano o en el hueso escafoides
d. Incapacidad para deambular más de cuatro pasos durante la exploración física en urgencias

1855. NO se considera un signo de alerta en la valoración del desarrollo del lactante:

a. Estancamiento del perímetro cefálico
b. Nistagmo
c. Arreflexia osteotendinosa generalizada o hiperreflexia segmentaria
d. Ausencia de gateo

1856. En el tratamiento con el TENS convencional de las fibras nerviosas aferentes A-beta, pueden ser estimuladas con:

a. Impulsos de alta amplitud, frecuencias bajas y duraciones de fases largas
b. Impulsos de baja amplitud, frecuencias altas y duraciones de fases cortas
c. Impulsos de baja amplitud, frecuencias bajas y duraciones de fases largas
d. Impulsos de alta amplitud, frecuencias altas y duración de fase cortas

1857. Las tasas de mortalidad por causa de muerte, las tasas de mortalidad en diferentes grupos de edad, las tasas de mortalidad por sexo o las tasas de mortalidad en cualquier otro grupo de población, constituyen las:

a. Tasas brutas de mortalidad
b. Tasas de mortalidad diversa
c. Tasas específicas de mortalidad
d. Tasas definidas de mortalidad

1858. Base documental gratuita con más de 31.000 estudios clínicos aleatorizados, revisiones sistemáticas y guías de práctica clínica de fisioterapia:

a. PEDro
b. PubMed
c. MEDLINE
d. EMBASE

1859. La mucoviscidosis es:

a. Una enfermedad hereditaria
b. Se acompaña de fibrosis quística de páncreas
c. La fisioterapia respiratoria es importante en su tratamiento
d. Todas son ciertas

1860. La valoración de las quemaduras se realiza teniendo en cuenta:

a. La extensión, pero no la profundidad de la quemadura
b. La extensión y la profundidad, pero no el tiempo de evolución de la quemadura
c. La profundidad, pero no la extensión ni el tiempo de evolución de la quemadura
d. La extensión, profundidad y tiempo de evolución de la quemadura

1861. La fractura-luxación de Galeazzi se trata de:

a. Una fractura del tercio proximal del cúbito con luxación de la cabeza radial
b. Una fractura de la cabeza del radio con luxación del cúbito
c. Una fractura de la diáfisis del radio con luxación distal del cúbito
d. Una fractura de la diáfisis del cúbito con luxación distal del radio

1862. El Método de Equilibrio Corporal de Lisa McCall es un método de Cinesiterapia que:

a. Su objetivo es el movimiento saludable y la vida sin dolor
b. Se basa en un programa de movimientos que enfatizan la integración de partes del cuerpo
c. Se basa en la relación de movimientos simples a más complejos y la necesidad de vivir en el momento cuando nos movemos
d. Todas son correctas

1863. Músculo que se ve afectado por la parálisis del nervio mediano:

a. Palmar mayor
b. Flexor profundo de los dedos
c. Primer interóseo dorsal
d. Abductor del meñique

1864. En un esguince del ligamento lateral externo del pie se produce una oscilación del pie en:

a. Supinación, varo y aducción
b. Supinación, valgo y aducción
c. Pronación, varo y aducción
d. Pronación, valgo y aducción

1865. En qué ocasiones está indicada la tracción terapéutica:

a. Rigidez articular
b. Liberación de adherencias
c. Descompresión de raíces nerviosas
d. Las tres son correctas

1866. Podemos utilizar el Índice de Katz para:

a. Valorar la calidad del sueño
b. Valorar la capacidad funcional del anciano
c. Valorar la capacidad funcional respiratoria
d. Todas son correctas

1867. Las apófisis unciformes son características de las vértebras:

a. Cervicales
b. Dorsales
c. Lumbares
d. Son correctas B y C

1868. El Drenaje Linfático Manual según el método del Dr. Vodder consta de maniobras fundamentales como:

a. Movimiento dador, círculos fijos
b. Effleurage y petrissage
c. Movimiento de bombeo, movimiento rotatorio
d. Son correctas A y C

1869. Entre los distintos tipos de cadenas cinéticas NO está:

a. Cadena cinética abierta: se caracteriza por el hecho de que el extremo distal de la cadena es libre
b. Cadena cinética cerrada: se caracteriza por el hecho de que el extremo distal es fijo y es el extremo proximal el que se desplaza con el movimiento
c. Cadena cinética mixta o frenada. El conjunto de los segmentos se desplaza simultáneamente y es imposible considerar una inserción como fija
d. Cadena en resorte: se caracteriza por el hecho que el extremo distal de la cadena es fijo y tiene un movimiento en resorte

1870. Para considerar que una escala de valoración presenta una buena sensibilidad debe:

a. Medir igual un fenómeno con independencia de quién lo observe
b. Discriminar los cambios en el estado del individuo en tratamiento
c. Medir igual un fenómeno con independencia del paso del tiempo
d. Medir lo que pretende medir

1871. Es signo de buen pronóstico en la recuperación del paciente amputado:

a. Longitud adecuada del muñón
b. Vascularización de la zona
c. Estado general del paciente
d. Los tres

1872. La prueba Schober mide el grado de:

a. movilidad de la columna lumbar
b. flexo-extensión de la columna cervical
c. prono-supinación del antebrazo
d. Ninguna de las tres

1873. En qué músculo se encuentra el 'túnel cubital', por el que pasa el nervio cubital:

a. Pronador redondo
b. Palmar mayor
c. Cubital anterior
d. Cubital posterior

1874. La sesión de trabajo del biofeedback puede aplicarse:

a. A niños
b. Para mejorar la coordinación y la propiocepción
c. A sujetos con deterioro cognitivo
d. A lesiones dérmicas

1875. En las palancas de tercer género:

a. El apoyo y la potencia están en los extremos y la resistencia en el centro
b. El apoyo y la resistencia están en los extremos y la potencia en el centro
c. La potencia y la resistencia están en los extremos y el apoyo en el centro
d. Ninguna es correcta

1876. Inserción del músculo bíceps braquial:

a. Mitad de la superficie externa del radio
b. Apófisis coronoides del cúbito
c. Tuberosidad del radio
d. Ninguna de las anteriores es correcta

1877. Paciente en bipedestación, se efectúa abducción de 90 grados de ambos brazos junto con un movimiento hacia atrás de los hombros. A continuación abre y cierra las manos. La aparición de dolor en un hombro-brazo, así como cambios cutáneos isquémicos y parestesias, indican:

a. Síndrome de atropamiento costo-clavicular
b. Síndrome del escaleno
c. Síndrome de compresión a la salida del tórax
d. Ninguna de las tres

1878. El sistema nervioso central recibe información a través de:

a. Exteroceptores
b. Interoceptores
c. Propioceptores
d. Los tres

1879. Temperatura termoindiferente del agua:

a. 40 °C
b. 35 °C
c. 4 °C
d. 0 °C

1880. Densidad de la energía utilizada normalmente en laserterapia:

a. 1 a 12 J/cm2
b. 10 a 24 J/cm2
c. 20 a 25 J/cm2
d. 30 a 40 J/cm2

1881. La deformidad en cuello de cisne de la mano se caracteriza por:

a. Flexión de las articulaciones metacarpofalángica e interfalángica distal y extensión de la articulación interfalángica proximal
b. Extensión de las articulaciones metacarpofalángica e interfalángica distal
c. Pérdida de acción de los interóseos
d. Acción excesiva de los músculos extensores extrínsecos

1882. La porción lateral del brazo, a qué nivel sensitivo corresponde:

a. C8
b. C7
c. C6
d. C5

1883. Aplicación de una corriente eléctrica directamente sobre el músculo para desencadenar una contracción muscular:

a. Estimulación eléctrica funcional
b. Estimulación eléctrica neuromuscular
c. Estimulación muscular eléctrica
d. Estimulación farádica

1884. Para exploración de la función motora del quinto par craneal (Trigémino) debemos valorar el reflejo:

a. Masetérico
b. Faríngeo
c. Reflejo Palpebral
d. Nasopalpebral

1885. En la aplicación de iontoforesis colocaremos en el electrodo positivo:

a. Novocaína
b. Acido acético
c. Dexametasona
d. Ninguna es correcta

1886. Cuál de estos es un efecto potencial de la Cinesiterapia:

a. Disminución de la densidad mineral ósea
b. Aumento de la producción de ácido láctico
c. Aumento de la temperatura corporal
d. Disminución de la resistencia cutánea

1887. 'Sismoterapia' es:

a. Aplicación local o general de oscilaciones con finalidad terapéutica
b. Vibraciones sonoras con una frecuencia de entre 16.000 y 20.000 ciclos/seg
c. Movimientos oscilantes con una velocidad de propagación constante
d. Ninguna de las tres

1888. Sesgo cognitivo por el que toda la información que a lo largo de la entrevista en la consulta de fisioterapia nos aporta un paciente, independientemente de sus características, sólo sirve para confirmar en todo momento nuestra creencia inicial sobre cómo afrontar su problema:

a. Sesgo de exceso de confianza
b. Falacia reductiva
c. Sesgo de confirmación
d. Falacia del coste hundido

1889. Indique la opción INCORRECTA en relación a la artrosis:

a. Es una enfermedad degenerativa que cursa con deterioro del cartílago articular
b. Existe correlación directa entre la radiología y la expresividad clínica
c. La edad, la obesidad y el uso repetitivo de las articulaciones son factores de riesgo
d. La fisioterapia, la disminución de peso y la educación al paciente, han demostrado mejorar el estado funcional

1890. Función principal del ligamento redondo de la cadera:

a. Vascularización de la cabeza femoral
b. Proporcionar estabilidad a la articulación
c. Coaptación de la coxofemoral
d. Igualar las irregularidades de la cavidad cotiloidea

1891. Pieza ósea que NO forma parte del arco interno del pie:

a. Astrágalo
b. Cuboides
c. Escafoides
d. Son correctas A y B

1892. Disminución de la intensidad del ultrasonido conforme atraviesa los tejidos:

a. Absorción
b. Refracción
c. Atenuación
d. Cavitación

1893. Sobre el entrenamiento con ejercicio físico del paciente, es FALSO:

a. La dosis de ejercicio físico adecuada se determina siguiendo el principio FITT (Frecuencia, Intensidad, Tiempo y Tipo de ejercicio)
b. La escala de Borg es un método objetivo que determina la intensidad del ejercicio según el umbral de isquemia
c. En el entrenamiento de la fuerza se aconseja como norma general que la intensidad para los miembros superiores sea del 30-40% de 1RM (repetición máxima)
d. En el entrenamiento aeróbico continuo de moderada intensidad (MICE) se alcanza un requerimiento de energía submáxima que se mantiene durante todo el entrenamiento

1894. NO es una tarea fundamentales de las Unidades de apoyo al tratamiento del tabaquismo:

a. Capacitación de profesionales
b. Organización del programa de atención del tabaquismo
c. Desestructuración del programa interno antitabaco intrafamiliar
d. Asistencia clínica, Investigación y Promoción de Salud

1895. Sobre el uso de inspirómetros incentivadores, es FALSO:

a. Emplea la retroalimentación visual
b. Incentiva al paciente a una inspiración corta, rápida y profunda
c. Además de recuperar volumen, moviliza secreciones del pulmón profundo hacia la vía aérea media
d. Ha de hacerse verificando que el paciente es capaz de usarlo y ha entendido sus instrucciones correctamente, de otra forma podría ser contraproducente

1896. Para mejorar el equilibrio y la coordinación, elegiría ejercicios:

a. de Brunstrom
b. de Chandler
c. de Codman
d. de Frenkel

1897. Los talones valgos se asocian con:

a. Pie equino
b. Pie talo
c. Pie plano
d. Pie cavo

1898. El síndrome de Barré-Liéou se asocia con:

a. Deformación de ciertos huesos
b. Insuficiencia respiratoria
c. Retraso en el crecimiento óseo
d. Cefaleas

1899. En la lesión conocida como 'parálisis de muletas' queda afectado el nervio...

a. Mediano
b. Radial
c. Cubital
d. Circunflejo

1900. El signo de Lhermite, en qué síndrome se observa:

a. Radiculocordonal posterior
b. Cordonal posterior
c. Siringomiélico
d. Espinotalámico

1901 **B**	1926 **B**	1951 **B**	1976 **C**
1902 **D**	1927 **D**	1952 **D**	1977 **B**
1903 **B**	1928 **C**	1953 **D**	1978 **D**
1904 **B**	1929 **B**	1954 **C**	1979 **D**
1905 **C**	1930 **B**	1955 **C**	1980 **C**
1906 **A**	1931 **D**	1956 **C**	1981 **D**
1907 **D**	1932 **D**	1957 **D**	1982 **D**
1908 **A**	1933 **A**	1958 **B**	1983 **C**
1909 **B**	1934 **C**	1959 **A**	1984 **C**
1910 **C**	1935 **B**	1960 **B**	1985 **D**
1911 **B**	1936 **C**	1961 **D**	1986 **A**
1912 **A**	1937 **B**	1962 **C**	1987 **A**
1913 **A**	1938 **C**	1963 **C**	1988 **A**
1914 **B**	1939 **D**	1964 **B**	1989 **C**
1915 **A**	1940 **C**	1965 **D**	1990 **A**
1916 **C**	1941 **C**	1966 **A**	1991 **B**
1917 **D**	1942 **D**	1967 **A**	1992 **B**
1918 **D**	1943 **D**	1968 **B**	1993 **B**
1919 **C**	1944 **D**	1969 **B**	1994 **D**
1920 **A**	1945 **D**	1970 **B**	1995 **C**
1921 **B**	1946 **B**	1971 **D**	1996 **C**
1922 **A**	1947 **D**	1972 **D**	1997 **C**
1923 **C**	1948 **B**	1973 **A**	1998 **A**
1924 **D**	1949 **B**	1974 **C**	1999 **A**
1925 **B**	1950 **D**	1975 **D**	2000 **B**

FALLOS:

1901. La osteoporosis álgica postraumática es uno de los numerosos sinónimos empleados para definir un tipo concreto de afección A qué grupo de patología reumática pertenece:

a. Artropatías metabólicas
b. Artropatías nerviosas
c. Artropatías inflamatorias o artritis reumáticas
d. Reumatismos degenerativos o artrosis

1902. Músculo inervado por el obturador:

a. Aductor menor
b. Aductor mediano
c. Recto anterior
d. Los tres

1903. Sobre el drenaje torácico:

a. No debe ser hermético, para favorecer la salida del posible aire atrapado en el espacio pleural
b. Ha de ser lo suficientemente flexible para permitir el drenaje manual u 'ordeño'
c. Ha de describir curvaturas, para evitar el efecto de sifón
d. Se colocará en posición alta, para impedir el reflujo del líquido

1904. Las curvas que relacionan la amplitud y el tiempo de fase de un impulso eléctrico, en el caso de una denervación total, se dice que están desplazadas hacia:

a. La derecha y abajo
b. La derecha y arriba
c. La izquierda y abajo
d. La izquierda y arriba

1905. Es un método directo que se utiliza en Educación para la Salud:

a. Folletos
b. Emisiones radiofónicas
c. Conferencias y charlas
d. Secciones sanitarias en los periódicos

1906. Son funciones del fisioterapeuta:

a. Prevención de enfermedades y alteraciones funcionales
b. Diagnóstico médico por imagen
c. Pequeñas intervenciones quirúrgicas si fuera preciso
d. Asistencia a partos solamente si son patológicos

1907. De las siguientes posturas utilizadas en Reeducación Postural Global (RPG), cuál está indicada para corregir la cadena inspiratoria:

a. Apertura coxofemoral y brazos abducidos
b. Apertura coxofemoral y brazos aducidos
c. Cierre coxofemoral y brazos abducidos
d. Todas estarían indicadas

1908. La lesión del nervio radial por encima del codo provoca:

a. Déficit de la extensión de la mano y los dedos
b. Déficit en la flexión-abducción-oposición del pulgar
c. Déficit sensitivo del borde cubital de la mano, 5º dedo y cara interna del 4º dedo
d. Déficit de los músculos interóseos y del tercer y cuarto lumbricales

1909. Si al realizar la prueba del cajón anterior del tobillo ésta fuese positiva, estaría indicando un problema en la integridad de qué ligamento:

a. Tibioperoneo anterior
b. Peroneoastragalino anterior
c. Tibioperoneo interóseo
d. Tibioperoneo posterior

1910. La indicación de colocación de una prótesis total de cadera en un paciente afecto de coxartrosis depende de:

a. Aspecto radiológico de la articulación
b. Existencia de necrosis de la cabeza femoral
c. Grado de incapacidad que presente el paciente
d. Contingencia radiológica del cotilo

1911. El magnetrón o clistrón es un dispositivo electrónico relacionado con:

a. Onda corta
b. Microonda
c. Ultrasonido
d. Ultravioleta

1912. En las corrientes pulsadas, una de las características del pulso monopolar o monofásico es:

a. La amplitud siempre tiene valores del mismo signo
b. La fase de un pulso toma valores positivos y negativos
c. La corriente circula primero en un sentido y luego en sentido opuesto
d. Son correctas B y C

1913. Puede entrañar un potencial riesgo dorsolumbar no tolerable, la manipulación de una carga, cuando existan factores de riesgo intrínsecos como:

a. Falta de aptitud física
b. Inadecuación de las ropas
c. Inadecuación del calzado u otros efectos personales que lleve el trabajador
d. Insuficiencia o inadaptación de los conocimientos o de la formación

1914. En el tratamiento conservador de fisioterapia de la cervicoartrosis en la fase aguda el objetivo principal es:

a. Alcanzar la máxima actividad articular en todos los arcos de movimiento
b. Calmar el dolor
c. Conseguir la máxima flexión cervical
d. Conseguir la máxima extensión cervical

1915. El parámetro de mayor relevancia a la hora de tomar la decisión de poner en marcha una determinada prueba de cribado es:

a. Valor predictivo positivo
b. Valor predictivo negativo
c. Sensibilidad
d. Especificidad

1916. Volumen de reserva inspiratorio (VRI), en litros:

a. 0,5   b. 1   c. 1,5   d. 2

1917. En cuál de estas circunstancias está contraindicada la aplicación terapéutica de ultrasonidos:

a. Tromboflebitis
b. Prótesis cementadas
c. Embarazo
d. Está contraindicada en todas las circunstancias anteriores

1918. Sobre la discapacidad:

a. Término genérico que incluye deficiencias
b. Término que incluye limitaciones en la actividad y restricciones en la participación
c. Indica los aspectos negativos de la interacción entre el individuo y sus factores contextuales
d. Todas son verdaderas

1919. El método tridimensional de ejercicios para la escoliosis, basado en principios sensoriomotores y cinestésicos, que se lleva a cabo con la ayuda de la estimulación propioceptiva y exteroceptiva y la utilización de espejos, apoyando la corrección en la 'respiración angular rotatoria' se denomina en relación a su origen:

a. de Klapp
b. de Mézières
c. de Schroth
d. de Sohier

1920. La asimetría es un ítem para determinar la 'disfunción estructural' Qué otro ítem regula esa disfunción:

a. Recorrido articular
b. Edad
c. Tracto gástrico
d. Disfonía

1921. Enfermedad evolutiva de la infancia que provoca un déficit progresivo de la fuerza muscular:

a. La parálisis cerebral
b. La enfermedad de Duchenne
c. La esclerosis en placas
d. El corea

1922. De los músculos que constituyen el manguito de los rotadores, cuál se lesiona con más facilidad

a. Supraespinoso
b. Infraespinoso y redondo menor
c. Redondo menor y subescapular
d. Subescapular

1923. NO es un agente de trasmisión de frío por conducción:

a. Baño total
b. Hielo
c. Cloruro de Etilo
d. Compresas frías

1924. Cuando la corriente cambia de polaridad se llama:

a. Alterna
b. Bipolar
c. Bifásica
d. Las tres son correctas

1925. Entre los principios básicos del SINASP NO está:

a. No punibilidad
b. Obligatoriedad de comunicar el evento adverso
c. Confidencialidad
d. Notificación anónima o nominativa con anonimización

1926. Se eleva lateralmente al niño por el brazo y el muslo del mismo lado. Aparece una abducción de la cadera de la pierna libre a la vez que realiza un apoyo sobre toda la planta del pie y sobre toda la mano abierta, de los miembros próximos a la camilla. Qué reacción postural se ha utilizado:

a. Reacción a la suspensión horizontal de Collis y corresponde al 2° trimestre
b. Reacción a la suspensión horizontal de Collis y corresponde al 4° trimestre
c. Reacción de Vojta y corresponde al 4° trimestre
d. Reacción de Landau y corresponde al 2° trimestre

1927. Sobre el movimiento de un miembro sumergido en agua:

a. La resistencia del agua es 100 veces mayor que la del aire
b. Cuanto mayor sea la velocidad de ejecución del movimiento menor será la resistencia que ofrece el agua
c. La ola de estrave favorece el avance del miembro en movimiento
d. El movimiento en contra de una corriente de agua incrementa el esfuerzo muscular

1928. Causa principal de la incontinencia de urgencia:

a. Fallo del esfínter externo durante la fase de vaciado
b. Fallo del esfínter interno durante la fase de llenado vesical
c. Contracción involuntaria e inadecuada del músculo detrusor
d. Contracción involuntaria pero adecuada del músculo detrusor

1929. Método relacionado con los test estandarizados del dolor de forma específica:

a. Mc Gill Pail y Brunstom
b. Mc Gill Pain y West Haven-Yale
c. Daniels y West-Haven
d. Daniels y Brunstom

1930. Dentro de la clasificación de Lauge-Hansen para las fracturas de tobillo, a la lesión que se produce por pronación-rotación externa y que se caracteriza por fractura bimaleolar y de la membrana interósea asociada a luxación tibio-peronea, se conoce con el nombre de 'Fractura de...

a. Tillaux
b. Dupuytren
c. Leforte-Wastaffe
d. Maisonneuve

1931. La neuropatía periférica por compresión es un trastorno funcional de un nervio por un atrapamiento o presión mantenida. Cuál es la primera manifestación de esa compresión:

a. La degeneración walleriana distal
b. El bloqueo completo de la conducción sensitiva
c. La parálisis motora flácida
d. La disminución del flujo sanguíneo epineural, que se presenta entre los 20 y 30 mm Hg de presión

1932. En las artropatías inflamatorias dentro de las enfermedades del tejido conjuntivo, es FALSO:

a. Lupus eritematoso sistémico
b. Artritis reumatoide
c. Dematomiositis- polimiositis
d. Espondilitis anquilopoyética

1933. Es una lesión nerviosa donde el axón es completamente seccionado:

a. Neurotmesis
b. Neuroapraxia
c. Axonotmesis
d. Ninguna de las tres

1934. Inserción del músculo palmar mayor:

a. Aponeurosis palmar
b. Pisiforme, hueso ganchoso y quinto metacarpiano
c. Base del segundo y tercer metacarpiano
d. Base del cuarto metacarpiano

1935. 'Pretissage', o también:

a. Roce
b. Amasamiento
c. Effleurage
d. Frotamiento

1936. Según el principio Vojta, en la reptación refleja:

a. El punto de apoyo del codo está localizado medial y caudalmente con respecto al tronco
b. Durante la función de enderezamiento la superficie articular se desliza girando sobre las cabezas de radio y fémur
c. Los segmentos proximales de las extremidades del lado facial y del talón del lado nucal se convertirán alternativamente en puntos de apoyo
d. La postura de partida es el decúbito dorsal

1937. En la osteoporosis posmenopáusica o tipo I, la aceleración de la pérdida ósea predomina en el hueso trabecular y como consecuencia:

a. Las fracturas son más frecuentes en las vértebras dorsales, costillas y esternón
b. Las fracturas son más frecuentes en las vértebras, extremo distal del radio y el tobillo
c. Las fracturas son siempre conminuta y sólo afectan a los miembros inferiores
d. No son habituales las fracturas en este tipo de hueso

1938. Cuál de los siguientes agentes físicos es el más indicado para aumentar el flujo sanguíneo, la tasa metabólica y la extensibilidad de los tejidos blandos, a nivel superficial:

a. Vendaje elástico
b. Ultrasonido
c. Bolsa caliente (hot pack)
d. Bolsa de hielo (cold pack)

1939. NO corresponden a la cinesiterapia activa libre los ejercicios de:

a. Chandler
b. Niederhoffer
c. Mckenzie
d. Shemneny

1940. Sobre la técnica de aplicación con lámparas de infrarrojos (IR), es FALSO:

a. Se debe colocar al paciente con la superficie de la zona a tratar perpendicular al rayo de la lámpara IR
b. La intensidad de la radiación IR que llega a la piel disminuye a medida que aumenta la distancia a la fuente
c. La piel de color más clara absorbe más radiación IR que la piel más oscura
d. La distancia aproximada del paciente a la fuente debe ser de 45 a 75 cm

1941. En un diseño experimental, variable que es manipulada o controlada por el investigador:

a. Variable sesgada
b. Variable dependiente
c. Variable independiente
d. Covariable

1942. Sobre la Fibrosis Quística (FQ):

a. Es una enfermedad hereditaria que afecta a las glándulas exocrinas
b. Las principales anormalidades son el aumento en las secreciones de moco y un alto contenido de cloruro de sodio en el sudor
c. Se ven especialmente afectados los pulmones, los senos paranasales, el páncreas y el intestino
d. Todas son correctas

1943. Con qué conseguiremos el mejor acoplamiento entre el cabezal del ultrasonido y la superficie corporal:

a. Aceite
b. Vaselina
c. Parafina
d. Agua

1944. 'Especificidad de una prueba diagnóstica':

a. Probabilidad de obtener un determinado resultado en un individuo que presenta una enfermedad con respecto a un sujeto sano
b. Probabilidad de clasificar correctamente a un par de individuos, uno sano y uno enfermo, al aplicarles la prueba
c. Probabilidad de que una persona que presenta una característica sea clasificada correctamente por la medida empleada
d. Probabilidad de que una persona que no presenta una característica sea clasificada correctamente por la medida empleada

1945. La abducción forzada del hombro está contraindicada en:

a. Adherencias en la cápsula articular
b. Contractura de la cápsula articular
c. Cariositis seca del hombro una vez pasados ocho meses del periodo agudo
d. Bursitis subdeltoidea

1946. En la enfermedad de Osgood-Schlatter está contraindicado durante la inmovilización:

a. Aprendizaje de los movimientos que se deben evitar
b. Isométricos de cuádriceps
c. Reposo del tendón rotuliano
d. Reposo de la extremidad inferior

1947. Qué es la unidad motora:

a. Unidad funcional dentro de un músculo
b. Grupo de fibras musculares inervadas por una fibra nerviosa motora única
c. Elementos contráctiles de la célula motora
d. Son correctas A y B

1948. Un protocolo clínico terapéutico deba cumplir lo siguiente, EXCEPTO:

a. Flexibilidad
b. Sensibilidad
c. Validez
d. Multidisciplinariedad

1949. En una artrosis de rodilla la cinesiterapia se centrará en:

a. Potenciar los músculos isquiotibiales
b. Recuperar la movilidad articular
c. Potenciar el cuádriceps
d. Potenciar el cuádriceps, en especial el vasto externo

1950. Signo de alarma que puede aparecer en casos de extremidades inmovilizadas con un yeso y obligar a acudir a Urgencias:

a. El yeso parece moverse
b. El yeso dificulta las actividades de vida diaria
c. Incomodidad por picor
d. Sensación de insensibilidad y hormigueo

1951. Comienza a apreciarse una ligera lordosis lumbar a los...

a. 13 meses
b. 3 años
c. 5 años
d. 8 años

1952. En las fracturas recientes del acromion debemos evitar contracciones fuertes del..

a. coracobraquial
b. bíceps
c. pectoral menor
d. deltoides

1953. El núcleo fibroso central del periné:

a. Es el punto de inserción y entrecruzamiento de la mayoría de los músculos del suelo pélvico
b. Es necesaria su palpación para evaluar su tonicidad y consistencia
c. La distancia anovulvar representa su espesor
d. Todas son correctas

1954. Amputación de la desarticulación tibiotarsiana con encajamiento del calcáneo en la mortaja tibioperonea:

a. Amputación de Lisfranc
b. Amputación de Chopart
c. Amputación de Ricard
d. Amputación de Pirogoff

1955. Desde el punto de vista del tono, el niño, a los 3 meses, es capaz de:

a. Mantener casi derecha la espalda
b. Mantenerse apoyado sobre los miembros inferiores
c. Mantener derecha la cabeza
d. Mantenerse en la posición de esfinge

1956. Sobre la Disfunción miofascial: Señale la FALSA:

a. Implica el cambio de la onda muy organizada de movimientos especializados a través de la matriz viviente
b. En presencia de una disfunción, todo el sistema miofascial participa en la construcción de un nuevo nivel homeostático para un funcionamiento óptimo del cuerpo
c. La disfunción miofascial supone directamente un problema muscular
d. Desde el enfoque de las patologías miofasciales, hay que subrayar el hecho de que el desequilibrio y la disfunción miofascial se producen antes del inicio de la enfermedad como tal

1957. Diferencias entre espasticidad y rigidez:

a. En la espasticidad la hipertonía es mayor al comienzo del movimiento. En la rigidez permanece invariable
b. En la espasticidad los reflejos osteotendinosos están incrementados. En la rigidez, disminuidos o no comprometidos
c. En la espasticidad la deficiencia está en el sistema piramidal. En la rigidez, en el extrapiramidal
d. Todas son correctas

1958. En referencia a las Bursitis, es FALSO:

a. Se pueden encontrar bursitis subaquilianas, prerrotulianas e isquiáticas
b. Se realizan movilizaciones desde la fase aguda
c. Pueden ser de origen infeccioso, metabólico o traumático
d. Es una inflamación de una bolsa serosa

1959. Qué tipo de articulación es la temporo-mandibular:

a. Bicondilea
b. Artrodia
c. Troclear
d. Encaje reciproco

1960. Patología de origen extrapiramidal:

a. Tetraplejía
b. Parkinson
c. Hemiplejía
d. Son correctas A y C

1961. Cuál es la prueba diagnóstica complementaria de elección en niños de hasta 3 meses para detectar displasia del desarrollo de la cadera:

a. Radiografía
b. Resonancia magnética
c. Artrografía
d. Ecografía

1962. [ANULADA por considerarse confusa] Realizando una valoración del balance muscular en un paciente con lesión neurológica espinal, nos encontramos con los siguientes resultados: extensores de muñeca 5/5, extensores de codo 5/5, flexores de dedos 2/5, aductores y abductores de dedos 1 /5 Teniendo en cuenta los músculos clave de la ASIA (American Spinal Injury Association). En qué nivel se encontraría la lesión:

a. C6   b. C7   c. C8   d. D1

1963. Sobre el tratamiento eléctrico de las parálisis neuromusculares:

a. El triángulo de utilidad terapéutica se consigue al trazar la curva intensidad-tiempo rectangular
b. La duración del tratamiento eléctrico en músculos denervados debe superar los 20 minutos para conseguir contracciones terapéuticas
c. La utilización de estimulación eléctrica exponencial ofrece la especificidad necesaria para despolarizar únicamente las fibras musculares denervadas
d. La duración del impulso empleado será el valor que se obtenga del cociente entre la reobase y la cronaxia

1964. Sobre la prueba neurodinámica del radial según Michael Shacklock, es FALSO que:

a. Las pruebas neurodinámicas mueven y producen un estímulo mecánico en las estructuras neurales que valoran
b. Es una prueba indicada para un síndrome del túnel pronador
c. Entre los movimientos a realizar durante la prueba están la extensión del codo, la rotación interna glenohumeral y la pronación del antebrazo
d. Está indicada ante síntomas que se localizan en el recorrido del nervio radial o de la raíz C6

1965. En una amputación coxofemoral donde se practica una desarticulación coxofemoral:

a. Se desarticula la extremidad a nivel de la cadera
b. Se amputa parte de la pelvis
c. La pelvis ósea queda intacta
d. Son correctas A y C

1966. Técnica de fisioterapia relacionada con la Ley de Hooke:

a. Estiramientos
b. Onda Corta
c. Microonda
d. Terapia láser

1967. En el examen físico funcional del anciano, es FALSO:

a. Las pruebas a nivel submáximo están contraindicadas incluso en el anciano sano
b. La prueba debe reflejar fielmente el rendimiento físico en las actividades básicas e instrumentales de la vida diaria
c. Debe evaluar el grado de morbilidad y de equilibrio
d. La prueba debe ser saludable y representativa de las actividades físicas del anciano

1968. Qué movimientos debemos evitar en un abordaje quirúrgico anterior de una prótesis total de cadera:

a. Flexión, adducción y rotación interna
b. Extensión, abducción y rotación externa
c. Extensión, adducción y rotación interna
d. Flexión, abducción y rotación externa

1969. Qué reflejo del niño da como respuesta una extensión de las extremidades faciales y una flexión de las extremidades nucales, ante una rotación pasiva de la cabeza:

a. Tónico cervical simétrico
b. Tónico cervical asimétrico
c. Tónico laberíntico
d. Extensor cruzado

1970. Bebé sano que en decúbito supino tiende una mano hacia un objeto y la otra mano adopta una función de apoyo y ajuste postural. Cuántos meses tiene:

a. 3-4   b. 4-5   c. 6-7   d. 5-6

1971. NO es una contraindicación del uso de corrientes eléctricas:

a. Marcapasos cardiacos
b. En la región abdominal, lumbar y pélvica durante el embarazo
c. Colocación de electrodos sobre seno carotideo
d. Deterioro de la sensibilidad

1972. Sobrea la clasificación de la mielodisplasia (espina bífida):

a. El mielomeningocele es la malformación más frecuente y generalmente se asienta a nivel lumbar o lumbosacro
b. En la cavidad quística del meningocele encuentra líquido cefalorraquídeo y meninges
c. En la espina bífida oculta existe un fracaso en la fusión de uno o varios arcos vertebrales posteriores sin alteración de las meninges
d. Las tres son correctas

1973. Según el Código Deontológico del Consejo General de Colegios de Fisioterapeutas de España, la deontología fisioterapéutica:

a. Es el conjunto de los principios y reglas éticas que deben inspirar y guiar la conducta del profesional de fisioterapia
b. Es el conjunto de obligaciones de naturaleza moral que se dan los profesionales de la Fisioterapia para regular la práctica profesional
c. Son las normas que rigen el ejercicio profesional de la Fisioterapia
d. Son las normas que los fisioterapeutas están obligados a seguir fielmente y a hacer respetar preceptos

1974. La técnica 'inversión lenta y sostén' de la facilitación neuromuscular propioceptiva (FNP) consiste en:

a. Contracción isotónica del patrón agonista-contracción isométrica agonista –Contracción isotónica del patrón antagonista
b. Contracción isotónica del patrón antagonista –Contracción isométrica antagonista-contracción isotónica del patrón agonista
c. Contracción isotónica del patrón antagonista –Contracción isométrica antagonista –Contracción isotónica del patrón agonista –Contracción isométrica agonista
d. Contracción isotónica del patrón agonista-contracción isométrica agonista –Contracción isotónica del patrón antagonista –Contracción isométrica antagonista

1975. En el 'modelo transteórico de las etapas del cambio', en educación para la salud, es FALSO:

a. El tiempo es determinante en la decisión del individuo a cambiar sus actitudes
b. Se trata de un modelo dinámico de cambio
c. No todas las personas tienen el mismo proceso en el cambio ni utilizan las mismas herramientas para dicho cambio
d. La recaída rara vez se produce

1976. 'Aposifisitis del calcáneo del niño pequeño por necrosis isquémica del núcleo de osificación secundario del calcáneo, con talalgia posterior y punto doloroso muy preciso a la presión', o 'Enfermedad de:

a. Köhler-Mouchet
b. Freiberg
c. Sever
d. Iselin Setter

1977. Fractura diafisaria del radio asociada a luxación distal del cúbito:

a. Fractura de Monteggia
b. Fractura de Galeazzi
c. Fractura en Rotación axial
d. Fractura en tallo verde

1978. La algodistrofia simpática refleja:

a. Se define como un síndrome doloroso articular y periarticular
b. Suele estar vinculado a trastornos vasomotores desencadenados por diversas causas
c. Progresa de manera típica desde una fase aguda, hiperémica y dolorosa, hasta una fase secundaria distrófica con rigidez y retracciones
d. Todas son correctas

1979. La polimialgia reumática se caracteriza principalmente por:

a. Dolor y rigidez en columna lumbar
b. Dolor y rigidez en musculatura proximal de cintura escapular y pélvica
c. Por ser un proceso reumático casi exclusivo del anciano
d. Son ciertas B y C

1980. No poder articular fonemas:

a. Apraxia
b. Alexia
c. Anartria
d. Parafasia verbal

1981. Si pretendemos corregir una hiperlordosis lumbar necesitamos la contracción de:

a. Glúteos mayores
b. Rectos mayores
c. Isquiotibiales
d. Son correctas A y B

1982. Técnica de fisioterapia más empleada en una UCI:

a. La fisioterapia respiratoria
b. La cinesiterapia
c. El control postural
d. Todas son correctas

1983. Sobre los principios de realización de los estiramientos musculotendinosos, es FALSO:

a. Se deben respetar los grados de libertad articulares
b. No provocar dolor
c. No es necesaria preparación tisular previa
d. Se elonga la musculatura progresivamente

1984. Según la clasificación de los pares craneales, es una correspondencia INCORRECTA:

a. IX par craneal –> nervio glosofaríngeo
b. X par craneal –> nervio neumogástrico o vago
c. XI par craneal –> nervio estatoacústico o vestibular
d. XII par craneal –> nervio hipogloso

1985. Sobre la termoterapia:

a. Modifica las propiedades elásticas de los tejidos
b. Aumenta la extensibilidad de los tejidos ricos en colágeno
c. Influye sobre la resistencia y la velocidad a la que puede movilizarse la articulación
d. Todas son correctas

1986. Al aplicar un ultrasonido dónde NO se produce la mejor absorción:

a. Nervio
b. Tendones y ligamentos
c. Capsula articular
d. Tejido cicatrizal

1987. Sobre el síndrome del túnel carpiano, es FALSO:

a. Se enseñará al paciente ejercicios de flexión de muñeca
b. Se recomienda el uso de ortesis
c. Puede emplearse electroterapia antiinflamatoria
d. Se debe evitar trasportar cargas

1988. Dentro de las contraindicaciones del masaje, es FALSO:

a. Patologías reumáticas en fase no aguda
b. Inflamación aguda
c. Heridas abiertas
d. Periodo agudo de traumatismos, esguinces, contusiones

1989. Los ejercicios de Frenkel están indicados en:

a. Escoliosis
b. Esclerosis múltiple
c. Trastornos cerebelosos
d. Patología lumbar

1990. El movimiento de flexión lateral de la columna es gracias al músculo:

a. Cuadrado lumbar
b. Oblicuo mayor
c. Oblicuo menor
d. By C son correctas

1991. El túnel o canal de Guyon está limitado por:

a. Piramidal y pisiforme
b. Pisiforme y ganchoso
c. Ganchoso y grande
d. Trapecio y escafoides

1992. Método de tratamiento basado en la activación de la locomoción refleja:

a. Bobath
b. Vötja
c. Denver
d. Ninguno

1993. Sobre el temblor en el paciente con Parkinson, es FALSO:

a. Posee una frecuencia de oscilación de 4-7 ciclos/segundo
b. Incapacita de forma grave al paciente en las actividades de la vida diaria
c. El estrés y la ansiedad aumenta el temblor, que desaparece cuando duerme
d. Se localiza principalmente en la mano, aunque también puede manifestarse en la cabeza, labios, lengua o mandíbula

1994. 'Existe clonus' cuando:

a. Hay contracciones arrítmicas breves de un haz muscular
b. Hay contracciones rítmicas de aparición espontánea o causa desconocida
c. Existe falta de respuesta pasajera de un grupo muscular ante ciertos estímulos
d. Hay contracciones rítmicas que aparecen al estirar ciertos músculos o tendones

1995. Las terminaciones nerviosas del dolor se estimulan por encima de:

a. 65 ºC y por debajo de 25 ºC
b. 55 ºC y por debajo de 25 ºC
c. 45 ºC y por debajo de 15 ºC
d. 35 ºC y por debajo de 15 ºC

1996. Enfermedad pulmonar caracterizada por la dilatación y distensión de los bronquiolos y de los alvéolos pulmonares:

a. Bronquiolitis
b. Asma
c. Enfisema pulmonar
d. Mucoviscidosis

1997. Sobre la cadena cinética frenada o mixta:

a. El extremo distal de la cadena es libre
b. El extremo distal de la cadena permanece fijo
c. Los dos extremos de la cadena son móviles
d. Los dos extremos de la cadena son fijos

1998. El mal de Pott es:

a. Una espondilodiscitis de origen tuberculoso
b. Una espondilodiscitis bacteriana
c. Una monoartritis de origen gonocócica
d. Una poliartritis de origen gonocócica

1999. Sobre la osteoporosis, es FALSO:

a. En la osteoporosis primaria tipo I hay un alto índice de fracturas de cuello femoral y menor de fracturas vertebrales
b. Una ingesta rica en fosfatos es un factor de riesgo
c. La radiología convencional es poco sensible para su diagnóstico
d. La prevención de las caídas es un objetivo terapéutico

2000. Ante un cuerpo extraño, el mecanismo reflejo de la tos se pone en marcha por excitación del nervio:

a. Frénico
b. Neumogástrico
c. Hipogloso
d. Glosofaríngeo

2001 **D**	2026 **A**	2051 **D**	2076 **A**
2002 **B**	2027 **C**	2052 **A**	2077 **B**
2003 **C**	2028 **B**	2053 **D**	2078 **D**
2004 **D**	2029 **D**	2054 **C**	2079 **B**
2005 **D**	2030 **A**	2055 **D**	2080 **C**
2006 **C**	2031 **D**	2056 **C**	2081 **C**
2007 **C**	2032 **D**	2057 **D**	2082 **D**
2008 **B**	2033 **B**	2058 **C**	2083 **B**
2009 **D**	2034 **A**	2059 **D**	2084 **C**
2010 **D**	2035 **C**	2060 **D**	2085 **C**
2011 **C**	2036 **B**	2061 **D**	2086 **D**
2012 **B**	2037 **A**	2062 **C**	2087 **C**
2013 **A**	2038 **C**	2063 **D**	2088 **C**
2014 **D**	2039 **A**	2064 **D**	2089 **C**
2015 **C**	2040 **A**	2065 **D**	2090 **D**
2016 **B**	2041 **A**	2066 **C**	2091 **D**
2017 **A**	2042 **D**	2067 **A**	2092 **A**
2018 **A**	2043 **C**	2068 **A**	2093 **C**
2019 **A**	2044 **A**	2069 **C**	2094 **B**
2020 **C**	2045 **D**	2070 **D**	2095 **C**
2021 **B**	2046 **A**	2071 **B**	2096 **D**
2022 **C**	2047 **B**	2072 **C**	2097 **B**
2023 **D**	2048 **D**	2073 **D**	2098 **A**
2024 **D**	2049 **D**	2074 **B**	2099 **B**
2025 **D**	2050 **C**	2075 **D**	2100 **C**

FALLOS:

2001. El masaje reflejo de Kohlrausch: Señale la FALSA:

a. Utiliza vibraciones finas, fricciones ligeras, así como sacudidas rítmicas
b. Trata la miogelosis por fricciones fuertes provocando según él una 'remetabolización' tisular
c. Para Kohlraush el efecto del estiramiento es tanto más intenso cuando es ejecutado lentamente
d. Un trazo tangencial aumenta la tensión de la zona, mientras que un trazo transversal a la zona disminuye la tensión de esta última

2002. Un ultrasonido con frecuencia comprendida entre 0,5 y 1 MHz se empleará en el tratamiento de:

a. Estructuras superficiales
b. Estructuras profundas
c. Periostio
d. Estructuras ricas en grasas

2003. Los movimientos de rotación corporal se realizan sobre el plano...

a. coronal y en torno al eje vertical
b. coronal y en torno al eje sagital
c. transversal y alrededor del eje longitudinal
d. sagital y alrededor del eje vertical

2004. NO es una maniobra exploratoria radicular:

a. Maniobra de Fernández
b. Maniobra femoral o de Wassermann
c. Maniobra de Lassègue
d. Maniobra de Gaenslen

2005. Las técnicas que utilizan media frecuencia están indicadas para:

a. Potenciación muscular
b. Elongación muscular
c. Bombeo circulatorio
d. Todas son correctas

2006. Si al aplicar un estímulo paravertebral cutáneo a partir del ángulo inferior de la escápula en un bebé, se provoca una incurvación del tronco y la cabeza hacia el lado estimulado y aproximación de las extremidades ipsilaterales, se trataría del reflejo primitivo de:

a. Moro
b. Babkin
c. Galant
d. Búsqueda

2007. Rotura completa de ligamento con edema e inestabilidad. Se considera lesión o esguince de Grado:

a. I
b. II
c. III
d. IV

2008. Entre las restricciones a la hora de diseñar un programa de tratamiento de fisioterapia durante el embarazo NO está la de evitar posturas...

a. que impliquen compresión abdominal en la mitad o al final del embarazo
b. que relajen los músculos del suelo pélvico y abdominales
c. que mantengan la posición supina durante más de tres minutos después del cuarto mes de embarazo
d. que impliquen saltos o movimientos de balanceo rápidos e incontrolados

2009. Según el sistema de clasificación de la función motora gruesa para niños con parálisis cerebral (GMFCS), un niño de diez años clasificado dentro del nivel 2 se desplazaría:

a. Utilizando una silla de ruedas eléctrica con adaptaciones
b. Caminando con andador distancias cortas bajo supervisión del adulto y utilizando una silla de ruedas fuera de casa
c. Caminando fuera y dentro de casa con ayuda de aparatos de movilidad
d. Caminando fuera y dentro de casa sin la ayuda de aparatos de movilidad aunque con dificultades para correr, saltar y deambular en terrenos irregulares o con pendientes pronunciadas

2010. Sobre los elementos de priorización de problemas en materia de Salud, 'capacidad técnica que poseamos para reducir o eliminar un problema con medidas de prevención primaria, secundaria o terciaria':

a. Magnitud
b. Transcendencia
c. Coste
d. Vulnerabilidad

2011. Marcha de autoprotección en la que la fase de apoyo de la pierna afectada es más corta que la de la pierna sana:

a. Atáxica
b. Parkinsoniana
c. Antálgica
d. De pierna corta

2012. Entre las características de la silla del puesto de trabajo, es FALSO:

a. El asiento debe estar a una altura del suelo que posibilite apoyar los pies cómodamente en él, dejando libre de presiones la región poplítea
b. La altura mínima del respaldo, si es rígido, debe sobrepasar la altura subscapular en posición sentado
c. Es preferible que el respaldo de la silla comience, de abajo a arriba, a partir de la altura iliocrestal para permitir la acomodación del coxis sin presionarlo
d. La silla debe estar dotada de 5 apoyos en el suelo para mejorar su estabilidad

2013. Tipo de corriente más adecuado si queremos estimular la circulación y mejorar el trofismo muscular:

a. Monofásica
b. Difásica
c. Corto período
d. Largo período

2014. Es un reflejo primario o arcaico:

a. El de Moro o de abrazo
b. El de marcha automática
c. El tónico asimétrico del cuello
d. Los tres

2015. Varón de 75 años con asma bronquial al que su neumólogo le prescribe aerosolterapia. Acude a nosotros para que le expliquemos la correcta técnica de aplicación del fármaco para facilitar su depósito en la vía aérea Cuál sería la secuencia correcta:

a. Espiración máxima y lenta, inspiración a medio volumen, pausa y espiración rápida
b. Espiración máxima y rápida, inspiración a medio volumen, pausa y espiración lenta
c. Espiración máxima y lenta, inspiración profunda, pausa y espiración lenta
d. Espiración a volumen corriente, inspiración profunda, pausa y espiración lenta

2016. Movilidad de la columna lumbar:

a. 45° de flexión, 35º de extensión y 20º de inclinación a cada lado
b. 60° de flexión, 35º de extensión y 20º de inclinación a cada lado
c. 60° de flexión, 45° de extensión y 30º de inclinación a cada lado
d. 75º de flexión, 35º de extensión y 20º de inclinación a cada lado

2017. Es característico de una espondilolistesis:

a. Desplazamiento hacia delante de una vértebra sobre otra
b. Defecto de las partes interarticulares del arco
c. Degeneración del disco intervertebral
d. Son correctas A y B

2018. Las parálisis respiratorias tienen lugar por encima de:

a. C4　　b. D2　　c. D4　　d. D6

2019. Los músculos flexores de la rodilla están inervados por el nervio:

a. Ciático mayor
b. Ciático poplíteo externo
c. Crural
d. Glúteo superior

2020. Maniobra que consiste en golpear los tejidos con ayuda de las manos:

a. Vibración
b. Trepidación
c. Tapotement
d. Petrissage

2021. Fractura del tercio medial del cúbito asociada a la luxación de la cabeza radial:

a. Fractura/luxación de Essex-Lopresti
b. Fractura/luxación de Monteggia
c. Fractura de Colles invertida
d. Fractura/luxación de Galeazzi

2022. La enfermedad de Pellegrini-Stieda se localiza en el ligamento...

a. cruzado anterior
b. cruzado posterior
c. lateral interno
d. lateral externo

2023. La técnica Delphy se caracteriza por:

a. Ser un método de informadores clave
b. Tratar de identificar problemas y necesidades por orden de importancia
c. Ser particularmente útil para generar ideas
d. Utilizar una serie de cuestionarios enviados por correo

2024. En la práctica de subir y bajar escaleras de un lesionado medular con ortesisrodilla-tobillo-pie (KAFO) y bastones:

a. Para subir se pulsará sobre los bastones (que estarán en el mismo escalón que los pies) y subirá los pies al escalón superior
b. Para bajar colocará los bastones sobre el escalón inferior, se pulsará y caerá al escalón de abajo
c. Podrá subir de espalda, pulsándose, inclinando cabeza hacia delante, con lo que el tronco se irá hacia detrás y los pies se apoyarán en el escalón de arriba
d. Ninguna de las tres

2025. En la confección de un vendaje funcional adhesivo se pueden utilizar:

a. Vendas adhesivas de elasticidad longitudinal
b. Vendas adhesivas de elasticidad longitudinal y transversal
c. Vendas adhesivas inextensibles
d. Todas son ciertas

2026. Músculos que influye en el arco interno del pie:

a. Peroneo lateral largo
b. Peroneo lateral corto
c. Abductor del quinto dedo
d. Tibial anterior

2027. Principales músculos de la flexión del codo:

a. Braquial anterior, supinador largo y pronador redondo
b. Supinador largo, bíceps braquial y primer radial
c. Braquial anterior, supinador largo y bíceps braquial
d. Bíceps braquial, pronador redondo y primer radial

2028. Los objetivos de fisioterapia deben:

a. Estar centrados en el fisioterapeuta
b. Ser realistas y enunciados con precisión
c. Ser descritos en términos de sensación del paciente
d. Ser guiados por las actuaciones de fisioterapia

2029. La Taquicardia auricular o ventricular: Señale la FALSA:

a. Casi siempre es paroxística
b. Consiste en una serie de latidos prematuros rítmicos y rápidos
c. Los ataques suelen ceder de repente
d. Reciben también el nombre de Interferencia en la conducción

2030. Cuál de estos segmentos vertebrales es más móvil:

a. C1-C2
b. C3-C4
c. D1-D2
d. L1-L2

2031. Estructura que forma parte del agujero de conjunción por donde sale el nervio raquídeo:

a. Disco intervertebral
b. Pedículo de la vértebra subyacente y suprayacente
c. Articulaciones interapofisarias
d. Las tres son correctas

2032. Cuándo puede iniciarse la fisioterapia postoperatoria en un paciente amputado tras una intervención:

a. Unas horas después
b. 24 h después
c. 48 h después
d. 72 h después

2033. En una galvanización se aconseja no sobrepasar una intensidad de:

a. 5 mA/cm2
b. 12 mA/cm2
c. 20 mA/cm2
d. 32 mA/cm2

2034. Señale la FALSA en relación a las distrofias musculares:

a. La distrofia muscular de Duchenne es hereditaria autosómica dominante ligada al sexo
b. En la distrofia muscular de Becker la cantidad de distrofina está reducida en lugar de estar ausente
c. La enfermedad de Landouzy-Dejerine se denomina también distrofia facio-escápulo-humeral
d. La distrofia de Steinert se asocia a una miotonía

2035. Fractura oblicua con desviación dorsal del radio:

a. de Colles　　b. de Smith
c. de Barton　　d. de Galeazzi

2036. Puede relacionarse con la enfermedad de Köhler:

a. Dolor crónico del talón
b. Osteocondritis del escafoides
c. Calcificación del tendón de Aquiles
d. Osteocondritis del astrágalo

2037. Sobre las deformidades articulares típicas en las enfermedades reumáticas:

a. La 'ráfaga cubital' consiste en la desviación cubital de las articulaciones metacarpo falángicas en dirección cubital
b. La deformidad en 'cuello de cisne' conlleva la posición de flexión de la articulación metacarpo-falángica proximal
c. La deformidad en forma de 'ojal' conlleva la posición de flexión de la articulación metacarpo-falángica distal
d. Todas son correctas

2038. El sufrimiento de L3-L4 da lugar a una lesión casi exclusivamente limitada al territorio del nervio crural. Con mayor frecuencia la zona de hipoestesia está bastante limitada a la cara...

a. posterior sacra entre crestas ilíacas y coxis
b. posterior glútea, por debajo del músculo piramidal
c. anterior del muslo por encima de la rótula
d. posterior de la pierna en su zona interna

2039. Patología en la que está comprometida la conducción nerviosa a nivel de la placa mioneural

a. Miastenia grave
b. Siringomielia
c. Esclerosis lateral amiotrófica
d. Parálisis bulbar progresiva

2040. En el síndrome de Guillain-Barre la parálisis:

a. Es flácida y arrefléxica
b. Es altamente espástica
c. No deja déficit residuales
d. Son ciertas B y C

2041. La neumoconiosis es:

a. Afección pulmonar debida a la inhalación repetida de polvos
b. Afección pulmonar debida a hongos
c. Afección pulmonar secundaria a tuberculosis
d. Lesión pulmonar que afecta con predominancia a los diabéticos

2042. Es una neuropatía hereditaria:

a. Enfermedad de Charcot-Marie-Tooth
b. Enfermedad de Déjerine-Sottas
c. Enfermedad de Thévenard
d. Las tres

2043. El vendaje neuromuscular sirve para:

a. Evitar estimulación propioceptiva
b. Desregularizar el tono muscular
c. Disminuir el dolor y restaurar la función muscular
d. Disminuir la estabilidad

2044. Es característico del enfisema pulmonar:

a. Tórax en barril
b. Secreciones viscosas
c. Disnea de esfuerzo
d. Asma de esfuerzo

2045. La unidad cinética está formada por:

a. Una articulación
b. El sistema muscular motor
c. Dos palancas óseas
d. Las tres cosas

2046. El peso aparente, relación entre el peso del cuerpo y el nivel de inmersión, a nivel de la cadera es del:

a. 65%   b. 80%   c. 85%   d. 70%

2047. Deformación más frecuente en el mal de Pott:

a. Aumento de la lordosis
b. Aumento de la cifosis
c. No cursa con deformidad del raquis
d. Rectificación de la cifosis

2048. Qué son músculos sinérgicos:

a. Grupo muscular que se contrae para producir la fuerza necesaria para el movimiento
b. Músculos cuya acción se opone a los agonistas en el movimiento
c. Músculos que trabajan para fijar la articulación aumentando la eficacia de los agonistas
d. Músculos que trabajan junto a los agonistas ayudando al movimiento

2049. En lesiones recientes, la duración del tratamiento del masaje transversal profundo de Cyriax será de:

a. 20-25 min
b. 15-20 min
c. 10-15 min
d. 1-3 min

2050. El pie plano adquirido del adulto suele ser provocado por una disfunción de qué músculo:

a. Tibial anterior
b. Peroneos laterales
c. Tibial posterior
d. Músculos plantares

2051. Músculos que entran en acción para obtener la rotación del tronco hacia la derecha:

a. Oblicuo mayor del lado izquierdo
b. Oblicuo menor del lado derecho
c. Oblicuo mayor del lado derecho
d. Son correctas A y B

2052. Polimiositis que se asocia a un eritema difuso y que afecta a cara, cuello y parte superior de los brazos y tronco:

a. Dermatomiositis
b. Poliomiositis pura
c. Esclerosis sistémica
d. Psoriasis

2053. Corriente que no cambia de polaridad:

a. Direccional
b. Directa
c. Monopolar
d. Las tres son ciertas

2054. Señale la FALSA sobre el Índice de Barthel:

a. Se debe utilizar como un registro de lo que el paciente hace y no como un registro de lo que el paciente 'podría hacer'
b. La necesidad de supervisión hace que el paciente sea dependiente
c. No se permite el uso de ningún tipo de ayuda para ser independiente
d. Evalúa las actividades de la vida diaria

2055. Cuál de los siguientes componentes NO considera Donabedian para el control de la calidad de la atención médica:

a. Estructura
b. Proceso
c. Resultados
d. Financiación

2056. Escala que evalúa diez aspectos de las actividades básicas de la vida diaria:

a. Escala de Lawton
b. Índice de Katz
c. Índice de Barthel
d. Índice de Yesavage

2057. Sobre la fractura del 'Boxeador':

a. Se produce en el dedo meñique
b. Es una rotura de metacarpiano
c. También se conoce como fractura 'de frustración'
d. Las tres son correctas

2058. Sobre las llamadas variables jicuadrado, es FALSO:

a. Hay un número infinito de variables aleatorias ji-cuadrado, identificada cada una por un parámetro y, llamado grados de libertad
b. Cada variable ji-cuadrado es continua
c. Las variables ji-cuadrado pueden tomar valores positivos y negativos
d. El valor medio de una variable aleatoria ji-cuadrado es el mismo que sus grados de libertad y su varianza es el doble de sus grados de libertad

2059. Los nociceptores:

a. Son terminaciones libres que detectan el dolor
b. Responden a estímulos químicos, mecánicos o térmicos intensos o excesivos
c. Pueden encontrarse en cualquier tejido y se adaptan lentamente
d. Son correctas A y B

2060. Las ortesis dinámicas tienen como finalidad en un tratamiento rehabilitador:

a. Restaurar o mejorar la funcionalidad músculo-esquelética en una zona determinada
b. Posicionar adecuadamente la zona a tratar sin permitir movimiento
c. Ayudar a aumentar el rango articular
d. Son correctas A y C

2061. Cuando utilizamos la comunicación verbal, en educación para la salud, el lenguaje debe ser:

a. Lenguaje técnico para instruir a la población
b. Discurso con datos para que la población se haga una idea de cómo se financia la sanidad
c. No será necesario repetir los puntos importantes para no sobrecargar a los oyentes
d. El discurso debe ser claro, ordenado y adecuado al público al que va dirigido

2062. Sobre el uso de programas de bipedestación en niños con parálisis cerebral para prevenir la displasia de cadera:

a. Cuando el porcentaje de migración alcanza el 15% a los cinco años de edad, diremos que la cadera está subluxada, quedando contraindicada la carga completa en miembros inferiores
b. Los niños con parálisis cerebral con nivel I y II en el sistema de clasificación de la función motora son los que mayor riesgo de displasia de cadera presentan
c. El mantenimiento de la flexibilidad muscular de los aductores con 30 grados de abducción bilateral en bipedestación, tiene efecto positivo en la biomecánica de la cadera y en la espasticidad
d. Los niños que no caminan a los 5 años de edad son menos propensos a desarrollar luxación de cadera

2063. Para comprobar la eficacia de un programa de reeducación pélvico-perineal en sujetos con incontinencia urinaria se realizó un estudio en el que se distribuyó, de forma aleatoria, una muestra de sujetos a dos grupos: uno de ellos recibe dicha terapia y el otro recibe un placebo. Se trata de un estudio:

a. De Cohortes
b. Transversal
c. De Casos-controles
d. Experimental

2064. Dentro de las actividades de control de la infección hospitalaria el lavado de manos del personal sanitario es:

a. Una medida de eficacia NO probada
b. Una medida NO indicada
c. Una medida de eficacia dudosa
d. Una medida de eficacia probada

2065. Movimiento menos limitado en el codo reumático:

a. Flexión
b. Extensión
c. Supinación
d. Pronación

2066. Átomo que ha perdido uno o más electrones en su corteza:

a. Ion
b. Ion negativo
c. Ion positivo
d. Anión

2067. [ANULADA por considerarse válida más de una respuesta] Mujer de 72 años diagnosticada de bronquiectasias que ingresa en neumología por infección respiratoria. A la auscultación, según informe médico, presenta hipersecreciones en el lóbulo medio. Cómo la posicionaremos para realizar drenaje postural en la cama articulada:

a. Semisupino 45° sobre el lado izquierdo con elevación de los pies de la cama 30°
b. Semisupino 45° sobre el lado derecho con elevación de los pies de la cama 30°
c. Decúbito lateral sobre el lado izquierdo con elevación de los pies de la cama 30°
d. Decúbito lateral sobre el lado derecho con elevación de los pies de la cama 30°

2068. Se denomina 'Enfermedad de Kiembock':

a. La necrosis aséptica del semilunar
b. La pseudoartrosis del escafoides
c. Los 'dedos en gatillo'
d. La rizartrosis trapezo-metacarpiana

2069. Cuando se aconseja ejercicio terapéutico al alta a un paciente que acude a consulta con un diagnóstico ecográfico de tendinosis del supraespinoso:

a. Estamos haciendo prevención primaria
b. Estamos haciendo prevención secundaria
c. Estamos haciendo prevención terciaria
d. No estamos haciendo prevención puesto que el paciente ya tiene una patología establecida

2070. Principales síntomas de la atelectasia:

a. Fiebre
b. Cianosis
c. Polipnea
d. Los tres

2071. Radiculopatía:

a. El nervio o tronco nervioso queda afectado en un punto cualquiera de su trayecto
b. La lesión radica en la raíz que forma el nervio, tanto a nivel extraneural como intraneural
c. Es una afección generalizada de los nervios periféricos que se establece como con secuencia de otro proceso, ya sea tóxico, infeccioso o inmunológico
d. Ninguna respuesta es correcta

2072. Sobre el Método de manutención manual de enfermos, es FALSO:

a. Fue desarrollado por el fisioterapeuta francés Paul Dotte en el año 1965
b. Tiene en cuenta la ergomotricidad, los comportamientos psicomotores que nos permiten actuar con máximo confort y seguridad
c. Procura que el paciente no participe de la acción para minimizar los riesgos
d. En su conjunto constituye un método de educación gestual para, entre otros, prevenir trastornos musculoesqueléticos en los profesionales de la salud y los cuidadores

2073. La frecuencia es un parámetro importante en estimulación neuromuscular y se mide en:

a. Ciclos/seg
b. Herzios
c. Vatios/seg
d. Son correctas A y B

2074. Los Indicadores de Salud: Señale la FALSA:

a. La OMS los define como 'variables que sirven para medir los cambios'
b. Son variables que intentan medir u objetivar de forma cuantitativa y no cualitativa, sucesos individuales que permiten evaluar dimensiones del estado de salud de la población
c. Un indicador requiere siempre del uso de fuentes fiables de información
d. Un indicador requiere rigurosidad técnica en su construcción e interpretación

2075. La unidad de la discapacidad física del equipo regional para la atención al alumnado con necesidad específica de apoyo educativo ACNEAE, donde se integra un/a fisioterapeuta:

a. Tendrá un/a coordinador/a elegido/a por un período de 5 años
b. Asesora a los servicios de orientación de los centros docentes en la atención al alumnado que presente necesidades educativas especiales derivadas de discapacidad física, física-orgánica y sensorial
c. Tanto la unidad de la discapacidad física como la unidad de trastornos de espectro del autismo del equipo regional pueden dictaminar el recurso de fisioterapia educativa
d. Pertenece funcionalmente al área I de dicho equipo

2076. En las miopatías el signo de Gowers es positivo cuando hay imposibilidad o dificultad para:

a. Levantarse del suelo
b. Subir escaleras
c. Cerrar los ojos
d. Realizar movimientos finos

2077. Valores fisiológicos de la presión parcial de oxígeno :

a. 80-90 mm Hg
b. 70-80 mm Hg
c. 60-70 mm Hg
d. 50-60 mm Hg

2078. Qué reflejo muestra la integridad de la inervación del codo:

a. Bicipital
b. Tricipital
c. Estilorradial
d. Los tres

2079. Método de potenciación muscular que consiste en una contracción muscular mantenida durante 6 seg seguida de una fase de reposo igual a 6 seg de duración:

a. de Muller-Hettinger
b. de Troisier
c. de Delorme y Watkins
d. de Dotte

2080. La neuralgia C8 se localiza en:

a. Cara anterior del brazo y parte externa del antebrazo hasta el pulgar
b. Cara posterior del brazo y antebrazo hasta los tres dedos medios
c. Cara interna del brazo y del antebrazo hasta el meñique
d. Muñón del hombro

2081. Si realizamos un pliegue cutáneo provocando un despegamiento con respecto a planos subyacentes estamos evaluando:

a. El estado trófico y circulatorio
b. El edema
c. Las propiedades mecánicas de la piel
d. La sensibilidad cutánea

2082. Qué músculos potenciaremos en la parálisis braquial obstétrica tipo Duchenne-Erb:

a. Musculatura intrínseca de la mano
b. Músculos intrínsecos de la mano y dorsiflexores de muñeca
c. Músculos intrínsecos de la mano y pronadores
d. Músculos abductores y rotadores externos del hombro y supinadores

2083. El tipo más frecuente de Incontinencia urinaria es:

a. Incontinencia urinaria de urgencia
b. Incontinencia urinaria de esfuerzo (IUE)
c. Incontinencia urinaria por rebosamiento
d. Incontinencia urinaria mixta

2084. Para que un cuerpo flote, su densidad o peso específico será:

a. Inferior a 10
b. Superior a 10
c. Inferior a 1
d. Superior a 1

2085. En el síndrome de Reiter, es FALSO:

a. Un signo típico son las neoformaciones óseas
b. Es una artritis periférica de más de un mes de duración
c. Su causa principal es una infección urinaria
d. Dentro de su clínica está una uretritis inespecífica

2086. Es un síndrome de origen piramidal:

a. Atetosis
b. Parkinson
c. Corea
d. Hemiplejía

2087. Los músculos de la mano se clasifican en músculos de la eminencia tenar e hipotenar. Cuál de éstos pertenece a la eminencia tenar:

a. Abductor largo del pulgar y oponente del pulgar
b. Flexor largo del pulgar y aductor del pulgar
c. Abductor corto del pulgar y oponente del pulgar
d. Son correctas A y B

2088. En cuál de los siguientes grados de flexión de la rodilla NO hay tensión del ligamento cruzado anterior:

a. 20-100°
b. 20-135°
c. 20-80°
d. 0-90°

2089. En qué fractura puede lesionarse el nervio mediano al quedar atrapado:

a. Monteggia
b. Galeazzi
c. Colles
d. Smith

2090. Según el método Vojta:

a. La reacción postural de Vojta se desencadena con el giro repentino del niño a la posición horizontal desde la vertical del tronco con la espalda hacia el examinador
b. Utiliza estimulaciones propioceptivas
c. Un objetivo es provocar locomoción coordinada en decúbito ventral
d. Todas son correctas

2091. Potencial de membrana es:

a. Transferencia de energía desde el interior celular al exterior
b. Almacenamiento de energía en forma electrostática
c. Potencial eléctrico en el exterior de la célula
d. Potencial eléctrico en el interior de la célula

2092. En el movimiento de rotación axial los meniscos siguen el movimiento de:

a. Los cóndilos femorales
b. La glenoide tibia l
c. Ambas
d. Ninguna de las dos

2093. La articulación esternocostoclavicular es:

a. Una sinartrosis
b. Una sincondrosis
c. Un encaje recíproco
d. Un trocoide

2094. Sobre el dolor lumbar inespecífico, es FALSO:

a. Existe evidencia de que hallazgos anormales de resonancia magnética son prevalentes en poblaciones asintomáticas y son malos predictores de futuro dolor lumbar
b. Proporcionar a un paciente un diagnóstico patoanatómico conduce a un mejor pronóstico del dolor lumbar
c. Factores inespecíficos como la alianza terapéutica, las creencias y expectativas de los pacientes, la catastrofización, son más predictivos de los resultados clínicos que los cambios en el objetivo de la terapia
d. Las técnicas manipulativas, la electroterapia, técnicas de tejidos blandos, punción seca y kinesiotape, sólo han demostrado beneficios pequeños y, en el mejor de los casos, a corto plazo

2095. NO es un objetivo de cualquier cirugía abdominal:

a. Realizar una correcta exploración física del paciente
b. Entrenar la musculatura respiratoria implicada
c. Enseñar al paciente a proteger el tórax durante la tos
d. Adiestrar al paciente en la prevención de las complicaciones derivadas de la inmovilidad

2096. Qué modelo, elaborado por la OMS, redefine los conceptos de déficit, nivel de actividad (o de funcionalidad) y nivel de participación:

a. FIM   b. MFIS   c. LHS   d. CIF

2097. La amplitud de la base normal de la marcha mide:

a. 7 a 14 cm
b. 5 a 10 cm
c. 6 a 12 cm
d. 8 a 16 cm

2098. Ante una lesión del nervio radial, qué aspecto adquiere la mano:

a. Mano péndula
b. Mano en garra
c. Mano del predicador
d. Mano de simio

2099. Entre los parámetros de estimulación eléctrica de la contracción de un músculo inervado, NO figuran:

a. Frecuencias de pulso de 35-80 pps (pulsos por segundo)
b. Duración de pulso superior a 10 ms (milisegundos)
c. Tiempos de rampa de 1- 4 segundos
d. Onda pulsada bifásica

2100. La deformidad en pie talo consiste en:

a. Deformidad en varo del talón más aducción del pie
b. Flexión plantar más inversión
c. Flexión dorsal excesiva
d. Son correctas A y B

2101 **A**	2126 **B**	2151 **A**	2176 **D**
2102 **D**	2127 **D**	2152 **B**	2177 **A**
2103 **C**	2128 **C**	2153 **D**	2178 **D**
2104 **C**	2129 **B**	2154 **D**	2179 **A**
2105 **D**	2130 **D**	2155 **C**	2180 **A**
2106 **C**	2131 **B**	2156 **C**	2181 **B**
2107 **B**	2132 **A**	2157 **D**	2182 **B**
2108 **D**	2133 **C**	2158 **C**	2183 **D**
2109 **A**	2134 **D**	2159 **A**	2184 **A**
2110 **C**	2135 **C**	2160 **C**	2185 **D**
2111 **C**	2136 **C**	2161 **A**	2186 **C**
2112 **B**	2137 **D**	2162 **C**	2187 **A**
2113 **C**	2138 **A**	2163 **C**	2188 **C**
2114 **C**	2139 **C**	2164 **C**	2189 **B**
2115 **D**	2140 **B**	2165 **B**	2190 **D**
2116 **B**	2141 **A**	2166 **A**	2191 **D**
2117 **B**	2142 **D**	2167 **A**	2192 **A**
2118 **B**	2143 **D**	2168 **B**	2193 **B**
2119 **B**	2144 **C**	2169 **B**	2194 **C**
2120 **D**	2145 **D**	2170 **C**	2195 **A**
2121 **B**	2146 **B**	2171 **D**	2196 **C**
2122 **C**	2147 **D**	2172 **D**	2197 **C**
2123 **C**	2148 **B**	2173 **A**	2198 **B**
2124 **A**	2149 **D**	2174 **A**	2199 **C**
2125 **B**	2150 **C**	2175 **B**	2200 **B**

FALLOS:

2101. La fractura-luxación de Monteggia consiste en fractura de cúbito con:

a. luxación generalmente anterior de la cabeza del radio
b. luxación generalmente posterior de la cabeza del radio
c. luxación del olecranon
d. luxación anterior de la cabeza humeral

2102. El fisioterapeuta solo interviene en las intervenciones quirúrgicas cardio-respiratorias en la fase:

a. Preoperatoria
b. Posoperatoria
c. Posoperatoria del segundo tiempo
d. Todas son verdaderas

2103. Cuántas cadenas musculares son descritas por Godelieve para el tratamiento de la Lumbalgia Inespecífica:

a. 4   b. 5   c. 6   d. 7

2104. Interrupción de la conducción nerviosa sin lesión del axón:

a. Axonotmesis
b. Neurotmesis
c. Neurapraxia
d. Parálisis inespecífica

2105. La capacidad inspiratoria es:

a. El volumen respiratorio menos el volumen de reserva inspiratorio
b. El volumen residual menos la capacidad inspiratoria
c. El volumen residual menos el volumen respiratorio
d. El volumen de reserva inspiratorio y el volumen respiratorio

2106. Según el principio Vojta, en la reptación refleja:

a. El punto de apoyo del codo está localizado medial y caudalmente con respecto al tronco
b. Durante la función de enderezamiento la superficie articular se desliza girando sobre las cabezas de radio y fémur
c. Los segmentos proximales de las extremidades del lado facial y del talón del lado nucal se convertirán alternativamente en puntos de apoyo
d. La postura de partida es el decúbito dorsal

2107. Intensidad mínima de un impulso eléctrico rectangular con una duración de 1.000 mseg y que es capaz de producir una contracción:

a. Cronaxia
b. Reobase
c. Umbral de excitación
d. Señal eléctrica

2108. La acción del músculo peroneo lateral largo es:

a. Inversión y flexión plantar del pie
b. Eversión y flexión dorsal del pie
c. Inversión y flexor dorsal del pie
d. Eversión y flexión plantar del pie

2109. Sobre los modos de transferencia de calor, es FALSO:

a. La transferencia de calor por conducción ocurre entre materiales que tienen la misma temperatura
b. Las lámparas de infrarrojos transmiten el calor por radiación
c. Las bañeras de hidromasaje transfieren el calor por convección
d. La transferencia de calor por conversión implica la transformación de una forma de energía no térmica en calor

2110. En la escala Penn de la frecuencia de los espasmos, si el niño presenta espasmos que se producen entre una y 10 veces cada hora, con qué grado se correspondería:

a. 1   b. 2   c. 3   d. 4

2111. Las afusiones son:

a. Piezas de tela bien secas o húmedas con las que se cubre el cuerpo
b. Aplicaciones directas de agua sobre la superficie corporal mediante un guante o esponja
c. Verter agua desde cierta altura sobre una parte o la totalidad del cuerpo
d. Duchas a presión

2112. NO son factores determinantes de salud los:

a. biológicos o endógenos
b. ligados a los recursos financieros
c. ligados al estilo de vida
d. ligados al entorno

2113. Síndrome de Wartenberg:

a. Atrapamiento del nervio cubital a nivel del codo
b. Se denomina también Síndrome del túnel cubital
c. Atrapamiento del nervio radial entre los músculos supinador largo y primer radial
d. Son correctas A y B

2114. La corriente galvánica es:

a. Alterna inducida
b. De alta frecuencia
c. Continua
d. Alterna

2115. La dosis del láser se expresa en:

a. Vatios
b. Vatios/cm2
c. J
d. J/cm2

2116. Requisito imprescindible en la iontoforesis:

a. Hay que utilizar una intensidad suficiente para hacer penetrar todo el medicamento
b. Que el producto para utilizar esté en forma iónica
c. Respetar la sensibilidad del paciente y no sobrepasar el umbral doloroso
d. Impregnar los dos exponentes de los electrodos cuando desconocemos la polaridad del producto a utilizar

2117. Modo de ventilación mecánica en el que el ventilador mantiene una presión constante durante todo el ciclo ventilatorio mientras el paciente respira de forma espontánea:

a. BIPAP   b. CPAP   c. CMV   d. SIMV

2118. Los vendajes funcionales estarán indicados en entorsis de grado:

a. I
b. I y II
c. En cualquier grado
d. En II y III

2119. Es una contraindicación absoluta para realizar ejercicio físico:

a. Hipertensión arterial
b. Enfermedad infecciosa aguda
c. Arritmia controlada
d. Obesidad marcada

2120. Penetración aproximada de una sustancia mediante iontoforesis:

a. 8 cm
b. 5 cm
c. 1 cm
d. 1 mm

2121. De los músculos que forman el manguito de los rotadores, cuál se inserta en el labio interno de la corredera bicipital:

a. Supraespinoso
b. Redondo mayor
c. Subescapular
d. Infraespinoso

2122. Sobre la desigualdad de miembros inferiores:

a. Desigualdades de menos de 1 cm siempre se compensan mediante talonera o plantilla ortopédica
b. La compensación más frecuente a nivel de la rodilla es un genu recurvatum
c. Aparece una actitud escoliótica que puede estructurarse
d. Se suele observar una abducción de la cadera del miembro más largo

2123. La Enfermedad Charcot-Marie-Tooth es una neuropatía periférica...

a. hereditaria, con trastornos sensitivos
b. hereditaria, con trastornos motores
c. hereditaria, con trastornos sensitivos y motores
d. adquirida, con trastornos sensitivos y motores

2124. Señale la correcta:

a. La masoterapia se considera una terapia manual
b. Dentro de la masoterapia evacuatoria se encuentra el masaje cicatricial
c. El vaciado venoso debe realizarse en sentido próximo distal
d. La pinza rodante trasversal es una maniobra de drenaje linfático

2125. Plano y eje de movimiento que engloba el movimiento de flexión y extensión:

a. plano coronal y eje sagital
b. plano sagital y eje coronal
c. plano transversal y eje longitudinal
d. plano y eje longitudinal

2126. En la punción seca, la respuesta de espasmo local (REL) consiste en:

a. Contracción lenta y reactiva de las fibras musculares incluidas en una contractura
b. Contracción súbita de las fibras musculares pertenecientes a una banda tensa
c. Contracción lenta y refleja de las fibras musculares soportadas por una banda tensa
d. Contracción súbita de las fibras nerviosas que inervan una banda tensa

2127. El nervio tibial posterior puede estar comprometido:

a. Tras fracturas tibiales
b. En el síndrome del compartimiento posterior
c. En la luxación de cadera
d. Son correctas A y B

2128. Sobre la técnica de microondas:

a. Los equipos de electroterapia que suministran corrientes de microondas trabajan con una frecuencia de 27,12 MHz y una longitud de onda de 11,06 m
b. La dosis de grado III, o normalis, corresponde a una sensación de calor suave y apenas perceptible
c. El material de osteosíntesis supone una contraindicación relativa para su aplicación
d. Cuanto más agudo sea un proceso patológico mayores tiempos de tratamiento aplicaremos para reducir los síntomas en pocas sesiones

2129. La valoración sensitiva ASIA se realiza sobre un dermatoma en cada lado del cuerpo. Qué punto se usa para valorar el dermatoma correspondiente a C8:

a. El dorso de la falange proximal del 3er. medio
b. El dorso de la falange proximal del 5. dedo
c. La cara palmar de la falange proximal del 1er. dedo
d. El lado medial de la fosa antecubital, próximo al epicondilo

2130. Puede producir parálisis respiratoria:

a. Tétanos
b. Poliomielitis
c. Guillain-Barré
d. Las tres

2131. En qué consiste la aplicación de onda corta mediante campo condensador:

a. Se utiliza un solo electrodo aplicador
b. Se utilizan dos electrodos bipolares
c. Se utiliza un cable inductivo que se enrolla sobre la zona a tratar
d. El electrodo es de mayor tamaño que la zona a tratar

2132. La porción interna del antebrazo, a qué nivel sensitivo corresponde:

a. C8
b. C7
c. C6
d. C5

2133. Es característic o del método Sohier:

a. Utilizar reflejos posturales
b. Servirse del sistema ocular y artrocinético
c. Ser un método de movilización analítico del raquis
d. Ser un método tridimensional

2134. Es preciso determinar la 'dosis mínima eritematosa' antes de aplicar:

a. Onda corta
b. Ultrasonidos
c. Corrientes diadinámicas
d. Ultravioletas

2135. En el arco interno del pie, de delante hacia atrás encontramos:

a. Primer metatarsiano, escafoides, primer cuneiforme, astrágalo y calcáneo
b. Primer metatarsiano, semilunar, primer cuneiforme, astrágalo y calcáneo
c. Primer metatarsiano, primer cuneiforme, escafoides, astrágalo y calcáneo
d. Primer metatarsiano, escafoides, cuboides, astrágalo y calcáneo

2136. Característica más manifiesta de la artrogriposis congénita:

a. Laxitud ligamentosa
b. Hiperlaxitud ligamentosa
c. Rigidez articular
d. Hipermovilidad articular

2137. En el síndrome del desfiladero costoescalénico se comprometen:

a. Arteria subclavia
b. Plexo braquial
c. Ápex de la pleura
d. Son correctas A y B

2138. En cuál de las siguientes fracturas NO hay riesgo aumentado de necrosis avascular:

a. Fractura intertrocantérea
b. Fractura de astrágalo
c. Fractura de escafoides
d. En todas ellas hay riesgo aumentado de necrosis avascular

2139. Según el valor de la curvatura, una escoliosis se considera grave cuando sobrepasa:

a. 25-30°
b. 30-50°
c. Más de 50°
d. Más de 70°

2140. Sobre el alumnado con necesidad específica de apoyo educativo:

a. Se podrá realizar una escolarización combinada entre centro ordinario y centro de educación especial hasta quinto curso de primaria
b. Su escolarización se realizará preferentemente en centros educativos ordinarios ubicados en su zona
c. La propuesta de resolución de escolarización la realiza el equipo de orientación del centro
d. Para un alumno de educación infantil que acude a enseñanza combinada, el centro de referencia será el centro de educación especial cuando el grado de discapacidad sea mayor del 40%

2141. La frecuencia tetánica de las unidades motoras tónicas estará comprendida entre:

a. 20 y 30 Hz
b. 30 y 60 Hz
c. 50 y 80 Hz
d. 50 y 150 Hz

2142. La iontoforesis tiene muchas ventajas frente a la administración oral o intravenosa de medicamentos NO es una ventaja de la iontoforesis:

a. No presenta agresiones digestivas ni cruentas
b. Aplicación indolora
c. Su efecto es, generalmente, local
d. Se puede administrar cualquier medicamento, si se presenta en disolución

2143. Recibe la inervación del glúteo superior:

a. Glúteo menor
b. Glúteo mediano
c. Glúteo mayor
d. Son correctas A y B

2144. Se considera necesario utilizar el biofeedback o la electroestimulación como apoyo en el tratamiento de la musculatura del suelo pélvico cuando:

a. Hay una buena sinergia perineo abdominal
b. El paciente no tiene contracciones vesicales en la fase de llenado
c. Aparecen contracciones de otros grupos musculares por ineficiencia de la musculatura del suelo pélvico
d. Hay una buena relajación del elevador del ano durante la defecación

2145. El dolor en el hombro puede ser un reflejo de un problema de:

a. Cuello
b. Diafragma
c. Tórax
d. Los tres

2146. En el tratamiento del genu recurvatum está indicado:

a. Estiramientos de isquiotibiales
b. Estiramientos del cuádriceps
c. Tonificación del cuádriceps contra resistencia
d. Isométricos del cuádriceps

2147. Qué explora cada tipo de prueba:

a. La Prueba de Bohler-Kromer explora menisco interno y/o externo y aparato ligamentoso de la rodilla
b. La Prueba de Mc Murray (o Signo de Fouché) explora menisco externo y/o interno
c. La Prueba de Steinnmann I explora menisco externo y/o interno
d. Todas son correctas

2148. La magnetoterapia NO produce:

a. Aumento de la presión parcial de oxígeno en los tejidos
b. Disminución de la presión parcial de oxígeno en los tejidos
c. Efecto sobre el metabolismo del calcio en hueso y sobre el colágeno
d. En general, relajación muscular, vasodilatación local, con efecto trófico, efecto antinflamatorio, efecto de regulación circulatoria, e hipotensión, y también el efecto analgésico

2149. Sobre la Tos dirigida en Fisioterapia Respiratoria:

a. Se define como una espiración forzada violenta. Puede ser controlada de forma voluntaria
b. Es un acto reflejo como elemento de defensa del árbol traqueobronquial
c. Se origina a partir de las zonas reflejas tusígenas intrabronquiales, sobre todo a nivel de los espolones de división de los bronquios centrales
d. Todas son correctas

2150. El estiramiento selectivo del músculo coracobraquial, relacionado en muchas ocasiones con compresiones nerviosas en el complejo articular del hombro, requiere de:

a. Flexión, abducción y rotación interna del brazo
b. Flexión, adducción y rotación interna del brazo
c. Extensión, abducción y rotación externa del brazo
d. Extensión y rotación interna del brazo

2151. Contracción activa prolongada de un músculo que se opone a su relajación:

a. Miotonía   b. Miocimia
c. Fasciculación   d. Calambre muscular

2152. Cuando estudiamos el índice de Ritchie valoramos:

a. La amplitud articular
b. La actividad inflamatoria articular
c. El estado de la piel
d. El balance muscular

2153. Sobre el músculo tibial posterior, es FALSO:

a. Pediremos una contracción en inversión del pie y flexión plantar para evaluar su fuerza
b. Esta inervado por el nervio tibial L5-S1
c. En su origen se inserta en tibia, membrana interósea y peroné
d. Su debilidad produce supinación del pie

2154. Respecto de los factores que dificultan la consolidación ósea de las fracturas:

a. Promueven la consolidación ósea: Hormonas (como la hormona del crecimiento, la hormona tiroidea, la insulina y la calcitonina) Vitaminas. (como la 'A' y la 'D'), factores del crecimiento, factores físicos (como ejercicio, carga controlada, magnetoterapia y ultrasonidos de baja frecuencia)
b. Dificultan la consolidación ósea: Alteraciones endocrinas (como diabetes, déficit de hormona de crecimiento, y tratamiento con corticoides), fracturas conminutas con cizallamiento o compresión excesivos en el foco de fractura, interposición de partes blandas en el foco de fractura, hipoxia local (por déficit de la vascularización), infección, denervación y malnutrición por avitaminosis 'A' y 'D'
c. Dificultan la consolidación ósea: Tratamiento con indometacina, la radioterapia y el tratamiento con citostáticos
d. Todas son correctas

2155. Una vía clínica o mapa de cuidados:

a. Es un proceso de verificación externa llevado a cabo por órganos independientes
b. Es una autoevaluación de las actividades clínicas realizada por los responsables de la asistencia
c. Es un plan asistencial multidisciplinar que se aplica a enfermos con una patología determinada
d. Es un conjunto de normas que constituye la base para el desarrollo de un sistema de gestión de calidad

2156. Si valoramos la fuerza de los músculos extensores de muñeca (primero y segundo radiales externos), el reflejo estilorradial y la sensibilidad de la porción radial del antebrazo y mano, estamos explorando la integridad neurológica de:

a. C1   b. C3   c. C6   d. D1

2157. Qué tipo de ruido se escucha en una atelectasia:

a. Aumento llamativo del murmullo vesicular
b. Roncus evidente
c. Sibilancias muy agudas
d. Abolición completa del murmullo vesicular

2158. Los tejidos pueden dañarse si sobrepasan los:

a. 85-90 °C
b. 65-70 °C
c. 45-50 °C
d. 25-30 °C

2159. En relación con la metodología de investigación cualitativa, según S.J Taylor y R Bogdan:

a. El Investigador cualitativo debe adoptar una perspectiva holística
b. El Investigador cualitativo no es sensible a los efectos que él mismo causa sobre las personas que son objeto de su estudio
c. Los métodos cualitativos no son humanistas
d. La Investigación Cualitativa no es inductiva

2160. Enfermedad de Scheuermann:

a. Deformidad del raquis en el plano frontal
b. Deformidad del raquis infantil en el plano frontal
c. Deformidad del raquis en el plano sagital en pacientes próximos a la pubertad
d. Dorso plano

2161. Lesión en la que el disco vertebral se encuentra desplazado hacia atrás sin llegar a romper el anillo fibroso:

a. Protrusión del disco
b. Prolapso del disco
c. Extrusión del disco
d. Disco secuestrado

2162. En una iontoforesis cuál de estos iones se aplica en el electrodo de polo positivo:

a. Yoduro potásico
b. Yoduro sódico
c. Anestésicos locales
d. Cloruro sódico

2163. 'Necrosis avascular del semilunar', o también 'Enfermedad de...

a. Paget
b. Köehler
c. Kienböck
d. Sever

2164. En una lumbociática, el dolor que afecta a la cara anterior del muslo indica afección de qué raíz o raíces:

a. S1
b. L5
c. L3-L4
d. L1-L2

2165. Según la Asociación Americana de Lesión de Médula Espinal, ASIA, raíz nerviosa cuyo músculo clave es el extensor del primer dedo del pie:

a. S1
b. L5
c. L4
d. S2

2166. En la artritis reumatoidea o poliartritis crónica del adulto debemos:

a. Vigilar y tratar las articulaciones afectadas y sanas
b. Vigilar las articulaciones de la mano
c. Vigilar las articulaciones de las manos y los pies
d. Si la articulación está rígida, procurar estirar al máximo forzando

2167. La articulación peroneotibial inferior es una:

a. Anfiartrosis
b. Artrodia
c. Diartrosis
d. Sinartrosis

2168. Por qué zona del cerebelo están controlados los reflejos de ortostatismo y de adaptación postural

a. Arquicerebelo
b. Paleocerebelo
c. Neocerebelo
d. Núcleos del cerebelo

2169. En la amputación a nivel del tercio proximal del fémur se debe evitar el fortalecimiento:

a. En rotación interna y externa de cadera
b. En abducción y rotación externa de cadera
c. En abducción y extensión de cadera
d. En extensión y rotación interna de cadera

2170. Cuál es el factor intrínseco que más caracteriza la marcha:

a. Altura
b. Peso
c. Edad
d. Pliegues cutáneos

2171. Si la rodilla está en flexión, cuál es la amplitud articular de la extensión activa de la cadera:

a. 85°
b. 40°
c. 25°
d. 10°

2172. Sobre la Corriente de Träbert o Ultraexcitante, es FALSO:

a. Su base es una corriente galvánica, a la que se le realizan interrupciones
b. Es una corriente con una duración de los impulsos de 2 mseg y un intervalo de 5 mseg
c. La frecuencia es de 143 Hz
d. La frecuencia es de 1.238 Hz

2173. En la técnica de iontoforesis con ácido acético, éste tiene carga...

a. negativa y se sitúa bajo el cátodo
b. negativa y se sitúa bajo el ánodo
c. positiva y se sitúa bajo el cátodo
d. positiva y se sitúa bajo el ánodo

2174. Sobre las complicaciones secundarias de una lesión medular:

a. La espasticidad es una posible complicación incluso en las lesiones parciales de la médula
b. Por debajo de C4, con el músculo diafragma conservado, no hay complicaciones respiratorias
c. No son complicaciones probables las infecciones vesicales ni la retención urinaria
d. Todas son correctas

2175. Qué circunstancia NO es una contraindicación absoluta en el uso de la crioterapia:

a. Hipersensibilidad o intolerancia al frío
b. Hipertensión
c. Crioglobulinemia
d. Enfermedad o fenómeno de Raynaud

2176. Deformación caracterizada por un levantamiento de las últimas costillas, que se ensanchan empujadas por un abdomen muy prominente:

a. Tórax en tonel
b. Tórax en quilla
c. Tórax en embudo
d. Alerones de Sigaud

2177. Si efectuamos un corte sagital en los cuerpos vertebrales observamos que el ligamento vertebral común anterior se extiende desde:

a. Apófisis basilar del occipital al sacro
b. Axis a la quinta vértebra lumbar
c. Axis al sacro
d. Atlas a la quinta vértebra lumbar

2178. Cuál de estos músculos NO es un rotador interno del hombro:

a. Pectoral mayor
b. Dorsal ancho
c. Redondo mayor
d. Infraespinoso

2179. El método de Troisier utiliza contracciones:

a. isométricas de breve duración, 6 seg
b. isotónicas de breve duración, 6 seg
c. isométricas de larga duración, 12 seg
d. isotónicas de larga duración, 12 seg

2180. La atrofia rápida del cuádriceps es característica de:

a. Miopatía
b. Sinovitis
c. Luxación congénita de cadera
d. Condromalacia rotuliana

2181. Consiste en introducir iones mediante corriente galvánica en la epidermis y mucosas:

a. Fonoforesis
b. Iontoforesis
c. Galvanización
d. Son correctas A y B

2182. Sobre la lesión del plexo braquial, es FALSO:

a. Pueden ser completas o parciales
b. Son más frecuentes las lesiones del tronco inferior
c. Las lesiones del tronco superior afectan a los músculos que rodean el hombro y los flexores de codo
d. En las lesiones completas todos los músculos del miembro superior están afectados, excepto el trapecio

2183. Si al valorar la fase media del paso, observamos una excesiva extensión de rodilla, su causa puede ser:

a. Una contractura en flexión plantar
b. Un cuádriceps espástico
c. Una compensación ante la debilidad del cuádriceps
d. Todas son correctas

2184. Sobre la crioterapia, es FALSO:

a. Disminuye el umbral del dolor, aumentando la sensación nociceptiva
b. Al aplicar frío sobre la piel se origina una vasoconstricción inmediata
c. Cuando desciende la temperatura del nervio periférico disminuye la velocidad de conducción nerviosa
d. La crioterapia puede disminuir temporalmente la espasticidad

2185. El conducto linfático derecho está:

a. Detrás del músculo esternocleidomastoideo derecho
b. Detrás del músculo pectoral menor derecho
c. Detrás del músculo pectoral mayor derecho
d. Delante del músculo escaleno anterior derecho

2186. Cyriax dividió el sistema músculo esquelético en cuatro partes:

a. Tejidos inerte, tejidos contráctiles, tejidos amorfos y tejidos vasculares
b. Tejidos móviles, tejidos contráctiles, tejidos neurológicos y tejidos linfáticos
c. Tejidos inertes, tejidos contráctiles, tejidos neurológicos y tejidos vasculares
d. Tejidos inertes, tejidos amorfos, tejidos linfáticos y tejidos contráctiles

2187. Amplitud total aproximada de la flexión del raquis:

a. 110°
b. 75°
c. 60°
d. 40°

2188. Entre las teorías y modelos de modificación de comportamiento en salud, está la 'teoría del proceso de adopción de precauciones'. Señale qué paso es INCORRECTO:

a. La persona no es consciente del riesgo
b. La persona es consciente del riesgo, no considerándose susceptible al mismo
c. La persona toma la decisión, que puede ser: actuar, prepararse para actuar, acción
d. La persona mantiene la conducta

2189. Una de las escalas más utilizadas para la medición del dolor es la escala EVA que consiste en:

a. Una batería de diez preguntas con respuestas cerradas a contestar por escrito por el paciente
b. Una línea de diez centímetros con los extremos identificados como la ausencia de dolor o el máximo dolor imaginable donde el paciente marca su grado de dolor
c. Una escala oral de diez intensidades de dolor donde el examinador pide al paciente que numere su grado de dolor
d. Ninguna es correcta

2190. La fractura de Calles es:

a. Fractura de diáfisis distal del radio con luxación de la cabeza del cúbito
b. Fractura del radio con luxación de la extremidad inferior del cúbito
c. Fractura del cúbito con luxación de la cabeza del radio
d. Fractura de la extremidad inferior del radio con desplazamiento posterior

2191. La luz láser proporciona una radiación electromagnética que es:

a. Monocromática
b. No coherente
c. Direccional
d. Son ciertas A y C

2192. El músculo tibial anterior, durante la marcha:

a. Son ciertas B y C
b. Levanta el pie al comienzo de la fase oscilante
c. Se contrae al final de la fase oscilante para frenar el descenso del pie
d. Ninguna de las tres

2193. NO es una fractura distal del radio:

a. Fractura de Colles
b. Fractura de Bennett
c. Fractura de Goyrand-Smith
d. Fractura de Barton

2194. En qué consiste la incontinencia al esfuerzo:

a. Es la pérdida voluntaria de orina
b. Es una incontinencia urinaria que se produce en los ancianos
c. Es la pérdida involuntaria de orina, coincidiendo con maniobras físicas
d. Ninguna de las tres

2195. 'Osteocondritis de la cabeza del segundo metatarsiano' o también 'Enfermedad de:

a. Freiberg
b. Sever
c. Köhler
d. Osgood-Schlatter

2196. La técnica de liberación miofascial consiste en:

a. Estimular las terminaciones nerviosas del sistema nervioso autónomo
b. Aplicar presión con los dedos sobre los puntos de acupuntura
c. Aplicar presiones y estiramientos
d. Aplicar movimientos de fricción circular con fuerte presión sobre el punto localizado

2197. Al colocar a un recién nacido en la postura de prono NO es típico:

a. El patrón flexor con los brazos totalmente aducidos al tronco, los codos en flexión y retrasados en relación a los hombros
b. Las manos cerradas y pulgar aducido
c. Las caderas y rodillas permanecen en extensión
d. La transferencia del peso va hacia el pecho, aunque algunos bebés intentan elevar la cabeza contra la gravedad

2198. Sobre el latigazo cervical, es FALSO:

a. Están contraindicadas las manipulaciones vertebrales a alta velocidad
b. Están contraindicados todo tipo de masajes cervicales
c. Es recomendable el uso de collarines de sostén, especialmente durante los esfuerzos y movimientos fatigosos
d. Se debe insistir en el reequilibrio de la estática cervical y general del cuerpo

2199. Vlumen de la reserva espiratoria (VRE), en litros:

a. 0,5
b. 1
c. 1,5
d. 2

2200. Una fractura de Galleazzi es:

a. de diáfisis distal del radio con luxación de la cabe.za del cúbito
b. del radio con luxación de la extremidad inferior del cubito
c. de cúbito con luxación de la cabeza del radio
d. de la extremidad inferior del radio con desplazamiento posterior

2201 D	2226 A	2251 D	2276 C
2202 C	2227 A	2252 B	2277 D
2203 B	2228 C	2253 A	2278 C
2204 D	2229 D	2254 B	2279 D
2205 D	2230 B	2255 D	2280 B
2206 C	2231 A	2256 D	2281 B
2207 B	2232 A	2257 D	2282 D
2208 C	2233 D	2258 D	2283 A
2209 C	2234 A	2259 C	2284 B
2210 C	2235 B	2260 A	2285 B
2211 A	2236 D	2261 A	2286 D
2212 D	2237 A	2262 D	2287 B
2213 D	2238 A	2263 C	2288 A
2214 A	2239 D	2264 A	2289 D
2215 A	2240 D	2265 C	2290 D
2216 B	2241 A	2266 D	2291 D
2217 D	2242 D	2267 A	2292 A
2218 D	2243 D	2268 C	2293 C
2219 D	2244 A	2269 D	2294 D
2220 A	2245 C	2270 C	2295 C
2221 A	2246 D	2271 C	2296 D
2222 D	2247 A	2272 B	2297 B
2223 A	2248 B	2273 A	2298 A
2224 C	2249 A	2274 B	2299 C
2225 C	2250 D	2275 D	2300 A

FALLOS:

2201. La línea de fuerza magnética en el interior de la bobina va de:

a. Positivo a negativo
b. Negativo a positivo
c. Norte a sur
d. Sur a norte

2202. Es un factor de riesgo extrínseco asociado a las caídas en el anciano:

a. Alteración de la marcha y el equilibrio
b. Deterioro cognitivo
c. Calzado inadecuado
d. Ingesta de fármacos relajantes

2203. La potencia de un aplicador de luz láser se mide en:

a. Miliamperios (mA)
b. Milivatios (mW)
c. Watios por centímetro cuadrado (w/cm2)
d. Microvoltios (μV)

2204. El conducto torácico recibe la linfa procedente de:

a. Mitad superior izquierda
b. Extremidad inferior derecha
c. Extremidad inferior izquierda
d. Las tres son correctas

2205. De la escala de Borg, usada comúnmente en rehabilitación cardiaca, NO es cierto:

a. Se usa para prescribir la intensidad del ejercicio
b. Se puede adaptar con dibujos de gestos faciales para su uso, por ejemplo, con niños
c. Convierte cálculos subjetivos de esfuerzo en tanteos numéricos
d. Puntúa de 5 a 20

2206. En la realización del Drenaje Autógeno, respecto a las espiraciones forzadas:

a. Se utilizarán para la evacuación de secreciones en vías medias
b. Se realizarán a bajo volumen pulmonar
c. Pueden favorecer el cierre prematuro de las vías aéreas
d. Se incentivarán durante toda la técnica, para crear puntos de igual presión en la vía aérea

2207. Las corrientes destinadas a la faradización muscular presentan las siguientes características, EXCEPTO:

a. Son corrientes de baja frecuencia (también las hay de media frecuencia)
b. Los tiempos de tren oscilan entre 0.5 y 30 milisegundos
c. Los tiempos de pausa entre trenes pueden estar comprendidos entre 0.5 y 60 segundos
d. Los trenes prolongados e intensos deben ser de implantación progresiva y decaimiento progresivo

2208. Amplitud articular de la rotación interna de la rodilla:

a. 50°   b. 40°   c. 30°   d. 20°

2209. En la contractura isquémica de Volkman se afectan más frecuentemente:

a. Músculos extensores del codo
b. Pronosupinadores del antebrazo
c. Flexores de muñeca y dedos
d. Extensores de muñeca y dedos

2210. El calcáneo se articula por delante con:

a. El escafoides
b. El astrágalo
c. El cuboides
d. El primer cuneiforme

2211. La Apraxia que se manifiesta durante la utilización de los objetos en acciones simples por la desorganización total de la secuencia de los gestos elementales es:

a. ideatoria
b. ideomotora
c. dinámica
d. melocinética

2212. La prueba de Ortolani determina:

a. Falsa pierna corta
b. Torsión femoral excesiva
c. Contractura de los músculos abductores de la cadera
d. Luxación congénita de cadera en lactantes

2213. Capacidad pulmonar total en un individuo normal (en litros):

a. 1   b. 2   c. 3   d. 4

2214. Cuál es el plano y eje de movimiento que engloba el movimiento de abducción y aducción:

a. El plano coronal y el eje sagital
b. El plano coronal y el eje longitudinal
c. El plano sagital y el eje coronal
d. El plano transversal y el eje longitudinal

2215. Cuál de los siguientes deportes o actividades se recomendarían a un paciente con riesgo de sufrir una espondilolistesis a nivel lumbar:

a. Trabajo muscular lumboabdominal
b. Natación (estilo braza o mariposa)
c. Patinaje artístico
d. Gimnasia rítmica

2216. A qué reflejo corresponde C5:

a. Tricipital
b. Bicipital
c. Estilorradial
d. Son correctas A y B

2217. Son modalidades de termoterapia por conducción:

a. Almohadillas eléctricas
b. Parafina
c. Peloide
d. Las tres

2218. En el contexto de un programa de rehabilitación los ejercicios contra resistencia:

a. Los ejercicios contra resistencia manual deben estar precedidos por ejercicios activos asistidos

b. Los ejercicios contra resistencia manual deben estar precedidos por ejercicios activos

c. Los ejercicios contra resistencia manual no tienen desventajas

d. Los ejercicios contra resistencia manual son útiles para el fortalecimiento estático o dinámico

2219. El término genérico Condición de salud incluye la enfermedad (aguda o crónica), trastornos, traumatismo, lesión y puede incluir también estas otras circunstancias, EXCEPTO:

a. Embarazo

b. Envejecimiento

c. Estrés

d. Ninguna de las tres

2220. A un paciente diabético, para mejorar la utilización de la glucosa por el músculo evitando el riesgo de hipoglucemia le aconsejaremos:

a. Reducir la dosis de insulina administrada antes del ejercicio en 2-4 unidades, si éste es intenso

b. Disminuir la ingesta de hidratos de carbono

c. Realizar el ejercicio físico coincidiendo con el máximo efecto insulínico

d. Practicar ejercicio de forma esporádica

2221. Es un efecto interpolar de la corriente galvánica:

a. Hiperemia

b. Excitación

c. Sedación

d. Rechazo de iones

2222. La deformidad en pie zambo consiste en:

a. Deformidad en varo del talón más aducción del pie

b. Flexión plantar más inversión

c. Flexión dorsal excesiva

d. Son correctas A y B

2223. El índice de Sundbärg toma como base el grupo de población:

a. 15 a 49 años

b. 18 a 65 años

c. 10 a 80 años

d. 14 a 25 años

2224. Niña de 4 años que debuta con una artritis asimétrica en tres articulaciones del cuerpo, con factor reumatoide y HLA-B27 negativos y aumento de anticuerpos antinucleares y que además presenta una uveitis, qué artritis idiopática juvenil padece:

a. Poliartritis seropositiva

b. Poliartritis seronegativa

c. Artritis oligoarticular

d. Artritis psoriásica

2225. Entre las técnicas del masaje tenemos la maniobra de masaje superficial, que se caracteriza por tener como principal efecto:

a. Reducir drásticamente el dolor en aquellas zonas del cuerpo donde se aplica

b. La relajación, debido a su acción sobre los nervios motores y sensitivos

c. La analgesia, ya que insensibiliza poco a poco la superficie de la piel

d. La estimulación de la contracción muscular

2226. Sobre las fracturas-luxaciones de Monteggia:

a. Suele estar asociada a la parálisis del nervio interóseo posterior

b. En este tipo de fracturas se implica el tercio distal del radio y luxación del cúbito

c. En este tupo de fracturas se implica el tercio proximal de la cabeza del radio y luxación del cúbito

d. La deformidad resultante es en 'pala de jardín'

2227. En la parálisis facial a frigore o enfermedad de Bell, qué par craneal está comprometido:

a. Facial

b. Glosofaríngeo

c. Trigémino

d. Espinal

2228. El fenómeno de la cavitación tiene lugar en:

a. Onda corta

b. Microonda

c. Ultrasonido

d. Láser

2229. Cómo valoraremos funcionalmente el músculo sóleo:

a. En decúbito prono y rodilla extendida

b. En bipedestación y rodilla en extensión

c. En decúbito prono y rodilla extendida y realizando la flexión plantar

d. En decúbito prono y pierna flexionada 90 grados o más

2230. Cuál es un elemento facilitador de la continuidad asistencial entre niveles asistenciales:

a. Competencias entre profesionales

b. Protocolos clínicos de coordinación entre niveles asistenciales

c. La ausencia de sistemas informáticos integrados

d. La ausencia de recursos de enlace que garanticen la continuidad asistencial

2231. Óscar presenta pie caído y trastornos de la marcha. Tiene que elevar la pierna para que el pie en flexión plantar no toque el suelo y presenta un desgaste rápido del calzado al tener que deslizar el pie. Nervio que puede tener afectado:

a. Ciático poplíteo externo

b. Tibial posterior

c. Ciático poplíteo interno

d. Ciático

2232. En qué vértebras cervicales tiene lugar la mayor amplitud articular en el movimiento de rotación:

a. C1-C2

b. C3-C4

c. C5-C6

d. C7-C8

2233. Según la clasificación de Pauwels, las fracturas de cuello femoral de Grado II:

a. Se tratan de forma conservadora

b. Se debe iniciar la movilización a las 8 semanas

c. En la movilización articular se debe dar prioridad al movimiento de abducción de cadera

d. Ninguna de las anteriores

2234. En una deformidad en coxa valga, en qué posición encontramos el miembro inferior:

a. Abducción y rotación externa

b. Abducción y rotación interna

c. Aducción y rotación interna

d. Aducción y rotación externa

2235. Prueba funcional cuyo procedimiento para valorar la rotura de la porción larga del bíceps consiste en que 'El paciente se encuentra sentado y mantiene el brazo extendido y el antebrazo en supinación. El clínico toma con una mano el antebrazo del paciente, quien debe doblar el codo venciendo la resistencia que ofrece el fisioterapeuta':

a. Prueba de Yergason

b. Signo de Hueter

c. Prueba de flexión horizontal de Thompson y Kopell

d. Prueba de aprehensión anterior

2236. Sobre la afasia de Wernicke:

a. Es una afasia fluente
b. La comprensión está siempre alterada
c. El lenguaje expresado es normalmente articulado
d. Todas son correctas

2237. El reflejo de tracción o de estiramiento también se llama:

a. Reflejo miotático
b. Reflejo de inhibición autógena
c. Reflejo de inhibición recíproca
d. Reflejo de máximo estiramiento

2238. Signo/prueba positivo ante una lesión del nervio cubital:

a. Signo de Jeanne
b. Prueba de Ely
c. Prueba de Noble
d. Prueba de Ober

2239. Es causa de aumento de lordosis lumbar:

a. Deformación postural
b. Mecanismos compensadores que resultan compensadores de otra deformación, como por ejemplo, cifosis
c. Ninguna de las dos
d. Ambas

2240. NO es un signo de alerta en el desarrollo psicomotor del niño:

a. Mantener el pulgar en adducción a los 3 meses
b. La ausencia de control cefálico a los 3 meses
c. La ausencia de prensión voluntaria con 6 meses
d. La no sedestación sin apoyo a los 6 meses

2241. Localización más frecuente de un mielomeningocele:

a. Zona lumbosacra
b. Zona dorsolumbar
c. Zona cervical
d. Zona torácica

2242. Factor causal de parálisis cerebral más frecuente en países desarrollados:

a. Anoxia intrauterina, anoxia por convulsiones prolongadas en fases precoces de la vida, anoxia o traumatismo del cerebro durante un parto prolongado o laborioso, lesión o degeneración de los ganglios basales por incompatibilidad RH
b. Desarrollo anormal del encéfalo en el embrión, anoxia, hemorragia intracraneal, ictericia neonatal excesiva, traumatismo craneal durante el parto forzado e infección perinatal
c. La prematuridad en el nacimiento, cesárea urgente, bajo peso al nacer, bajas puntuaciones en el test de APGAR, encefalopatía neonatal hipóxica o isquémica, o fiebre materna durante el parto
d. Una trombosis o embolia en el lado materno, o una trombosis o embolia en el lado fetal

2243. Cuál de estas cadenas musculares ha sido descrita por Godelieve-Denys- Struyf (GDS):

a. Cadenas Rectas
b. Cadenas Antero-Internas
c. Cadenas Cruzadas
d. Cadena Posteroanterior-Anteroposterior

2244. Los vendajes funcionales se pueden combinar con otras técnicas, EXCEPTO:

a. Iontoforesis
b. Cinesiterapia
c. Crioterapia
d. Magnetoterapia

2245. El test de Apgar se realiza:

a. A las 12 horas de nacer
b. A los seis meses de edad
c. En el momento del nacimiento
d. A los doce meses de edad

2246. Cuando se aplican corrientes de alta frecuencia, en el organismo, se producen una serie de efectos fisiológicos, cuál es producido por la onda corta:

a. Analgesia en dolores de origen bioquímico
b. Alcalinización del ambiente biológico de la zona
c. Licuación de geloides y edemas densos
d. Todas son correctas

2247. En el pie equino varo congénito, es FALSO que:

a. Hay eversión del calcáneo y abducción del antepié
b. Se denomina pie zambo
c. Esté presenta al nacimiento
d. Hay inversión del calcáneo y adducción del antepié

2248. Según Genot, respecto al siguiente ejercicio: trabajo del vasto interno oblicuo, con el paciente en decúbito dorsal, es FALSO:

a. La rodilla tendrá unos 10 grados de flexión
b. El terapeuta tira de la rótula hacia arriba y hacia dentro
c. El paciente lleva su rótula hacia arriba y adentro, realizando una extensión terminal de la rodilla
d. La movilización pasiva previa al ejercicio tiene como objetivo poner en tensión las fibras oblicuas para proporcionar más eficacia a la contracción

2249. Diferencia entre corriente alterna y variable:

a. La variable presenta variaciones de amplitud con respecto al tiempo
b. En la variable no hay cambios de polaridad
c. En la alterna el campo eléctrico tiene siempre el mismo sentido
d. Son correctas B y C

2250. El XI par craneal corresponde al nervio:

a. Facial
b. Glosofaríngeo
c. Trigémino
d. Espinal

2251. Puede ser la causa de un síndrome de Volkmann:

a. Fractura mal reducida
b. Mantenimiento prolongado de un torniquete
c. Edema durante la inmovilización con yeso
d. Las tres

2252. La condromalacia de rótula consiste en:

a. Luxaciones repetidas de la rótula
b. El cartílago articular de la rótula se ablanda y esponja
c. La rótula se encuentra en una posición alta
d. Luxación lateral de la rótula

2253. El ciclo activo de técnicas respiratorias (CATR):

a. Es la adaptación de la técnica de espiración forzada combinada con ejercicios de expansión costal y ejercicios de control respiratorio
b. Realiza un control respiratorio realizando respiraciones a volumen tidal y con un patrón costo-diafragmático (1-2 minutos)
c. En una de sus secuencias, realiza expansiones costales (3 o 4 ejercicios) enfatizando en la inspiración superficial y combinada con 3 segundos de pausa teleinspiratoria antes de efectuar una espiración forzada
d. Las tres son correctas

2254. Raúl presenta oscilaciones lentas entre actitudes extremas de hiperextensión y de flexión que dan un aspecto reptante. Qué padece:

a. Ataxia
b. Atetosis
c. Corea
d. Balismo

2255. El signo de Wassermann:

a. Se evalúa con el paciente en decúbito dorsal flexionando la cadera con la rodilla en flexión
b. Se evalúa con el paciente en decúbito dorsal flexionando la cadera con la rodilla en extensión
c. Si es positivo indica el compromiso de la raíz dorsal D12 y lumbar L1
d. Es positivo cuando al realizar la evaluación aparece dolor en la cara anterior del muslo

2256. Es criterio para la interrupción de un programa de rehabilitación cardíaca la aparición de:

a. Dolor precordial
b. Disnea intensa acompañada de palidez
c. Bradicardia
d. Todas son correctas

2257. Señale la FALSA en relación la tenosinovitis de De Quervain:

a. El abductor largo del pulgar y el extensor corto contribuyen de manera conjunta en esta patología

b. La extensión del pulgar contra-resistencia es dolorosa

c. Existe dolor a la palpación y tumefacción sobre la estiloides radial

d. En la prueba de Filkenstein, con el pulgar del paciente en flexión, se realiza la desviación radial de forma rápida

2258. Reumatismo inflamatorio crónico que aparece en adultos jóvenes y que comienza en las articulaciones sacroilíacas y en la columna lumbar:

a. Enfermedad de Still

b. Poliartritis reumatoide

c. Artritis aséptica

d. Espondilitis anquilosante

2259. Entre los grandes síndromes neurológicos se encuentran los extrapiramidales, caracterizados por:

a. Parálisis o paresia de los músculos inervados por las neuronas de los pares craneales y de las astas anteriores de la médula situados por debajo de la lesión

b. Hipertonía de los músculos afectados que se manifiesta por espasticidad

c. Rigidez, temblor en reposo e inmovilidad

d. Exacerbación de los reflejos profundos cuyo centro reflejo esté situado por debajo de la lesión

2260. La tortícolis congénita afecta:

a. al esternocleidomastoideo homolateral entre otros músculos

b. exclusivamente al género masculino

c. exclusivamente a las fibras superiores del trapecio

d. al esplenios contralaterales exclusivamente

2261. Qué tipo de contracción muscular se emplea en el método de Dotte de potenciación muscular:

a. Isotónicas

b. Isométricas

c. Dinámicas

d. Isocinéticas

2262. Enfermedad pulmonar con inundación brutal de los alvéolos y del tejido pulmonar por plasma trasudado de los capilares pulmonares:

a. Enfisema pulmonar

b. Neumonía

c. Tuberculosis

d. Edema pulmonar

2263. Genant clasifica las fracturas vertebrales en base a la porción afectada en:

a. Acuñamiento posterior, anterior y biconcavidad

b. Acuñamiento anterior, medio y posterior

c. Aplastamiento, biconcavidad y acuñamiento anterior

d. Aplastamiento y acuñamiento anterior

2264. Volumen respiratorio (VC), en litros:

a. 0,5   b. 1   c. 1,5   d. 2

2265. La Técnica de Alexander:

a. Es un método establecido de reeducación de movimiento y recuperación de la lesión donde la coordinación y la postura son factores significativos

b. Plantea ejercicios de respiración

c. Ambas son correctas

d. Ninguna lo es

2266. Músculos oblicuos cuyas fibras musculares están dispuestas oblicuamente en relación con el eje de la columna vertebral:

a. Escalenos

b. Pectorales

c. Esternocleidomastoideo

d. Son correctas A y B

2267. En el tórax 'en barril' el esternón:

a. se proyecta hacia delante y arriba

b. se proyecta hacia atrás por un crecimiento excesivo de las costillas

c. se proyecta hacia delante y abajo

d. No sufre ninguna alteración, es la columna vertebral la que se desplaza hacia atrás

2268. La dislexia es una dificultad en el aprendizaje de:

a. La escritura

b. El habla

c. La lectura

d. La lectoescritura

2269. NO es un criterio que se evalúe en el fenotipo de fragilidad de Fried:

a. Fuerza prensora

b. Pérdida de peso

c. Velocidad de la marcha

d. Fuerza extensora de la rodilla

2270. En cuántos sentidos se desarrollan los movimientos de la articulación del hombro:

a. 1   b. 2   c. 3   d. 4

2271. En la artritis reumatoide (AR):

a. Son típicos los nódulos de Heberden de las articulaciones interfalángicas proximales

b. Los ejercicios isométricos se deben evitar en la fase aguda de la enfermedad

c. Puede ser necesario el uso de férulas posturales

d. El nódulo reumatoideo es una manifestación intraarticular de la AR

2272. Si a un paciente le imprimo un movimiento de flexo-extensión a la articulación interfalángica proximal del segundo dedo, en todo el arco de recorrido articular, sin intercalar articulaciones intermedias, con una fuerza muy leve y con el único propósito de mantener el recorrido articular, estoy realizando una movilización pasiva analítica...

a. Específica

b. Simple

c. Funcional

d. Relajada

2273. Una parálisis de la región anteroexterna, la presencia de marcha en estepaje y la pérdida de los movimientos de lateralidad pueden asociarse a una lesión del nervio:

a. Ciático poplíteo externo

b. Ciático poplíteo interno

c. Obturador

d. Ciático

2274. Sobre la hipótesis nula:

a. Si usted rechaza la hipótesis nula, entonces tiene pruebas de que la hipótesis alternativa no es correcta

b. La hipótesis nula siempre se refiere a la población

c. La hipótesis nula siempre se refiere a la muestra

d. La hipótesis nula siempre expresa una desigualdad

2275. Tipo de dolor que produce el hueso:

a. Irradiado y suele desaparecer en reposo

b. Localizado y estimulable a la presión

c. Profundo y localizado en las capas musculares

d. Muy localizado y preciso

2276. Según el método de Vodder, son maniobras del drenaje linfático manual:

a. Maniobras de llamada

b. Maniobras de captación

c. Movimiento dador

d. Ninguna es correcta

2277. La corriente de Trabert:

a. Se denomina también corriente farádica ultraexcitante

b. Es una corriente variable interrumpida rectangular

c. Proporciona impulsos de una duración de dos milisegundos con intervalos de 5 milisegundos

d. Todas son ciertas

2278. Son láser de baja frecuencia:

a. Láser de rubí y láser de argón

b. Láser de dióxido de carbono y láser de As-Ga

c. Láser de He-Ne y láser de As-Ga

d. Láser de neodinio-YAG y láser de argón

2279. Cuál de los siguientes puntos NO se corresponde con uno de los puntos de los elementos de la terapia acuática específica (WST)-Programa de 10 puntos:

a. Control de rotación sagital
b. Control de rotación combinada
c. Equilibrio en calma
d. Desplazamiento en torbellino

2280. Ángulo de inclinación de la cadera:

a. 145°   b. 125°   c. 100°   d. 90°

2281. Sobre las microondas:

a. Tienen un alto poder de penetración (mayor de 9 cm)
b. En las de utilización médica, la frecuencia es de 2.450 MHz
c. La absorción de este tipo de ondas es menor en el tejido muscular que en el tejido graso
d. Los tumores malignos no suponen ninguna contraindicación

2282. En las contracciones musculares lentas y de poca intensidad intervienen las fibras de tipo:

a. Tipo II b
b. Tipo II a
c. Tipo II
d. Tipo L

2283. En qué patología están indicados los ejercicios de Frenkel:

a. Ataxia
b. Claudicación intermitente
c. Vértigos
d. Cardiopatía isquémica

2284. En la denominada Prueba de Ely para valorar el estado del recto anterior femoral colocaremos al paciente:

a. En decúbito supino
b. En decúbito prono
c. En decúbito supino con extensión de la cadera homolateral y flexión de la contraria
d. En decúbito supino con flexión de rodilla y cadera contrarias

2285. Durante la fase de inmovilización de una fractura diafisaria de radio y cúbito está contraindicado:

a. Masaje circulatorio evitando el foco de fractura
b. Movimientos activos de pronosupinación
c. Movimientos activos de hombro y dedos
d. Isométricos suaves de flexoextensión de codo

2286. Sobre la afasia de Broca:

a. Es una afasia no fluente
b. Se asocia con una hemiplejía derecha
c. El lenguaje es lento, cortado y monótono
d. Todas son correctas

2287. Nervio que queda comprimido en el síndrome del túnel tarsiano:

a. Tibial anterior
b. Tibial posterior
c. Ciático poplíteo externo
d. Ciático poplíteo interno

2288. Corriente constituida por una serie de pulsos en la que las partículas cargadas se mueven en una sola dirección:

a. Pulsada monofásica
b. Directa
c. Pulsada bifásica
d. Modulada

2289. Última fase de la tos:

a. Contracción de los músculos accesorios de la espiración
b. Contracción de los músculos abdominales
c. Cierre de la glotis
d. Apertura de la glotis

2290. La enfermedad de Dupuytren consiste en:

a. Acortamiento postraumático de los músculos extensores de los dedos
b. Inflamación crónica de los músculos lumbricales
c. Tumoración quística debida a hernia de las sinovias
d. Fibrosis nodular de la fascia palmar

2291. Según la teoría neuromadurativa de McGraw y Gessel:

a. La conducta motora es el producto de todos los subsistemas contribuyentes
b. Considera que hay que tener en cuenta componentes como el grado de motivación y el nivel de alerta
c. Tiene el supuesto de que los sistemas tiene propiedades autónomas y se organizan
d. Tiene el supuesto de que el desarrollo sigue una secuencia de etapas y progresa en tiempos determinados

2292. El láser proporciona una forma de emisión de radiación luminosa de características especiales, como:

a. Monocromaticidad
b. Poca coherencia
c. Poca direccionalidad
d. Las tres son correctas

2293. Qué parámetros definen la corriente galvánica:

a. Frecuencia y tiempo
b. Potencia y tiempo
c. Intensidad y tiempo
d. Intensidad y frecuencia

2294. Son elementos que configuran el diagnóstico fisioterapéutico, EXCEPTO:

a. Causas
b. Manifestaciones
c. Problema
d. Pronóstico

2295. En pacientes con déficit de la irrigación cerebral, se pueden observar alteraciones del ritmo y patrón respiratorios, como la respiración de:

a. Kussmaul
b. Binot
c. Cheyne-Stokes
d. Ninguna de las anteriores

2296. Proporción de individuos que enferma en un lugar y un tiempo determinado:

a. Esperanza de vida
b. Mortalidad
c. Letalidad
d. Morbilidad

2297. [ANULADA por contener más de una respuesta] Sobre la prótesis unicompartimental de rodilla, es INCORRECTO:

a. Requiere una cirugía menor
b. Requiere una rehabilitación con un periodo de reposo mayor que una prótesis total
c. El arco de movimiento de una prótesis unicompartimental es mayor que una prótesis total
d. Requiere una cirugía con menor pérdida de sangre respecto de las prótesis totales

2298. Hueso que forma el suelo de la tabaquera anatómica:

a. Escafoides
b. Semilunar
c. Trapecio
d. Trapezoide

2299. En la evaluación sensitiva del paciente neurológico, es FALSO:

a. Las áreas de pérdida de sensibilidad deben ser registradas, así como debe tomarse en cuenta cualquier área de parestesia
b. Después de la aplicación de un estímulo vibratorio se puede observar la contracción de los músculos que operan sobre el área
c. La estereognosia es la habilidad para reconocer objetos mediante la vista y la manipulación
d. La discriminación de dos puntos es la facultad de distinguir dos áreas diferentes y de notar cuánto pueden acercarse uno al otro los dos estímulos antes de ser interpretados como uno solo

2300. Ion responsable máximo de la generación del potencial de reposo transmembrana en la célula nerviosa:

a. Potasio
b. Cloro
c. Calcio
d. Magnesio

2301 **D**	2326 **D**	2351 **B**	2376 **A**
2302 **D**	2327 **D**	2352 **C**	2377 **A**
2303 **B**	2328 **D**	2353 **A**	2378 **D**
2304 **D**	2329 **C**	2354 **B**	2379 **B**
2305 **A**	2330 **D**	2355 **A**	2380 **C**
2306 **C**	2331 **C**	2356 **B**	2381 **B**
2307 **C**	2332 **B**	2357 **A**	2382 **C**
2308 **B**	2333 **A**	2358 **C**	2383 **D**
2309 **D**	2334 **B**	2359 **D**	2384 **C**
2310 **C**	2335 **A**	2360 **B**	2385 **D**
2311 **C**	2336 **B**	2361 **C**	2386 **C**
2312 **A**	2337 **D**	2362 **D**	2387 **C**
2313 **D**	2338 **B**	2363 **C**	2388 **C**
2314 **A**	2339 **A**	2364 **A**	2389 **B**
2315 **B**	2340 **D**	2365 **D**	2390 **B**
2316 **C**	2341 **D**	2366 **D**	2391 **C**
2317 **D**	2342 **C**	2367 **B**	2392 **C**
2318 **D**	2343 **C**	2368 **C**	2393 **A**
2319 **C**	2344 **C**	2369 **A**	2394 **B**
2320 **C**	2345 **A**	2370 **A**	2395 **D**
2321 **B**	2346 **B**	2371 **B**	2396 **B**
2322 **B**	2347 **A**	2372 **C**	2397 **B**
2323 **D**	2348 **C**	2373 **D**	2398 **C**
2324 **C**	2349 **C**	2374 **D**	2399 **D**
2325 **C**	2350 **B**	2375 **B**	2400 **A**

FALLOS:

2301. Los corpúsculos de Ruffini que se encuentran en la cápsula articular o ligamentos responden o se activan mediante:

a. Presión profunda
b. Presión ligera
c. Temperatura
d. Cambio de posición

2302. Para realizar una presión en garra digital debe estar intacto el nervio...

a. Cubital
b. Mediano
c. Radial
d. Son correctas A y B

2303. Es músculo clave para la valoración ASIA en el nivel C7:

a. Flexor de muñeca
b. Extensor de codo
c. Extensor común de dedos
d. Extensor de muñeca

2304. Trastorno asociado con mayor frecuencia a la Parálisis Cerebral:

a. Epilepsia
b. Alteraciones sensitivas de la visión
c. Trastornos del sueño
d. Alteraciones cognitivas

2305. La concepción dinámico-vivencial de la psicomotricidad, basada en el análisis del movimiento desde el punto de vista neurológico, psicogenético, semántico y epistemológico, pertenece a:

a. Lapierre y Aucourturier (1995)
b. Vayer (1977)
c. Forum europeo de Psicomotricidad (1995)
d. Guilmain (1935)

2306. Uno de los efectos de la electroterapia es la generación de calor sobre el tejido, o también 'Efecto...

a. excitomotor
b. Hall
c. Joule
d. anódico

2307. Hueso que NO forma parte del arco interno de la bóveda plantar:

a. Calcáneo
b. Escafoides
c. Cuboides
d. Astrágalo

2308. Zona sensitiva de C6:

a. Porción medial del brazo
b. Cara lateral del antebrazo y primer y segundo dedos de la mano
c. Cara medial del antebrazo y cuarto y quinto dedos de la mano
d. Región deltoidea

2309. Qué es FALSO respecto de la incontinencia fecal:

a. Son causas de incontinencia fecal por lesión esfintérica: parto traumático con ventosas o fórceps, episiotomía, prolapso, cirugía anal previa y trauma físico
b. Son causas de incontinencia fecal por lesión neurológica: trauma obstétrico con lesión

del nervio pudendo, proceso del envejecimiento, diabetes mellitus, demencia, esclerosis múltiple, lesión de la medula espinal y síndrome de cola de caballo
c. El entrenamiento de biorrealimentación con ejercicios de contención perineales de Kegel serán de utilidad para mejorar dicha incontinencia fecal
d. Los síntomas de incontinencia fecal son significativamente más comunes o frecuentes en las mujeres parturientas asistidas con ventosas, que en aquellas que fueron asistidas con fórceps

2310. En la fractura de Bennet encontramos fractura:

a. del semilunar
b. del escafoides
c. de la base del primer metacarpiano
d. de la apófisis estiloides cubital

2311. Es INCORRECTO:

a. La identificación del alumnado con dificultades específicas corresponde a las administraciones educativas
b. La lesión medular por debajo de L2 se conoce como lesión de cola de caballo
c. Un niño con mielomeningocele no presenta alteraciones de la sensibilidad
d. El asma es un síndrome de obstrucción reversible de las vías respiratorias

2312. Ausencia de la parte proximal de un miembro, estando la parte distal directamente unida al tronco':

a. Focomelia
b. Amelia
c. Hemimelia
d. Ectromelia

2313. Entre los efectos que podemos conseguir al utilizar la técnica de Taping Neuro Muscular (TNM) en el tratamiento de fisioterapia NO está:

a. Analgésica
b. Mejora la función muscular por regulación del tono muscular
c. Ayuda a la función articular
d. No favorece la eliminación de bloqueos de la circulación sanguínea y evacuación linfática

2314. En qué posición encontraríamos una mano talámica típica:

a. Pronación y flexión de muñeca, flexión de metacarpofalángicas y extensión de interfalángicas
b. Supinación y flexión de muñeca, flexión de metacarpofalángicas y flexión de interfalángicas
c. Pronación y extensión de muñeca, flexión de metacarpofalángicas y flexión de interfalángicas
d. Pronación y flexión de muñeca, extensión de metacarpofalángicas y extensión de interfalángicas

2315. El defecto primario del desarrollo de una espina bífida sucede:

a. Al final del 2º mes de vida embrionaria
b. Al final del 1er. mes de vida embrionaria
c. Al final del 3er. mes de vida embrionaria
d. En el momento del parto

2316. Respecto a una goniometría articular es FALSO que:

a. La posición de referencia corresponde a la posición de referencia anatómica
b. El goniómetro debe colocarse en el plano del movimiento estudiado o en uno paralelo
c. Una vez colocado seguiremos el movimiento que se va a medir con las ramas del goniómetro aplicadas contra el segmento
d. Los puntos de referencia para su colocación pueden ser resaltes óseos o los ejes longitudinales corporales

2317. Componentes contráctiles básicos de la fibra muscular:

a. Miosina y actina
b. Troponina y tropomiosina
c. Miosina y troponina
d. Son correctas A y B

2318. En una iontoforesis se coloca en el polo positivo:

a. Óxido de cinc
b. Sulfato de cobre
c. Salicilato sódico
d. Son correctas A y B

2319. En las palancas de primer género:

a. El apoyo y la potencia están en los extremos y la resistencia en el centro
b. El apoyo y la resistencia están en los extremos y la potencia en el centro
c. La potencia y la resistencia están en los extremos y el apoyo en el centro
d. Ninguna es correcta

2320. En la luxación de cadera, Qué ejercicios NO se realizarán en el tratamiento conservador en fase de inmovilización:

a. Ejercicios respiratorios
b. Ejercicios isométricos de cuádriceps e isquiotibiales en las dos extremidades
c. Movilización activo asistido de la cadera afectada en flexión, aducción y rotación
d. Ejercicios isométricos abdominales y paravertebrales

2321. Si observamos en la fase de oscilación de la marcha un aumento de la flexión de cadera y rodilla con el fin de evitar que la punta del pie arrastre y tropiece con el suelo, estamos ante una marcha:

a. De pato o ánade
b. En stepagge
c. Tabética
d. Atáxica

2322. La auscultación pulmonar en fisioterapia respiratoria:

a. Permite establecer el pronóstico del paciente
b. Permite evaluar la eficacia de los tratamientos aplicados al paciente
c. Permite completar la evaluación del paciente, para establecer un diagnóstico médico certero
d. Todas son ciertas

2323. En el signo de Duchenne-Trendelenburg, qué músculo se encuentra paralizado o es insuficiente:

a. Glúteo mediano
b. Glúteo menor
c. Tensor de la fascia lata
d. Son correctas A y B

2324. El concepto de factor de riesgo en Salud Pública incluye:

a. Las variables endógenas del individuo, no controlables, que predisponen a una determinada enfermedad
b. Los signos precursores de una enfermedad cuya detección permite actuar precozmente sobre ella
c. Las variables endógenas o exógenas al individuo que pueden ser controlables y que se asocian a la posible aparición de una enfermedad
d. Los criterios estandarizados de probabilidad individual de padecer una enfermedad transmisible

2325. En el trabajo dinámico excéntrico nos encontramos con un momento motor...

a. igual que el momento resistente
b. mayor que el momento resistente
c. menor que el momento resistente
d. Ambos en equilibrio

2326. Un bebé de 6 meses:

a. Se puede sentar con apoyo de los miembros superiores hacia delante
b. No se mantiene de pie
c. Se puede agarrar los pies
d. Todas son correctas

2327. Son músculos pelvitrocantéreos:

a. Piramidal de la pelvis
b. Obturador interno y externo
c. Cuadrado crural
d. Los tres

2328. En la maniobra de cuclillas del concepto Le Métayer, si se realizan desplazamientos de la pelvis en dirección posterior, la respuesta automática que aparecerá será:

a. Los dedos de los pies se flexionan, pareciendo que se agarra al suelo
b. Los pies se dirigen uno en supinación y desviación tibial y el otro en pronación y desviación peronea
c. Los pies se dirigen uno en supinación y desviación peronea y el otro en pronación y desviación tibial
d. Flexión dorsal del tobillo y extensión de los dedos

2329. Corriente que tiene una dirección constante, en la que el flujo de cargas se realiza en el mismo sentido, ininterrumpida y de intensidad constante:

a. Interferencial
b. Monofásica fija
c. Galvánica
d. Difásica fija

2330. El cuestionario de medición de calidad de vida asociada a la salud SF 36:

a. Consta de 36 ítems con una escala multirrespuesta de 3 posibilidades
b. Se requieren 40 minutos para su realización y valora 6 dimensiones de la salud
c. Actualmente no se dispone de una versión simplificada que haya sido traducida y validada al español
d. La puntuación tiene un rango que va de 0 (peor estado de salud) a 100 (mejor) para cada dimensión

2331. Técnica de McKenzie en la lumbalgia: Señale la INCORRECTA:

a. Método basado en la evaluación del paciente mediante el examen de su postura en diferentes posiciones (sentado, de pie), la valoración de la pérdida de movimiento en flexión, extensión y desplazamiento lateral de la pelvis, y la realización de pruebas con movimiento repetidos antes del tratamiento
b. McKenzie define tres síndromes principales mecánicos causantes del dolor: Síndrome postural, de disfunción y de desajuste
c. La evaluación del paciente y no el síndrome que presenta determina la elección del procedimiento terapéutico
d. En el marco de los dolores de origen discal con irradiación a la extremidad inferior, McKenzie describe el 'fenómeno de centralización', que permite objetivar la mejoría de los síntomas mediante la técnica utilizada

2332. Sobre los síntomas de la enfermedad idiopática de Parkinson, es FALSO:

a. La postura está afectada junto con las reacciones de equilibrio
b. El paciente camina con los pies planos o con una marcha talón-dedos
c. En los estadíos tempranos de la enfermedad, la única anormalidad puede ser la protrusión de la cabeza
d. Cuando se produce 'congelamiento', el paciente es incapaz de mover sus pies

2333. Qué son los balismos:

a. Movimientos anormales, bruscos, rápidos y violentos, con un patrón motor prácticamente constante y estereotipado
b. Movimientos reducidos, lentos y rígidos
c. Movimientos involuntarios, lentos, que afectan principalmente a musculatura distal de las manos
d. Ninguna es correcta

2334. En un paciente que ha sufrido una amputación transfemoral a nivel del tercio superior qué posición tiende a adoptar el muñón:

a. Aducción y flexión
b. Abducción y flexión
c. Aducción y extensión
d. Abducción y extensión

2335. Según el concepto Bobath, el término de reacciones asociadas correspondería a:

a. Respuestas del sistema nervioso central a un estímulo que supera el control inhibitorio individual
b. Movimientos automáticos de brazos o piernas que llevan a apoyarse con dichos brazos o piernas
c. Secuencias de movimientos selectivos que forman patrones en respuesta a un desplazamiento del peso
d. Adaptaciones automáticas del tono postural como reacción a los efectos de la gravedad y los desplazamientos de peso

2336. Qué proteína de los filamentos del sarcómero se encarga de captar los iones de calcio para iniciar la contracción muscular:

a. Tropomiosina   b. Troponina
c. Miosina   d. Actina

2337. Sobre el reflejo de Moro:

a. El reflejo de Moro positivo es siempre patológico
b. El reflejo de Moro es normal en el recién nacido y, normalmente, desaparece entre el segundo y cuarto mes de vida
c. Su ausencia en el recién nacido puede ser indicativo de hipotonía o de retraso mental importante
d. Son ciertas B y C

2338. Cuál NO es un automatismo de locomoción en el niño sano:

a. Volteo
b. Reacción automática de enderezamiento
c. Marcha automática
d. Reptación

2339. La enfermedad de Alzheimer es una demencia de tipo:

a. degenerativo   b. vascular
c. metabólico   d. mixto

2340. En una exploración por niveles neurológicos, con qué prueba muscular se corresponde C5:

a. Abducción del hombro
b. Flexión del codo
c. Extensión del codo
d. Son correctas A y B

2341. Utilidad de la Historia Clínica es:

a. Asistencial
b. Información sanitaria
c. Evaluación
d. Las tres

2342. La cinesiterapia en la educación maternal NO incluye:

a. El fortalecimiento de los grupos musculares que participan en el parto
b. Dar mayor elasticidad a ligamentos y articulaciones que intervienen en el parto
c. Los síntomas molestos propios del embarazo
d. Mejora del ritmo respiratorio

2343. Terapia manual que propone técnicas de movilización por elongación manual o mecanoterapia de las articulaciones:

a. Stretching
b. Fibrólisis diacutánea
c. Técnicas de Sohier
d. Movilizaciones de Mennel

2344. La esclerosis lateral amiotrófica consiste en:

a. La destrucción de las vainas de mielina
b. La degeneración de la vía extrapiramidal
c. La desaparición progresiva de las neuronas motoras del asta anterior de la médula y del bulbo raquídeo
d. La desaparición progresiva de la placa motora

2345. En la 'Miositis osificante' es FALSO:

a. Es un crecimiento de hueso intraóseo nuevo y no neoplásico
b. Hay dos tipos: circunscrita y progresiva
c. El dolor disminuye con el tiempo
d. La terapia física se inicia cuando el calor local, edema y dolor disminuyen

2346. Inserción del músculo dorsal ancho:

a. Corredera bicipital, labio anterior del húmero
b. Fondo de la corredera bicipital
c. Cresta de la tuberosidad menor del húmero
d. Tuberosidad mayor del húmero

2347. En el eje transversal de la articulación del hombro se desarrollan los movimientos:

a. Flexión y extensión
b. Abducción y aducción
c. Rotación interna y rotación externa
d. Las tres son correctas

2348. Según la OMS, en qué fase o fases de la rehabilitación cardíaca es posible el tratamiento de fisioterapia en un paciente que ha sufrido un infarto de miocardio:

a. En la fase 2 o de convalecencia y en la fase 3 o 'de mantenimiento'
b. En la fase lo de hospitalización y en la fase 2 o 'de convalecencia'
c. En todas las fases
d. Sólo en la fase 3 o 'de mantenimiento' dentro del marco de revisiones periódicas cardiológicas

2349. A qué nivel neurológico corresponde la superficie externa de la pierna y el dorso del pie:

a. L3   b. L4   c. L5   d. S1

2350. El ligamento yugal está:

a. En la plataforma tibial
b. En los cuernos anteriores de los meniscos
c. En el borde posterior del menisco externo
d. Entre el tendón del poplíteo y el menisco externo

2351. Un programa de prevención basado en la fisioterapia respiratoria en casos de Epoc aumenta la supervivencia de los sujetos con dicha enfermedad sin modificar su tasa de incidencia. Es decir, la tasa de prevalencia de esta enfermedad:

a. Disminuirá
b. Aumentará
c. Se mantendrá
d. Disminuirá primero y después aumentará

2352. Complicación que aparece precozmente tras una lesión nerviosa que consiste en un dolor quemante y continuo que se exacerba por estímulos como el ruido y que se irradia más allá del territorio del nervio afectado:

a. Disestesias
b. Neuroma
c. Causalgia
d. Dolor de desaferenciación

2353. Sobre la técnica de fonoforesis:

a. Consiste en la utilización de ultrasonidos para favorecer la transmisión transcutánea de fármacos
b. La penetración transdérmica aumenta por la presión ejercida sobre el fármaco que es impulsado a través de la piel
c. Su principal ventaja es que los fármacos administrados no se convierten en sistémicos
d. Se utilizan frecuencias bajas (1 MHz) para favorecer la penetración en profundidad del fármaco

2354. Se aplica en el electrodo de polo negativo en una iontoforesis:

a. Cloruro cálcico
b. Cloruro sódico
c. Alfaquimiotripsina
d. Son correctas A y C

2355. Para el fortalecimiento muscular con corrientes interferenciales se usará una frecuencia portadora de:

a. 2.500 Hz
b. 4.000 Hz
c. 6.000 Hz
d. Las frecuencias portadoras no influyen en la calidad de la contracción muscular

2356. Los niveles de atención del fisioterapeuta son:

a. Intervención preventiva para incentivar la aparición de alteraciones patológicas
b. Intervención curativa
c. No resolución de limitaciones o deficiencias musculoesqueléticas
d. Permitir el establecimiento de la incapacidad si éste es el desarrollo normal de la enfermedad

2357. A qué reflejo corresponde C7:

a. Tricipital
b. Bicipital
c. Estilorradial
d. Son correctas A y B

2358. NO es una medida general de antisepsia:

a. Limpieza de campo operatorio
b. Limpieza, desinfección y esterilización del material
c. Ventilación y filtración de aire
d. Quimioprofilaxis

2359. Sobre la somestesia, es FALSO:

a. La sensibilidad termoanalgésica o superficial se transmite por las fibras nerviosas III y IV
b. La sensibilidad táctil discriminativa, tacto fino o epicrítico y la sensibilidad propioceptiva consciente o profunda la llevan a cabo fibras nerviosas I y II
c. La función de integración de la posición del cuerpo en el espacio, del movimiento y del tacto discriminativo tiene la finalidad de explorar las formas y adaptar el gesto
d. La función de protección y aviso de los cambios del mundo exterior es llevada a cabo por el sistema lemniscal

2360. Sobre la artritis idiopática juvenil, es FALSO:

a. Comienza antes de los 16 años
b. Afecta sólo a 4 o menos articulaciones
c. En la escuela se tendrán en cuenta las alteraciones funcionales para adaptar el entorno
d. Puede afectar al desarrollo del crecimiento óseo

2361. Los ejercicios de Codman están indicados:

a. En la escoliosis
b. Cuando existe una actitud viciosa debida a una descompensación muscular
c. Si hay restricción de movilidad en el hombro
d. Para potenciar la extremidad superior

2362. Sobre la fibrólisis diacutánea o forzamiento:

a. Se vale de una serie de ganchos de acero
b. Está indicada en adherencias
c. Actúa sobre los cuerpos fibrosos
d. Las tres son correctas

2363. El concepto de sensibilidad en estadística es:

a. El porcentaje de sujetos sanos identificados como enfermos
b. El porcentaje de sujetos enfermos identificados como sanos
c. Es la probabilidad de que un individuo enfermo sea clasificado como enfermo
d. Es la probabilidad de que un individuo sano sea clasificado como sano

2364. Acerca del aislamiento respiratorio, es FALSO:

a. Uso obligatorio de bata y guantes para manipular los objetos contaminados
b. Uso de habitación individual: dos pacientes con la misma patología pueden compartir habitación
c. Uso obligatorio de mascarillas
d. Se emplea en pacientes con enfermedad que se contagia a través del aire a corta distancia

2365. De estas infecciones hospitalarias cuál es MENOS frecuente:

a. Infección del tracto urinario
b. Infección de localización quirúrgica
c. Neumonía nosocomial
d. Infección de úlcera por decúbito

2366. La falta del reflejo de Moro en el recién nacido puede indicar:

a. Diplejía Espástica
b. Mielomeningocele
c. Hemiplejía
d. Hipotonía o retraso mental importante

2367. Es característico del síndrome piramidal:

a. La hipertonía parkinsoniana
b. La hipertonía espástica
c. La acinesia
d. El temblor parkinsoniano

2368. Acude a nuestra consulta un paciente diagnosticado de Parkinson, físicamente independiente, con afectación bilateral leve a moderada y con cierta inestabilidad postural En qué estadio de Hoehn y Yahr lo situaríamos a la hora de hacer nuestra valoración:

a. 2   b. 2.5   c. 3   d. 4

2369. En el hombro doloroso del hemipléjico existe una zona crítica de circulación que corresponde a la anastomosis de arteria circunfleja anterior, arteria subescapular y arteria supraescapular. Esta zona crítica se encuentra en:

a. Tendón del músculo supraespinoso
b. Músculo subescapular
c. Manguito de los rotadores
d. Músculo deltoides

2370. El ángulo de Cobb es:

a. El que forman las líneas paralelas al platillo superior de la vértebra límite superior y al platillo inferior de la vértebra límite inferior
b. El que forman las líneas paralelas al platillo inferior de la vértebra límite superior y al platillo superior de la vértebra límite inferior
c. El método universalmente aceptado para cuantificar columna en el plano sagital
d. El que forman las líneas paralelas al platillo interior de la vértebra ápex y al platillo superior de la vértebra límite inferior

2371. En el tratamiento de un esguince de tobillo (distensión de ligamentos laterales), NO se debe:

a. Aplicar crioterapia para disminuir la inflamación
b. Colocar un vendaje de contención con el pie en inversión
c. Realizar drenaje linfático manual
d. Elevar el miembro afecto

2372. El Lupus Eritematoso Sistémico es:

a. Una enfermedad degenerativa articular
b. Una enfermedad degenerativa a nivel de la articulación de la cadera
c. Una enfermedad autoinmune inflamatoria que afecta al tejido conectivo
d. Una enfermedad reumática inflamatoria localizada prioritariamente en la articulación escapulohumeral

2373. Cuál de estas enfermedades es una amiotrofia espinal progresiva:

a. Enfermedad de Werding-Hoffmann
b. Enfermedad de Kugelberg-Welander
c. Enfermedad de Kennedy
d. Las tres

2374. El Síndrome de Guyon es una neuropatía compresiva por atrapamiento del nervio:

a. Mediano
b. Axilar
c. Peroneo
d. Cubital

2375. Tras un reumatismo poliarticular agudo debe evitarse la actividad deportiva durante cuántos meses:

a. 3   b. 6   c. 9   d. 12

2376. En la artritis reumatoide las manifestaciones extraarticulares más frecuentes son:

a. Nódulos reumatoideos subcutáneos
b. Nódulos de Bouchard
c. Nódulos de Heberden
d. Crepitaciones

2377. En la valoración del tono muscular en un recién nacido, la maniobra de evaluación del ángulo poplíteo nos indica el tono...

a. de isquiotibiales y extensores de cadera
b. de los gemelos y el sóleo
c. de los gemelos e isquiotibiales
d. de los músculos de la pata de ganso

2378. Señale la INCORRECTA respecto a la tortícolis muscular congénita:

a. Se produce una posición anómala de la cabeza y el cuello con inclinación homolateral hacia el lado de la lesión y rotación contralateral
b. Una limitación de la rotación superior a 30 grados con respecto al lado sano es un índice de la gravedad de la tortícolis
c. Podemos usar el método Vojta como tratamiento fisioterápico
d. La teoría isquémica como causa ha sido desechada

2379. Prueba que se usa para valorar el grado de flexión en el raquis lumbar:

a. Oppenheim
b. Shober
c. Babinski
d. Valsalva

2380. Sobre la clasificación de las lesiones de la médula espinal según la escala ASIA (American Spinal Injury Association), es FALSO:

a. La función motora en S4-S5 se refleja en la capacidad de contraer voluntariamente el esfínter anal
b. En el nivel motor C5 los músculos clave son los flexores del codo
c. El nivel motor ASIA está determinado por el músculo clave más proximal que tenga al menos grado 3 sobre 5 de fuerza (contra gravedad)
d. Una valoración sensitiva ASIA supone comprobar el tacto leve y la sensación de pinchazo en 28 puntos clave en cada lado del cuerpo

2381. En la exploración de la tortícolis muscular congénita NO encontramos:

a. Una tumoración ovoide en el músculo esternocleidomastoideo con forma de oliva
b. Limitación de la rotación hacia el lado contrario de la lesión
c. Limitación de la flexión lateral hacia el lado contrario de la lesión
d. Elevación del hombro del mismo lado de la lesión

2382. Índice frenocinético es:

a. La diferencia entre la expansión del hemitórax derecho e izquierdo
b. Las modificaciones del diámetro transverso del tórax durante la inspiración máxima
c. La distancia entre la elevación máxima del diafragma y su descenso máximo
d. Ninguna de las tres

2383. A qué temperatura se mantiene líquida la parafina:

a. 12 a 22 ºC
b. 22 a 32 ºC
c. 32 a 42 ºC
d. 42 a 52 ºC

2384. La técnica de ejercicios de débito inspiratorio controlado (EDIC) son maniobras inspiratorias...

a. a bajo flujo y alto volumen ejecutadas en decúbito lateral situando la región que hay que tratar infralateral
b. a alto flujo y alto volumen ejecutadas en decúbito lateral situando la región que hay que tratar supralateral
c. a bajo flujo y alto volumen ejecutadas en decúbito lateral situando la región que hay que tratar supralateral
d. a alto flujo y alto volumen ejecutadas en decúbito lateral situando la región que hay que tratar infralateral

2385. En pacientes que presentan escápulas aladas, los principales músculos que se deben fortalecer en un tratamiento fisioterápico son:

a. Pectoral mayor, trapecio superior
b. Trapecio inferior, subescapular
c. Serrato mayor, dorsal ancho
d. Romboides, serrato mayor

2386. Se conoce como poliuria:

a. Aumento del número de micciones durante el día
b. Aumento del número de micciones durante la noche
c. Emisión de un volumen de orina superior a lo esperado
d. Expulsión involuntaria de orina durante la noche

2387. Entre las características de la Enfermedad de Thomsen NO está:

a. Comienza en la infancia
b. Produce hipertrofia muscular con aspecto 'hercúleo'
c. Es una miopatía metabólica
d. Autosómica dominante

2388. La deformación de la 'mano de obispo' o 'predicador' se debe a la parálisis del nervio:

a. Cubital
b. Radial
c. Mediano
d. Son correctas A y C

2389. En las tracciones vertebrales, NO es una contraindicación absoluta:

a. Lesión o inflamación aguda
b. Signos de deshidratación de los discos intervertebrales
c. Hipermovilidad o inestabilidad articular
d. Periferización de los síntomas con la tracción

2390. Qué caracteriza la transición entre la marcha y la carrera:

a. El incremento de la velocidad
b. La desaparición de la fase de apoyo bipodal
c. El aumento del consumo energético
d. El balanceo aumentado de los miembros superiores

2391. La amputación de Symes consiste en:

a. Desarticulación de la cadera
b. Desarticulación de la rodilla
c. Desarticulación del tobillo
d. Ninguna de las tres

2392. Corriente que posee un efecto térmico:

a. Corriente de baja frecuencia
b. Corriente de media frecuencia
c. Corriente de alta frecuencia
d. Ninguna de las tres

2393. Tenemos un paciente con EPOC al que queremos realizar el drenaje de secreciones mediante la técnica de ELTGOL. Para ello colocaremos al paciente en decúbito lateral, lo más cercano a la camilla con el pulmón a tratar en infralateral y se solicitará al paciente que realice una espiración:

a. Lenta y prolongada con glotis abierta empezando a nivel de la capacidad funcional residual (CFR) y finalizará próxima al volumen residual (VR)

b. Lenta y prolongada con glotis abierta empezando a nivel de la capacidad pulmonar total (CPT) y finalizará próxima al volumen residual (VR)
c. Lenta y profunda con glotis abierta y trabajando en la zona del volumen residual (VR)
d. Lenta y profunda con glotis abierta empezando a nivel del volumen de reserva inspiratorio (VRI) y finalizará próxima al volumen residual (VR)

2394. En el túnel del supinador encontramos el nervio:

a. Mediano
b. Radial
c. Cubital
d. Circunflejo

2395. la tenosinovitis de Quervain se localiza en:

a. Abductor corto y extensor largo del pulgar
b. Abductor corto y extensor corto del pulgar
c. Abductor largo y extensor largo del pulgar
d. Abductor largo y extensor corto del pulgar

2396. Los anclajes de un vendaje funcional:

a. Sólo se colocan en los vendajes funcionales con efecto compresivo
b. Deben ser inextensibles en el sentido en el que las tiras activas ejercen sus esfuerzos de tracción
c. Deben colocarse sobre la articulación diana
d. Se colocan de forma circular cerrada para favorecer la circulación venosa

2397. La articulación carpometacarpiana del pulgar es del tipo:

a. Condílea
b. En silla de montar
c. Troclear
d. Artrodia

2398. Provoca flexión de la rodilla entre la fase de apoyo de talón y apoyo medio, cuyo déficit puede ser compensado utilizando los extensores de cadera y los flexores plantares del pie, colocando el pie apoyado en rotación externa, inclinando el tronco hacia delante o empujando el muslo del miembro afectado hacia atrás:

a. Parálisis de isquiotibiales
b. Parálisis de glúteo medio
c. Parálisis de cuádriceps
d. Parálisis de glúteo mayor

2399. Está contraindicado el tratamiento de onda corta en:

a. Implantes metálicos
b. Tuberculosis
c. Embarazo
d. Las tres son correctas

2400. Es indicación relativa, NO específica, del drenaje linfático manual:

a. Lipedema
b. Linfedema
c. Fleboedema
d. Edema postraumático

2401 B	2426 D	2451 C	2476 A
2402 B	2427 A	2452 C	2477 B
2403 B	2428 D	2453 B	2478 A
2404 C	2429 D	2454 A	2479 C
2405 D	2430 D	2455 B	2480 D
2406 D	2431 A	2456 C	2481 B
2407 C	2432 D	2457 C	2482 B
2408 A	2433 C	2458 A	2483 D
2409 C	2434 A	2459 B	2484 B
2410 C	2435 A	2460 A	2485 C
2411 B	2436 C	2461 D	2486 D
2412 C	2437 A	2462 C	2487 B
2413 A	2438 D	2463 D	2488 A
2414 D	2439 C	2464 C	2489 A
2415 A	2440 C	2465 D	2490 A
2416 D	2441 C	2466 C	2491 C
2417 B	2442 A	2467 D	2492 A
2418 D	2443 A	2468 C	2493 D
2419 C	2444 C	2469 B	2494 B
2420 D	2445 C	2470 D	2495 B
2421 A	2446 B	2471 D	2496 D
2422 B	2447 A	2472 B	2497 C
2423 A	2448 D	2473 B	2498 A
2424 A	2449 D	2474 C	2499 B
2425 A	2450 C	2475 D	2500 B

FALLOS:

2401. A qué nivel vertebral se produce la mayor parte de la rotación cervical:

a. Entre occipucio y C1
b. Entre C1 y C2
c. Entre C5 y C6
d. Entre C7 y D1

2402. Si tomamos como referencia un eje anteroposterior en la articulación del hombro, qué movimientos tienen lugar:

a. Flexión y extensión
b. Abducción y aducción
c. Rotación interna y rotación externa
d. Los tres

2403. NO es un método especial de hidrocinesiterapia:

a. Halliwick
b. Swing
c. Bad Ragaz Ring Method
d. Watsu

2404. NO es condición ideal para una sustancia de contacto en la aplicación ultrasónica:

a. Poca tendencia a formar burbujas
b. Elevada capacidad de transmisión acústica
c. Baja viscosidad
d. Poca absorción cutánea

2405. La pseudoartrosis significa:

a. Producción de un callo óseo vicioso
b. Consolidación ósea precoz
c. Degeneración articular
d. Ausencia de consolidación ósea

2406. Sobre el movimiento de contranutación:

a. Las alas ilíacas se aproximan
b. El diámetro anteroposterior del estrecho superior disminuye
c. El promontorio se desplaza hacia abajo y hacia delante
d. El promontorio se desplaza hacia arriba y atrás

2407. Si a los 36 meses un niño mantiene el Signo de Babinski su estado evolutivo psicomotriz es:

a. Normal
b. Bueno
c. Deficiente
d. Muy bueno

2408. Es FALSO que los agentes electrofísicos empleados en electroterapia:

a. Sean ionizantes y producen cambios en la estructura molecular de la materia
b. Aporten energía que modifican los procesos biológicos
c. Constituyan un apoyo a los mecanismos fisiológicos del organismo
d. Puedan, al inicio del tratamiento, incrementar los síntomas

2409. Elementos contráctiles de la célula:

a. Sarcolema
b. Células de Schwann
c. Miofibrillas
d. Placas neuromusculares

2410. Sobre el test Pediatric Evaluation of Disability Inventory (PEDI), es FALSO:

a. Fue diseñado para la valoración funcional de niños entre los 6 meses y 7 años
b. Podría ser utilizado para niños mayores si sus habilidades funcionales están por debajo de los 7 años
c. Fue diseñado para la valoración funcional de niños entre 7 y 12 años
d. Son correctas A y B

2411. Unidad de intensidad:

a. Vatio
b. Amperio
c. Julio
d. Culombio

2412. No es un método de Drenaje Linfático Manual:

a. Método Vodder
b. Método Leduc
c. Método Pradula
d. Método Földi

2413. Qué nervio se encuentra entre la epitróclea y el olécranon:

a. Cubital
b. Radial
c. Mediano
d. Son correctas A y B

2414. Entre otras acciones polares de la corriente galvánica en el polo negativo se produce:

a. Coagulación
b. Reacción ácida
c. Rechace de iones positivos
d. Ninguna de las tres

2415. En la aplicación del drenaje linfático manual (DLM):

a. Según el método Vodder, en la manipulación combinada se realiza la maniobra de bombeo con una mano y el círculo fijo con la otra
b. En las lesiones nerviosas periféricas el drenaje linfático manual está contraindicado
c. El método Leduc distingue tres tipos de maniobras: de evacuación o llamada, de captación o reabsorción y de bombeo
d. Superará las doce horas y se realizará justo antes del drenaje linfático y la presoterapia

2416. Contraindicación de la Crioterapia:

a. Crioglobulinemia
b. Hemoglobinuria paroxística
c. Enfermedad de Raynaud
d. Las tres son ciertas

2417. La amplitud articular del movimiento de retropulsión (extensión) del hombro es de:

a. 20 a 30°
b. 45 a 50°
c. 60 a 70°
d. 70 a 80°

2418. Pertenecen al equipo básico de salud en Atención Primaria:

a. Los fisioterapeutas
b. Los técnicos de laboratorio
c. Los odontólogos
d. Los enfermeros

2419. Señale la opción INCORRECTA respecto al lupus eritematoso sistémico (LES):

a. Se desconoce la etiología del LES
b. Afecta principalmente a mujeres en edad fértil
c. La artritis provocada por LES. es, en la mayoría de los casos, asimétrica y erosiva
d. Se requiere evitar la exposición intensa a los rayos solares en pacientes con fotosensibilidad

2420. Paula golpea en el suelo por pérdida de la función de los músculos flexores dorsales del pie, qué marcha anormal presenta:

a. Parkinsoniana
b. Trendelenburg
c. Artrogénica
d. Estepage

2421. El ligamento vertebral común posterior se extiende desde:

a. Apófisis basilar del occipital al sacro
b. Axis a la quinta vértebra lumbar
c. Axis al sacro
d. Atlas a la quinta vértebra lumbar

2422. NO es uno de los beneficios de realizar un entrenamiento de la fuerza inspiratoria en pacientes con insuficiencia cardíaca:

a. Mejora en la respuesta ventilatoria al ejercicio
b. Mejora en los datos antropométricos de los pacientes
c. Mejora en la capacidad funcional
d. Mejora en la sensación subjetiva de disnea

2423. 'Desviación media' es:

a. Media aritmética de los valores absolutos de las desviaciones de las medidas halladas respecto a la media
b. Media de las desviaciones tipo
c. Media de los cuadrados de las desviaciones a la media
d. Raíz cuadrada de la varianza

2424. Dilatación y deformación permanente anormal, ya sea de los bronquios, de los bronquiolos o de ambos. Diagnóstico más probable:

a. Bronquiectasia
b. Mucoviscidosis
c. Bronquitis crónica
d. Bronquiolitis obstructiva

2425. El ligamento cruzado anteroexterno es...

a. más largo que el posterointerno
b. más corto que el posterointerno
c. más horizontal que el posterointerno
d. Igual de largo que el cruzado posterointerno

2426. El método Vojta:

a. Es un método basado en el principio locomotor
b. En la técnica de tratamiento se incita al paciente a la reptación refleja
c. El principio terapéutico consiste en desarrollar la reactividad postural
d. Todas son correctas

2427. Un indicador de la utilización de servicios de fisioterapia expresa que, durante el último año, la relación de mujeres/hombres con lumbalgia fue de 3/2. Este indicador refleja el problema de salud en forma de:

a. Ratio
b. Tasa de prevalencia
c. Tasa de incidencia
d. Proporción de prevalencia

2428. De todos los métodos de aplicación del baño de parafina, el más útil para tratar las regiones que no se pueden sumergir (como la rodilla, hombro, etc.) es:

a. El método de inmersión repetida
b. El método de inmersión continua
c. El método de proyección
d. El método de pincelación

2429. Desde el punto de vista eléctrico y magnético, se considera tejido poco conductor:

a. Las fascias gruesas
b. Tendones
c. El cartílago
d. El hueso

2430. La rizoartrosis se localiza en la articulación:

a. Radiocarpiana
b. Interfalángica
c. Metacarpofalángica
d. Trapezometacarpiana

2431. El test de Guillet valora:

a. La movilidad sacroilíaca
b. El deslizamiento femoral
c. Los ligamentos sacroilíacos
d. La fijación sacra

2432. A qué zona sensitiva corresponde C5:

a. Porción medial del brazo
b. Cara lateral del antebrazo y primer y segundo dedos de la mano
c. Cara medial del antebrazo y cuarto y quinto dedos de la mano
d. Región deltoidea

2433. Qué mecanismo utiliza la onda corta para atravesar los cuerpos conductores:

a. Radiación   b. Convección
c. Conducción   d. Conversión

2434. Sobre los ejercicios en bipedestación de Frenkel, es FALSO:

a. En la deambulación hacia delante, los pies deben estar separados entre 20-25 centímetros para asegurar una base estable y correcta
b. En la deambulación hacia delante se pueden utilizar pasos completos, medios pasos o cuartos de paso hacia delante con cada pie
c. Se puede utilizar el giro alrededor de un eje
d. Se puede comenzar con una deambulación lateral, utilizando medios pasos

2435. Nivel vertebral que suele verse afectado en primer lugar en la espondilitis anquilosante:

a. D12-L1
b. L1-L2
c. L3-L4
d. L4-L5

2436. Qué tipo de respiración tiene lugar en el anciano:

a. Tipo costal inferior
b. Tipo abdominal
c. Tipo costal superior
d. Son correctas B y C

2437. En relación con la osteoporosis:

a. La natación es menos efectiva que la marcha para el tratamiento de osteoporosis
b. La fractura distal de radio es propia de la osteoporosis tipo II
c. Se considera que la composición química del hueso osteoporótico es patológica
d. El exceso de cafeína no se considera un factor de riesgo para desarrollar osteopososis

2438. Los ejercicios de Chandler están indicados en:

a. Escoliosis
b. Luxación de cadera
c. Pie plano
d. Restricción de movilidad del hombro

2439. La condromalacia rotuliana es:

a. Un síndrome de hiperpresión de la rótula
b. Una luxación de la rótula
c. Una patología degenerativa de la rótula
d. Una anomalía de la forma y volumen de la rótula

2440. Las sinartrosis son articulaciones caracterizadas por:

a. Poseer dos ejes de movimiento
b. Poseer una pequeña cápsula articular que libera movimientos de deslizamiento
c. No tener cavidad articular
d. Ser articulaciones de choque

2441. Sobre el tratamiento fisioterápico de la osteoporosis, es INCORRECTO:

a. Si no existe riesgo de fractura son de preferencia los ejercicios que imponen una carga al organismo
b. En aplastamiento vertebral, realizar cuando sea posible reeducación raquídea preferentemente estática
c. Después de estabilizada la lesión realizar movilizaciones analíticas y manipulaciones
d. Evitar inmovilización prolongada

2442. Si trabajamos un músculo en carrera externa, qué sucede con la longitud total de éste:

a. Aumenta
b. Disminuye
c. Permanece igual
d. No influye

2443. Entendemos por una lesión osteopática:

a. Limitación de un movimiento con alteración vascular y sanguínea
b. Limitación de un movimiento con alteración del fluído sanguíneo y no afectación neurofisiológica
c. Limitación de un movimiento sin alteración vascular y con afectación neurológica central
d. Limitación de un movimiento sin alteración vascular y con afectación neurológica

2444. José presenta tos acompañada de expectoración debida a la hipersecreción de la mucosa desde hace dos años consecutivos y durante un período de más de tres meses. Diagnóstico más probable:

a. Bronquiectasia
b. Mucoviscidosis
c. Bronquitis crónica
d. Bronquiolitis obstructiva

2445. Sobre las lesiones traumáticas del plexo braquial:

a. El signo de Tinel se considera positivo si desaparece el dolor en el nervio explorado
b. En las parálisis braquiales, la rotación interna, que depende sólo de las ralees C5 y C6, desaparece incluso en las lesiones menos extensas
c. La lesión del nervio torácico largo (responsable del músculo serrato mayor) provoca la presencia de escápula alada
d. El signo de Claude Bernard-Horner se produce por la lesión de las raíces C7 y C8

2446. La fibra muscular de tipo II se caracteriza por:

a. Una contracción lenta
b. Ser fibra muscular blanca
c. Su metabolismo aerobio
d. Gran resistencia a la fatiga

2447. En las miopatías se da:

a. una degeneración progresiva de las fibras musculares
b. un daño neurológico de las fibras musculares
c. una alteración inflamatoria de las fibras musculares
d. Son correctas A y B

2448. La variabilidad del tono muscular está regulada por:

a. La actividad gamma
b. La red interneuronal (RIN)
c. El cerebelo y el núcleo rojo
d. Los tres elementos anteriores

2449. La osteomalacia está ligada a la falta de:

a. Vitamina B
b. Vitamina C
c. Hierro
d. Calcio

2450. En el domicilio de un anciano, para prevenir las caídas eliminaríamos:

a. Alfombrillas antideslizantes en la bañera
b. Pasamanos en las escaleras
c. Alfombras en los lugares de paso
d. Sillas, camas y asientos estables y de altura adecuada

2451. El movimiento de flexión del antebrazo sobre el brazo por acción del bíceps braquial es una palanca:

a. De primer género
b. De segundo género
c. De tercer género
d. De equilibrio

2452. En qué fractura tiene lugar la avulsión de la apófisis estiloides del cúbito:

a. Monteggia
b. Galeazzi
c. Calles
d. Smith

2453. Técnica que estimula las terminaciones nerviosas del sistema nervioso autónomo:

a. Masaje transversal profundo
b. Masaje del tejido conjuntivo
c. Masaje de vibración
d. Técnica de liberación miofascial

2454. Los nódulos de Heberden se producen en las articulaciones...

a. Interfalángicas distales
b. Interfalángicas proximales
c. Radiocubital superior
d. Radiocubital inferior

2455. Cuál corresponde a un trabajo muscular contra resistencia máxima, independientemente de la amplitud articular y a una velocidad constante:

a. Trabajo muscular dinámico concéntrico
b. Trabajo muscular isocinético
c. Trabajo muscular dinámico excéntrico
d. Son correctas B y C

2456. Se entiende por eficiencia:

a. Relación entre los objetivos previstos y los conseguidos en condiciones ideales o experimentales
b. Relación entre los objetivos previstos y los alcanzados en una situación real
c. Capacidad para cumplir con un objetivo minimizando los recursos
d. Igualdad en el reparto de recursos

2457. Alteración transitoria o permanente del aparato locomotor debido a un deficiente funcionamiento del aparato osteo-articular, nervioso o muscular:

a. Deficiencia cognitiva
b. Minusvalía
c. Deficiencia motora
d. Ninguna de las tres

2458. En un paciente conectado a ventilación mecánica (sin participación del diafragma) encontraremos en el pulmón supralateral:

a. Alveolos más insuflados y más ventilados que en el pulmón infralateral
b. Alveolos más insuflados y menos ventilados que en el pulmón infralateral
c. Alveolos menos insuflados y más ventilados que en el pulmón infralateral
d. Alveolos menos insuflados y menos ventilados que en el pulmón infralateral

2459. El músculo palmar mayor realiza:

a. Flexión y aducción de la muñeca; colabora en la pronación y flexión del codo
b. Flexión y abducción de la muñeca; colabora en la pronación y flexión del codo
c. Flexión de la muñeca
d. Flexión de la muñeca y flexión del codo

2460. La contractura isquémica de Volkmann se debe a una lesión de:

a. Arteria humeral
b. Nervio cubital
c. Nervio radial
d. Son correctas A y B

2461. La Alveolitis Fibrosa Difusa se conoce también con estos otros nombres, EXCEPTO:

a. Enfermedad Pulmonar Intersticial Difusa
b. Fibrosis Pulmonar Intersticial Difusa
c. Síndrome de Hamman-Rich
d. Síndrome de Rumman

2462. Sobre la onda corta:

a. A mayor densidad de la corriente de un tejido, menor calentamiento
b. A menor densidad de la corriente de un tejido, mayor calentamiento
c. A mayor densidad de la corriente de un tejido, mayor calentamiento
d. La densidad de la corriente no influye en el calentamiento de los tejidos

2463. Músculos más frecuentemente afectados por tenosinovitis en el tobillo:

a. Tibial anterior
b. Peroneo lateral largo
c. Tibial posterior
d. Son correctas A y B

2464. En la aplicación de onda corta en campo condensador, la cantidad de energía recibida por el cuerpo depende de 3 factores básicos. Señale de cuál NO:

a. La potencia de corriente aplicada
b. El tamaño de los electrodos aplicados
c. La impedancia de los tejidos irradiados
d. La distancia entre electrodos y tejidos

2465. En una parálisis de los músculos inspiradores, posición que facilita la contracción del diafragma:

a. Decúbito supino
b. Decúbito lateral derecho
c. Decúbito lateral izquiero
d. Sentado

2466. En un paciente con un trastorno neurológico de hipertonía, NO deberemos:

a. Modificar el entorno utilizando bases amplias de apoyo
b. Estiramientos específicos con componente rotatorio
c. Inhibir el tono con tomas cortas y rápidas
d. Facilitar la correcta alineación de segmentos

2467. Entre los sistemas de pesas libres encontramos los siguientes tipos, EXCEPTO:

a. Mancuernas
b. Pelotas con peso
c. Chalecos con carga
d. Aparatos isocinéticos

2468. El parámetro principal para definir la capacidad funcional de un paciente es:

a. La ventilación pulmonar
b. El cociente respiratorio
c. El consumo de oxigeno
d. El pulso de oxígeno

2469. Cuál de estas maniobras básicas del Drenaje Linfático manual es una denominación del método Leduc:

a. Círculos fijos
b. Maniobra de llamada
c. Movimiento de Bombeo
d. Movimiento dador

2470. Sobre la Onda Corta:

a. Produce de calor tisular por el paso a través de ellos de una corriente oscilante de alta frecuencia
b. La frecuencia en que se emite este tipo de corriente es de 10 millones de Hercios (10 Mhz.) por segundo
c. Las frecuencias que se utilizan frecuentemente son las de 40,68; 13,56 y, habitualmente 27,12 MHz
d. Todas son correctas

2471. Entre las indicaciones de la crioterapia está:

a. Peritonitis aguda
b. Dermatitis seborreica
c. Ataxia
d. Esguince de tobillo agudo

2472. En el procedimiento de tracción cervical en fisioterapia:

a. Si colocamos la columna cervical en posición neutra o ligeramente extendida, la fuerza de tracción se concentra en la parte inferior de la columna cervical
b. La elongación posterior máxima de la columna cervical se consigue cuando el cuello y el ángulo de tracción son aprox. 25 a 35° de flexión
c. En la aplicación en sedestación sólo los parámetros de flexo-extensión e inclinación lateral pueden controlarse hasta cierto punto
d. La fuerza de tracción en la columna cervical debe comenzar con 3-4 kg y puede aumentar gradualmente hasta aproximadamente el 15% del peso corporal del paciente

2473. Origen e inserción del músculo coracobraquial:

a. Origen: tubérculo supraglenoideo de la escápula. Inserción: superficie interna de la porción media de la diáfisis del húmero
b. Origen: apófisis coracoides de la escápula. Inserción: superficie interna de la porción media de la diáfisis del húmero
c. Origen: apófisis coracoides de la escápula. Inserción: tuberosidad y apófisis coronoides del cúbito
d. Origen: tubérculo supraglenoideo de la escápula. Inserción: tuberosidad y apófisis coronoides del cúbito

2474. Sobrela Escala de Tinetti, es FALSO:

a. Consta de una subescala para el equilibrio
b. Consta de una subescala para la marcha
c. No es útil para detectar individuos con riesgo de caídas
d. Valora la simetría de los pasos

2475. Un paciente que realiza ejercicios de Frenkel debe estar:

a. Sentado
b. De pie
c. Decúbito supino
d. Las tres son correctas

2476. Sobre el 'Mal de Pott':

a. Afecta más frecuentemente a la columna Dorsal y la primera vértebra Lumbar
b. Suele producir la deformidad del raquis en escoliosis
c. Es un tipo de tumor raquimedular
d. Todas son correctas

2477. El método Bad Ragaz (BRRM), utilizado en terapia acuática, consiste en:

a. La aplicación del Zen Shiatsu al medio acuático buscando la relajación profunda
b. El fortalecimiento de la musculatura corporal en el agua a través de movimientos tridimensionales diagonales y el uso de material de flotación
c. Aprender a controlar el movimiento del cuerpo en el agua hasta lograr su completa independencia en el medio acuático
d. La aplicación de inducción miofascial en el agua

2478. Sobre la contracción muscular, cuál es FALSA:

a. En la contracción isotónica excéntrica la resistencia es menor a la fuerza muscular
b. En la contracción isométrica hay un equilibrio entre la fuerza y la resistencia
c. En la contracción isotónica concéntrica el músculo se acorta
d. En la contracción excéntrica el punto de origen e inserción muscular se alejan

2479. Cuál NO es una indicación de la técnica de estabilización rítmica basada en el principio de inducción sucesiva de Sherrington:

a. Articulación inestable
b. Amplitud articular limitada
c. Compromiso cerebeloso
d. Debilidad en el grupo muscular antagonista

2480. A los 10 meses, el bebé:

a. Se pone de pie
b. Se desplaza lateralmente con apoyo
c. Se pone a cuatro patas
d. Todas son correctas

2481. La deformidad de Sprengel se caracteriza por:

a. Cuello corto congénito
b. Escápula congénita alta o no descendida
c. Escápula alada
d. Lesión del serrato mayor

2482. Los gestos faciales y los movimientos de las manos en la interlocución pertenecen a:

a. Comunicación verbal
b. Comunicación no verbal
c. Código
d. Interferencias o ruidos

2483. En la electroestimulación se utiliza corriente de tipo:

a. Baja frecuencia
b. Media frecuencia
c. Alta frecuencia
d. Son correctas A y B

2484. Según el fenotipo de fragilidad de Fried, se considera que un anciano es prefrágil cuando cumple:

a. Cinco criterios
b. Uno o dos criterios
c. Tres o cuatro criterios
d. Ningún criterio

2485. Sobre las artropatías degenerativas:

a. La meniscectomia parcial y en especial la meniscectomia total mejoran los síntomas de la gonartrosis
b. La clasificación de King y la de Lenke son especificas para la coxartrosis
c. En la artrosis, el tejido sinovial muestra fibrosis y la cápsula articular se engrasa y se contractura
d. Los nódulos de Heberden aparecen en las articulaciones interfalángicas proximales

2486. Según Bobath las reacciones de enderezamiento son:

a. Reacciones automáticas
b. Reacciones que mantienen y restauran la posición normal de la cabeza
c. Reacciones que mantienen y restablecen el equilibrio
d. Son correctas A y B

2487. En los pacientes con Artritis Reumatoide, es FALSO

a. Se recomienda, desde el momento diagnóstico, un programa de ejercicio físico aeróbico
b. En periodos de agudización, hay que suprimir la actividad física
c. El láser de baja potencia y el TENS, de forma aislada e independiente, son eficaces para la disminución del dolor a corto plazo
d. La combinación de parafina (termoterapia) y ejercicios activos parece eficaz frente al dolor

2488. La artrolisis consiste en:

a. Suprimir las retracciones de las partes blandas quirúrgicamente
b. Fijar quirúrgicamente una articulación
c. Unir los extremos de un hueso fracturado por medios mecánicos o quirúrgicos
d. La fijación quirúrgica del extremo de un tendón a un hueso

2489. Respecto de la topografía de los reflejos alterados en las radiculopatías cervicales:

a. Una alteración del reflejo bicipital induce a una radiculopatía C5 o C6
b. Una alteración del reflejo estilo-radial induce a una radiculopatía C8
c. Una alteración del reflejo cubito-pronador induce a una radiculopatía C6 o C7
d. Ninguna de las tres

2490. En las técnicas de Facilitación Neuromuscular Propioceptiva, dentro de las técnicas específicas con esfuerzo voluntario dirigidas al agonista, se encuentra:

a. La técnica de sostén, relajación y movimiento activo (S. R. A)
b. La técnica de inversión lenta (I. L)
c. La técnica de estabilización rítmica (E. R)
d. La técnica de sostén y relajación (S. R)

2491. Las lesiones de la médula central cervical se caracterizan por:

a. Presentar únicamente parálisis de las extremidades inferiores
b. Ser lesiones completas tanto a nivel motor como sensitivo
c. Presentar una parálisis más grave de las extremidades superiores que de las inferiores
d. Ser lesiones que se producen en excesiva flexión de la columna cervical y en personas mayores con espondilosis

2492. Zona del cerebelo que se encarga de controlar los mecanismos de la posición erecta:

a. Arquicerebelo
b. Paleocerebelo
c. Neocerebelo
d. Núcleos del cerebelo

2493. El músculo trapecio está inervado por el nervio:

a. Supraescapular
b. Circunflejo o axial
c. Subescapular
d. XI par craneal o espinal accesorio

2494. Mecanismo lesional de la rotura del tendón rotuliano:

a. contracción brusca del cuádriceps
b. contracción contra resistencia brusca del cuádriceps
c. rotación interna brusca de la rodilla
d. hiperextensión brusca de la rodilla

2495. En una lesión del nervio cubital, la deformidad típica que presentaría la mano sería:

a. Mano caída, con dificultad para realizar la extensión de los dedos y de la muñeca
b. Mano 'en garra', con la primera falange en hiperextensión y las otras en flexión
c. Atrofia de la eminencia tenar, y dificultad para la flexión de muñeca y dedos
d. Mano griega, articulaciones metacarpofalángicas e interfalángicas en extensión

2496. 'Sensibilidad vibratoria' o también:

a. Grafoestesia
b. Esterognosia
c. Barestesia
d. Palestesia

2497. NO es un músculo inervado por el nervio cubital:

a. Adductor del pulgar (haz oblicuo)
b. Adductor del pulgar (haz transverso)
c. Oponente del pulgar
d. Oponente del meñique

2498. Si utilizamos salicilato sódico en una iontoforesis conseguiremos un efecto:

a. Antiinflamatorio
b. Relajante muscular
c. Anticontracturante
d. Antiedematoso

2499. Sobre la ética asistencial, es FALSO:

a. El objetivo de la ética es la búsqueda de la solución óptima, que es siempre la que lesiona menos los valores en conflicto
b. El enfoque ético y el jurídico siempre coinciden
c. La ética es una disciplina práctica: siempre tiene por objeto hacer, tomar decisiones
d. Un conflicto moral es siempre un conflicto de valores

2500. Entendemos por escucha activa:

a. Escuchar y analizar la concurrencia psicosocial del emisor
b. Escuchar y atender a la comunicación
c. Escuchar y atender a los factores externos
d. Escuchar y estar indiferentes a la comunicación

2501 **D**	2526 **B**	2551 **B**	2576 **C**
2502 **A**	2527 **A**	2552 **D**	2577 **A**
2503 **D**	2528 **C**	2553 **C**	2578 **B**
2504 **D**	2529 **C**	2554 **A**	2579 **C**
2505 **A**	2530 **D**	2555 **B**	2580 **C**
2506 **B**	2531 **A**	2556 **B**	2581 **D**
2507 **C**	2532 **C**	2557 **B**	2582 **C**
2508 **A**	2533 **D**	2558 **D**	2583 **C**
2509 **D**	2534 **C**	2559 **A**	2584 **A**
2510 **D**	2535 **A**	2560 **B**	2585 **B**
2511 **C**	2536 **A**	2561 **D**	2586 **B**
2512 **B**	2537 **D**	2562 **D**	2587 **B**
2513 **D**	2538 **C**	2563 **B**	2588 **B**
2514 **A**	2539 **D**	2564 **A**	2589 **B**
2515 **D**	2540 **D**	2565 **D**	2590 **B**
2516 **B**	2541 **D**	2566 **C**	2591 **C**
2517 **B**	2542 **C**	2567 **B**	2592 **D**
2518 **C**	2543 **D**	2568 **B**	2593 **D**
2519 **B**	2544 **D**	2569 **A**	2594 **C**
2520 **D**	2545 **D**	2570 **C**	2595 **C**
2521 **C**	2546 **D**	2571 **B**	2596 **A**
2522 **D**	2547 **C**	2572 **B**	2597 **B**
2523 **C**	2548 **D**	2573 **D**	2598 **D**
2524 **B**	2549 **B**	2574 **A**	2599 **C**
2525 **C**	2550 **D**	2575 **D**	2600 **B**

FALLOS:

2501. El pie zambo equino varo congénito se caracteriza por una supinación forzada con:

a. Un desplazamiento lateral del calcáneo
b. Una luxación astragalocuboidea
c. Una subluxación de rótula
d. Una luxación calcaneocuboidea

2502. Sobre los estudios de cohortes, es FALSO:

a. Los estudios de cohortes solamente son prospectivos
b. La población de estudio puede ser fija o dinámica
c. Son diseños de observación que se caracterizan por su sentido hacia delante
d. Se utilizan para indagar en la etiología de un efecto

2503. Pedimos a un paciente abducción total del brazo y a continuación que lo baje lentamente pero en abducción de 90°, y el paciente no puede bajar el brazo:

a. Luxación del hombro
b. Inestabilidad del tendón del bíceps
c. Parálisis de Erb
d. Desgarro del manguito de los rotadores

2504. La incontinencia urinaria de esfuerzo (IUE) puede ser secundaria a:

a. Hipermovilidad de la uretra
b. Cistocele
c. Pérdida de la resistencia uretral normal con imposibilidad de la uretra para cerrarse
d. Todas las respuestas anteriores con ciertas

2505. Técnica de fisioterapia relacionada con la Ley de Hooke:

a. Estiramientos
b. Onda Corta
c. Microonda
d. Terapia láser

2506. Laura presenta una muñeca caída, atrofia de los músculos del antebrazo y del tríceps. Sospechamos lesión de qué nervio:

a. Mediano
b. Radial
c. Cubital
d. Son correctas A y B

2507. Cuál de estos métodos de propiocepción utiliza esquemas de movimiento facilitador de carácter global según tres dimensiones, organizados alrededor de una articulación principal:

a. Método de Bobath
b. Método Perfetti
c. Método Kabat
d. Método Klap

2508. Posición de drenaje correcta para drenar el segmento anterior derecho del lóbulo superior:

a. acostado sobre el dorso, con una almohada bajo el hombro izquierdo, las piernas flexionadas y una almohada bajo la cabeza
b. acostado sobre el dorso, con una almohada bajo el hombro derecho, las piernas flexionadas y una almohada bajo la cabeza
c. sentado, rodillas flexionadas y el tronco inclinado hacia delante
d. acostado sobre el dorso, con una almohada bajo el hombro izquierdo, las piernas flexionadas, una almohada bajo la cabeza y el pie de la cama elevado 30 cm

2509. Según Vodder, durante la realización del drenaje linfático manual el movimiento debe ser:

a. Suave
b. Lento
c. Rítmico
d. Las tres cosas

2510. NO es una contraindicación absoluta para la realización del drenaje linfático manual:

a. Infecciones agudas
b. Trombosis
c. Flebitis
d. Estados precancerosos de la piel

2511. NO es un factor que determina la fuerza muscular:

a. La edad y el sexo
b. Factores biomecánicos, como el brazo de palanca
c. La velocidad, es decir, a mayor velocidad de movimiento, mayor capacidad de fuerza muscular
d. La longitud de las fibras musculares

2512. Cuando las partículas cargadas positivamente se desplazan hacia el polo negativo o cátodo, dan lugar a la:

a. Anaforesis
b. Cataforesis
c. Electroforesis
d. Iontoforesis

2513. En qué tejidos, al existir numerosos cambios de impedancia acústica, se producen reflexiones y aumento selectivo local de temperatura tras la aplicación de ultrasonidos:

a. Tendones
b. Ligamentos
c. Fascias
d. En los tres

2514. NO es un efecto fisiológico de la aplicación del calor:

a. Acción miogelante
b. Acción sobre la circulación
c. Acción sobre el aparato respiratorio
d. Acción sobre el corazón

2515. Sobre la manipulación de una carga es FALSO que:

a. Las cargas con el centro de gravedad descentrado se manipulan con el lado más pesado cerca del cuerpo

b. La postura correcta para manejar una carga es con la espalda recta, al inclinarse aumentan las fuerzas compresivas en la zona lumbar

c. Un factor fundamental en la aparición de riesgo por manipulación manual de cargas es el alejamiento de las mismas respecto al centro de gravedad del cuerpo

d. Cuando se maneja una carga entre varias personas las capacidades individuales aumentan gracias a la facilidad de sincronizar los movimientos

2516. Entre las lesiones de columna que NO deben tratarse están:

a. Las cifosis juveniles

b. Las escoliosis de origen tuberculoso

c. Las lordosis idiopáticas

d. Las espondiloartrosis

2517. El colágeno es una proteína que forma parte del tejido conjuntivo. Cuando aplicamos una terapia manual actuamos sobre tejido muscular, tejido conjuntivo. Sobre el colágeno, es FALSO:

a. Puede representar del 25% al 30% de todas las proteínas corporales

b. En los tendones las fibras de colágeno se disponen en forma de malla a la dirección de la tensión mecánica

c. Los fibroblastos son células generadoras de colágeno

d. El colágeno tipo I representa el 90% de todos los tipos de colágeno

2518. Sobre las fibras tipo 1, es FALSO:

a. predominan en los músculos tónicos

b. poseen mayor número de usos neuromusculares

c. se conocen también como fibras blancas o rápidas

d. son más resistentes a la fatiga muscular

2519. En un paciente con by-pass coronario o reemplazo de la válvula mitral. Qué técnica fisioterápica está totalmente contraindicada:

a. Despeje traqueobronquial

b. Clapping

c. Vibraciones manuales

d. Declive de 20 a 25° en posición de acostado lateral

2520. La promoción de la salud se realiza básicamente a través de:

a. Inmunizaciones

b. Introducción de alta tecnología sanitaria

c. Desarrollo de una adecuada red de urgencias

d. Desarrollo de Programas de Educación para la Salud

2521. La existencia de hipotonia muscular, dismetría, asinergia, temblor intencional y alteraciones en la marcha, sugiere:

a. Síndrome de Parkinson

b. Síndrome vestibular

c. Síndrome cerebeloso

d. Síndrome de parálisis de segunda neurona motora

2522. Señale la INCORRECTA en relación al envejecimiento:

a. Con la edad se reduce la estatura

b. Se producen cambios funcionales secundarios a otros estructurales

c. Existen limitaciones funcionales sin alteraciones estructurales demostrables

d. La persona anciana puede alcanzar la misma frecuencia cardiaca en el ejercicio que una persona joven

2523. Puede ser una contraindicación para el uso de un sistema de insuflación-exsuflación mecánico:

a. Esclerosis lateral amiotrófica

b. Distrofia muscular

c. Bullas enfisematosas

d. Esclerosis lateral amiotrófica

2524. En un esguince grave de tobillo la oscilación del astrágalo con el ángulo tibiotarsiano será superior a:

a. 5°   b. 10°   c. 15°   d. 20°

2525. NO es un objetivo de la primera fase del tratamiento postquirúrgico en un amputado:

a. Mantener los arcos de movilidad articulares

b. Conseguir la disminución del tamaño del muñón

c. Conseguir la máxima independencia con la prótesis

d. Fortalecimiento muscular general

2526. NO es una pregunta básica para descubrir las características del dolor sentido por el paciente:

a. Dónde...?

b. Por qué...?

c. Cuándo...?

d. Cómo...?

2527. El tibial posterior puede verse comprometido:

a. Detrás del maléolo interno

b. Detrás del maléolo externo

c. En el cuello peroneal por presión de yesos o férulas

d. Son correctas B y C

2528. En las curvas de respuesta fisiológica 'intensidad mínima necesaria para producir una contracción muscular con un impulso de subida progresiva de 1 segundo de duración':

a. Reobase

b. Cronaxia

c. Umbral Galvano Tétano

d. Umbral Farádico

2529. Lesión nerviosa donde existe rotura de los axones con degeneración walleriana:

a. Neurotmesis

b. Neuroapraxia

c. Axonotmesis

d. Ninguna de las tres

2530. En el tratamiento de un paciente hemipléjico con una subluxación dolorosa de hombro:

a. El empleo de un cabestrillo refuerza la espasticidad flexora, que es la causa principal de la subluxación

b. En las primeras etapas se puede aplicar un apoyo temporal de la cintura escapular para prevenir el estiramiento prolongado de la parte superior de la cápsula y supraespinoso

c. En algunos pacientes fláccidos se puede hacer que el paciente coloque una mano en un bolsillo del costado

d. Todas son correctas

2531. Los músculos fundamentalmente expiratorios son:

a. Intercostales internos

b. Escalenos anterior y medio

c. Pectoral mayor y menor

d. Intercostales externos

2532. La carga eléctrica de la neurona se debe a:

a. Exceso de carga negativa dentro de la célula

b. Excitabilidad eléctrica de la neurona

c. Distribución desigual de los iones a través de la membrana

d. Gradientes iónicos

2533. Cuál de estas técnicas NO se considera una técnica espiratoria para el drenaje de secreciones bronquiales:

a. Drenaje autógeno

b. Ciclo activo

c. ELTGOL

d. EDIC

2534. Son características clínicas más comunes de la Enfermedad de Parkinson son, EXCEPTO:

a. Bradicinesia

b. Temblor

c. Laxitud ligamentosa

d. Rigidez y trastornos de la marcha

2535. Metodo terapéutico que otorga un papel fundamental, tanto en la valoración como en el tratamiento, a los procesos neurocognitivos (percepción, atención, memoria, lenguaje, imagen motora...) que subyacen al desarrollo sensoriomotor del niño y son la base de la reorganización cortical en el caso de las lesiones congénitas o adquiridas:

a. Perfetti

b. Bobath

c. Vojta

d. Brunnstrom

2536. Para obtener la recuperación óptima del nervio son signo de buen pronóstico:

a. La integridad del epineuro
b. Que la sección del nervio haya sido oblicua
c. Que la sección del nervio haya sido transversa
d. Son correctas B y C

2537. Es característico de una rotura del tendón de Aquiles:

a. Limitación en el movimiento de inversión plantar
b. Limitación en el movimiento de eversión plantar
c. Impotencia funcional en flexión dorsal
d. Impotencia funcional en flexión plantar

2538. Para valorar analíticamente el nivel 2 del músculo sóleo según Daniels y Worthingham's:

a. El paciente eleva el talón del suelo en bipedestación entre 1 y 9 repeticiones sin descansar con la rodilla flexionada
b. El paciente eleva el talón del suelo en bipedestación un mínimo de 20 repeticiones sin descansar con la rodilla flexionada
c. El paciente realiza el movimiento completo de flexión plantar con la rodilla flexionada en decúbito prono sin tolerar ninguna resistencia
d. El paciente eleva el talón del suelo en bipedestación sin tolerar ninguna resistencia con la rodilla flexionada

2539. La articulación subastragalina es de tipo:

a. Tróclea
b. Sincondrosis
c. Anfiartrosis
d. Artrodia

2540. Para realizar la prueba muscular correspondiente al músculo redondo mayor colocaremos el brazo en:

a. Extensión y aducción del húmero en posición de rotación interna
b. La mano estará apoyada sobre la cresta ilíaca posterior
c. Flexión y aducción del húmero en posición de rotación interna
d. Son correctas A y B

2541. En electroterapia clínica, ley que establece que "la máxima intensidad de un agente electrofísico, aplicado sobre una superficie determinada, se consigue cuando el ángulo de incidencia es perpendicular a esta":

a. Ley de Grotthus-Draper
b. Ley de Bunsen-Roscoe
c. Ley de Faraday
d. Ley del coseno de Lambert

2542. La 'cronaxia' se expresa como:

a. Intensidad de corriente
b. Volumen de respuesta motora
c. Intervalo de tiempo
d. Resistencia eléctrica

2543. Entre los diferente niveles de intervención en fisioterapia, la promoción de la salud busca:

a. Curar o mejorar el estado del paciente en términos de deficiencia, limitaciones de la actividad y restricciones en la participación
b. Promover un funcionamiento óptimo utilizando las habilidades residuales
c. Minimizar las deficiencias potenciales, limitaciones, restricciones y mantener la salud. Evitar las posibles recidivas
d. Combinación de los factores ambientales y educacionales que conducen a la salud. El objetivo es que la persona tenga mayor autocontrol sobre los determinantes de su propia salud

2544. Señale la INCORRECTA. En la enfermedad de Landouzy-Dejerine:

a. El defecto congénito parece ligado al cromosoma 4
b. La enfermedad comienza entre los 10 y los 20 años de edad
c. Los músculos tibiales anteriores están afectados (marcha en steppage)
d. La enfermedad suele comenzar con participación unilateral de los músculos faciales

2545. Señalar la FALSA Estarán excluidos del Programa de Fisioterapia en UCI (según el modelo propuesto por David TW Yu) los pacientes...

a. con retroceso en el modo ventilatorio
b. con hipoxemia con desaturación frecuente, por debajo de 88%
c. con signos de dificultad respiratoria
d. con aumento reciente de la presión soporte

2546. Sobre las contraindicaciones absolutas para la realización de ejercicio físico en la mujer embarazada, es FALSO:

a. Placenta previa
b. Tromboflebitis
c. Isoinmunización
d. Hipertensión esencial

2547. A qué es menos permeable la membrana celular:

a. Cl-
b. K+
c. Na+
d. A los tres por igual

2548. Cuál NO es una contraindicación del uso del AMBÚ y 'Cough Assist':

a. Asma (fase aguda)
b. Neumotórax
c. Edema agudo de pulmón
d. Neumonía

2549. Tipo de suspensión en la que el punto de anclaje queda en el plano del extremo distal de la extremidad pero se desplaza hacia el interior o exterior en posición supina:

a. Pendular excentrada
b. Pendular descentrada
c. Lateral
d. Pendular distal

2550. Cuál de estos métodos de fisioterapia NO se utiliza en el tratamiento de la PCI:

a. Bobath, Vojta, Kabat
b. Margaret Rood, Andras Peto, Temple-Fay, W. M. Phelps
c. Doman-Delacato, Le Métayer
d. Método Pliométrico

2551. La técnica de Delorme y Watkins o 'Progressive resistant exercises' utiliza: Señale la FALSA:

a. El empleo de cargas importantes y progresivamente creciente 3 series x 10 repeticiones. Ejecución 1 min
b. El empleo de cargas importantes y progresivamente crecientes 10 series x 10 repeticiones. Ejecución 2 min
c. Reposo 1 min Cadencia diaria
d. Se calcula los 10 RM cada semana (5 sesiones)

2552. Sobre la contractura de Dupuytren:

a. Hay engrosamiento nodular y contractura de la aponeurosis palmar
b. La palma de la mano se afecta en primer lugar
c. Los dedos de la mano están afectados
d. Las tres son correctas

2553. Cuando la articulación del codo está en flexión de 90° la cabeza radial puede luxarse hacia arriba por la rotura de:

a. Ligamento lateral interno
b. Ligamento de Weitbrecht
c. Ligamento anular
d. Ligamento cuadrado de Dénucé

2554. Cuál de estas ortesis proporciona estabilidad a la cadera:

a. KHAFO
b. KAFO
c. DAFO
d. AFO

2555. El codo del golfista se localiza en:

a. Cara externa del codo
b. Cara interna del codo
c. Parte posteroinferior del codo
d. Parte posterosuperior del codo

2556. Ante una lesión del nervio torácico largo, nos encontramos:

a. Una debilidad sólo del romboide
b. Una escápula alada
c. Una debilidad de los intercostales
d. Una debilidad sólo del trapecio

2557. En el deporte adaptado qué especialidad de futbol se dirige a personas con parálisis cerebral:

a. Futbol 5
b. Futbol 7
c. Futbol sala
d. Todas las especialidades pueden ser practicadas por personas con parálisis cerebral

**2558. Es considerada como contrain-
dicación de la crioterapia:**

a. Trastornos vasculares periféricos
b. Arteriosclerosis
c. Hipersensibilidad al frío
d. Las tres

**2559. La causa más frecuente de am-
putación en la extremidad inferior
es:**

a. Vascular
b. Traumática
c. Tumoral
d. Malformaciones congénitas

**2560. 'Fractura de marcha o de fatiga
metatarsiana' o 'Enfermedad de:**

a. Kiemböck
b. Deutschlander
c. Köehler
d. Freiberg

**2561. Cuál de los siguientes métodos
de fortalecimiento muscular emplea
carga progresiva decreciente:**

a. De Lorme y Watkings
b. Rocher
c. Dotte
d. Zinovieff

**2562. Para denominar una macrocefa-
lia, el perímetro cefálico del niño
debe sobrepasar:**

a. Una desviación estándar por encima de la
curva normal para la edad
b. Dos desviaciones estándar por debajo de la
curva normal para la edad
c. Dos desviaciones estándar por encima de
la curva normal para la edad
d. Tres desviaciones estándar por encima de la
curva normal para la edad

2563. Valor del ángulo Q de la rodilla:

a. 7° en varones y 12° en mujeres
b. 13° en varones y 18° en mujeres
c. 18° en varones y 23° en mujeres
d. 23 ° en varones y 18° en mujeres

**2564. Principales síntomas de una
bronquitis crónica:**

a. Tos y expectoración mucopurulenta
b. Disnea y tos
c. Tos y respiración ruidosa
d. Hipersecreción bronquial y pérdida de la
elasticidad bronquial

**2565. En la protetización de una am-
putación por debajo de la rodilla, qué
modelo resultaría adecuado:**

a. Modelo canadiense
b. Prótesis KBM
c. Prótesis PTB
d. Son correctas B y C

**2566. Sobre las fracturas diafisarias de
la pierna, es FALSO:**

a. La inmovilización de las articulaciones su-
prayacentes no es indispensable
b. La inmovilización de las articulaciones subyacentes no es indispensable
c. La inmovilización estricta del foco de fractura es indispensable
d. La inmovilización estricta del foco de fractura no es indispensable

**2567. En la deformación de la mano
reumatoide se da:**

a. Desviación radial de los dedos
b. Desviación cubital de los dedos
c. Desviación de la muñeca en extensión
d. Son correctas A y C

**2568. Posición del paciente para un
tratamiento de fisioterapia respiratoria cuyo objetivo es reeducar el
diafragma posterior:**

a. Decúbito prono
b. Decúbito supino
c. Decúbito lateral
d. Sedestación

2569. Señale lo correcto:

a. La ortesis de pie tobillo se denomina AFO
b. La trasferencia de sedestación a bipedestación de un niño con una AFO rígida se facilita con sujeción tibial
c. Para evitar la hiperextensión de rodilla, podemos poner un tope de 5° de plantiflexión
en la AFO articulada
d. Todas son correctas

**2570. NO es un principio general de la
cinesiterapia:**

a. Posicionamiento del paciente: el paciente
debe estar en posición cómoda
b. Puesta en confianza del paciente: el paciente debe confiar en el terapeuta
c. Superación del umbral del dolor: para que
una movilización sea efectiva debe superar
el umbral doloroso del paciente
d. Progresión del tratamiento: se debe adaptar
la intensidad, fuerza y frecuencia del tratamiento

**2571. Sobre el postoperatorio inme-
diato tras una intervención quirúrgica de recambio valvular, es FALSO:**

a. El paciente permanecerá las primeras 24-48
h de reposo en cama iniciándose la sedestación pasadas éstas, siempre y cuando la
estabilidad hemodinámica del paciente lo
permita
b. El patrón respiratorio del paciente se modifica aumentando la frecuencia respiratoria
como compensación del aumento de volumen corriente
c. Para poder aplicar las técnicas de fisioterapia respiratoria es fundamental un adecuado
control del dolor
d. Una de las complicaciones que puede aparecer en este tipo de cirugía es la parálisis
diafragmática provocada, entre otras , por el
uso de soluciones frías durante la cirugía

**2572. Señale la INCORRECTA. En la en-
fermedad de Alzheimer:**

a. Los objetivos rehabilitadores están enfoca-
dos a retardar la institucionalización y mejorar la calidad de vida
b. En la fase severa se realizarán ejercicios
grupales para mejorar la atención cognitiva
c. Los objetivos entre otros son la reeducación
postural y el reentrenamiento del equilibrio
d. La gimnasia grupal con ejercicios sencillos
puede realizarse en la fase moderada de la
enfermedad

**2573. Función del músculo tibial pos-
terior:**

a. Rotación externa de la rodilla
b. Flexión dorsal del tobillo
c. Flexión de dedos
d. Inversión del pie

**2574. Señale la INCORRECTA respecto
a la exploración y tratamiento fisioterápico del hombro doloroso:**

a. La prueba de Patte se emplea para evaluar
el músculo subescapular
b. La prueba de Yergason se emplea para evaluar el tendón de la porción larga del bíceps
c. El tratamiento recomendado incluye terapia
manual y ejercicios activos
d. Deben tenerse en cuenta las tensiones mus-
culoaponeuróticas generadas a distancia

**2575. Para un tratamiento correcto de
fisioterapia en la fractura de Colles,
es importante valorar:**

a. Movilidad de los dedos
b. Fuerza de prensión
c. Movilidad de la flexión palmar
d. Todo lo anterior

2576. El ganglio raquídeo está en la...

a. cápsula articular
b. raíz anterior
c. raíz posterior
d. cinta de Reil

**2577. Según la American Spinal Injury
Association (escala ASIA), una lesión
medular ASIA B se define por:**

a. La preservación de la función sensitiva en
S4-S5
b. La preservación de la función motora en S4-
S5
c. Funciones sensitiva y motora normales en
S4-S5
d. Sin función motora ni sensitiva en S4-S5

2578. La dosis de onda corta:

a. Cuanto más aguda es la patología, mayor
debe ser
b. Cuanto más aguda es la patología, menor
debe ser
c. Siempre debe ser alta
d. Siempre debe ser baja

2579. Flujo de cargas eléctricas a través de un conductor desde un punto a otro cuando entre sus extremos se establece una diferencia de potencial:

a. Electrólisis
b. Capacidad eléctrica
c. Corriente eléctrica
d. Intensidad de corriente

2580. Las contraindicaciones del vendaje neuromuscular son:

a. Roturas musculares
b. Patologías articulares
c. Trombosis y alteraciones de la sensibilidad
d. Problemas cardiacos

2581. Enfermedad neuromuscular que NO tiene una trasmisión recesiva ligada al cromosoma X:

a. Distrofia muscular de Emery-Dreifuss
b. Distrofia muscular de Duchenne
c. Distrofia muscular de Beckeri
d. Distrofia muscular de Steinert

2582. Sobre enfermedades nosocomiales, es FALSO:

a. Son infecciones contraídas en el hospital por un paciente ingresado que se manifiestan días después del ingreso o incluso al alta hospitalaria
b. Las infecciones más frecuentes son las de heridas quirúrgicas, las de vías urinarias y las de vías respiratorias inferiores
c. El aumento de las resistencias bacterianas a los antibióticos contribuye a disminuir las repercusiones económicas y humanas
d. Son infecciones ocupacionales del personal que trabaja en establecimientos de salud (hospitales, residencias geriátricas,...)

2583. Sobre las características clínicas de los puntos gatillo miofasciales:

a. Los puntos gatillo activos no producen dolor espontáneo
b. Los puntos gatillo latentes no producen disfunción motora
c. Un punto gatillo clave activo en un músculo puede inducir la activación de un punto gatillo satélite en otro músculo
d. La inactivación de un punto gatillo clave nunca inactiva el punto gatillo satélite sin el tratamiento de éste

2584. En qué tipo de suspensión encontramos el punto de enganche de la eslinga situado en la vertical del punto de suspensión del miembro:

a. Suspensión vertical o pendular
b. Suspensión axial concéntrica
c. Suspensión axial excéntrica
d. Suspensión indiferente

2585. Es músculo inspirador:

a. Serrato menor posteroinferior
b. Intercostales externos
c. Intercostales internos
d. Dorsal ancho

2586. Energía potencial electrostática por unidad de carga:

a. Capacidad eléctrica
b. Potencial eléctrico
c. Campo eléctrico
d. Carga eléctrica

2587. En qué tipo de estudios científicos un grupo de pacientes está expuesto a una intervención y otro grupo forma un grupo control:

a. Cohortes
b. Estudios paralelos
c. Estudios ecológicos
d. Series de casos

2588. Facultad de identificar diversos objetos por la palpación:

a. Grafoestesia
b. Estereognosia
c. Barestesia
d. Palestesia

2589. La versión femoral es uno de los elementos más comunes usados para valorar las anomalías de la cadera en un niño con parálisis cerebral y se define como:

a. El ángulo formado por el cuello femoral y el eje femoral en el plano frontal
b. El ángulo formado por el plano del eje central del cuello femoral con el eje transcondilar
c. El porcentaje de la cabeza femoral que es lateral a la línea de Perkins en el plano frontal
d. El ángulo formado por la línea Hilgenreiner (H) y el cuello femoral

2590. Los músculos gemelos están inervados por:

a. Ciático poplíteo externo
b. Ciático poplíteo interno
c. Tibial posterior
d. Peroneo superficial

2591. Recomendaciones 2015 del Consejo Europeo de Resucitación (ERC) en la parada intrahospitalaria:

a. La opción por defecto es comenzar la resucitación
b. No se deberían tomar decisiones basadas en un único elemento, tales como la edad
c. Ambas son correctas
d. Ninguna lo es

2592. Entre las ventajas que ofrece la mecanoterapia:

a. Permite la objetividad de la medición de las resistencias
b. Facilita la reproductibilidad de los ejercicios
c. Disminuye la fatiga del terapeuta
d. Las tres son ciertas

2593. Músculo que tiene su origen en la tuberosidad del isquion:

a. Bíceps femoral
b. Semimembranoso
c. Semitendinoso
d. Las tres son correctas

2594. Es un principio fundamental del método de relajación de Jacobson:

a. El diálogo terapeuta-paciente
b. La realización en dos fases: ciclo inferior y ciclo superior
c. La interacción entre los componentes físicos y los emocionales
d. La utilización de imágenes referidas al cuerpo y sus sensaciones

2595. En el tratamiento de fisioterapia de un niño con parálisis cerebral NO se debe:

a. Hablar durante el tratamiento
b. Mantener un umbral adecuado de estimulación
c. Mecanizar el tratamiento
d. Encontrar el elemento motivador para conseguir el fin propuesto

2596. En la fase aguda de la flebitis está contraindicado:

a. Tratamiento agudo
b. Reposo
c. Inmovilización de la región afectada
d. Tratamiento analgésico

2597. Señale la FALSA: A la hora de evaluar el tono muscular, hay que tener en cuenta:

a. Las modificaciones en la postura corporal
b. No es necesario tener en cuenta el estudio de la actividad de los reflejos osteotendinosos
c. La capacidad de ejecutar el movimiento libremente
d. La resistencia a la movilización pasiva

2598. Objetivos de la fisioterapia respiratoria ante la mucoviscidosis:

a. Disminuir la viscosidad de las secreciones
b. Movilización de las secreciones
c. Ejercicios coordinados con la tos
d. Son correctas A y B

2599. Las amiotrofias espinales progresivas se caracterizan por:

a. Destrucción de las vainas de mielina
b. Degeneración de la vía extrapiramidal
c. Degeneración y desaparición progresiva de las neuronas motoras del asta anterior de la médula
d. Desaparición progresiva de la placa motora

2600. Corrientes terapéuticas que no corten el eje de abscisas en una gráfica electroterápica:

a. monopolares
b. continuas
c. interferenciales
d. apolares

2601 **D**	2626 **D**	2651 **D**	2676 **B**
2602 **C**	2627 **C**	2652 **C**	2677 **B**
2603 **C**	2628 **B**	2653 **A**	2678 **C**
2604 **C**	2629 **C**	2654 **C**	2679 **A**
2605 **C**	2630 **D**	2655 **C**	2680 **B**
2606 **D**	2631 **D**	2656 **B**	2681 **C**
2607 **D**	2632 **B**	2657 **B**	2682 **C**
2608 **C**	2633 **C**	2658 **D**	2683 **C**
2609 **C**	2634 **B**	2659 **A**	2684 **A**
2610 **C**	2635 **B**	2660 **A**	2685 **A**
2611 **C**	2636 **A**	2661 **B**	2686 **B**
2612 **B**	2637 **D**	2662 **B**	2687 **A**
2613 **D**	2638 **B**	2663 **D**	2688 **C**
2614 **C**	2639 **C**	2664 **D**	2689 **B**
2615 **A**	2640 **A**	2665 **C**	2690 **D**
2616 **A**	2641 **C**	2666 **B**	2691 **A**
2617 **B**	2642 **C**	2667 **D**	2692 **C**
2618 **D**	2643 **C**	2668 **A**	2693 **C**
2619 **B**	2644 **C**	2669 **C**	2694 **D**
2620 **A**	2645 **C**	2670 **D**	2695 **C**
2621 **D**	2646 **B**	2671 **A**	2696 **D**
2622 **B**	2647 **A**	2672 **A**	2697 **D**
2623 **D**	2648 **C**	2673 **D**	2698 **D**
2624 **C**	2649 **C**	2674 **C**	2699 **D**
2625 **D**	2650 **B**	2675 **B**	2700 **C**

FALLOS:

2601. Es abductor de la cadera:

a. Glúteo mayor
b. Tensor de la fascia lata
c. Piramidal
d. Todos son abductores

2602. Teniendo en cuenta que la eficacia de la iontoforesis depende de la velocidad de los iones (distinta para cada sustancia) y de la concentración de la solución medicinal, cuál es la concentración habitual y más frecuente de la solución que proporciona mayor porcentaje de ionización y penetración o paso a través de la piel para la mayoría de los iones:

a. 5-10%
b. 20-30%
c. 1-2%
d. Ninguna de las tres

2603. Según el sistema de clasificación de la función motora gruesa GMFCS, en la valoración del niño con parálisis cerebral PC, el nivel II corresponde a que el niño...

a. camina sin limitaciones en interiores y exteriores y sube escaleras. Puede correr y saltar pero su velocidad, equilibrio y coordinación están limitados
b. camina con ayuda de un dispositivo de movilidad manual. Puede necesitar el uso de silla de ruedas para distancias largas o terrenos desnivelados
c. camina con limitaciones. Sube escaleras con apoyo y experimenta dificultad para caminar en superficies desniveladas e irregulares
d. tiene automovilidad con limitaciones. Requerirá el uso de un andador para distancias cortas o puede usar silla de ruedas a motor

2604. En el Sistema de Salud español es función de las Comunidades Autónomas:

a. Reglamentación de medicamentos y productos sanitarios
b. Control sanitario del medio ambiente
c. Creación de planes de salud
d. Registro alimentario e industrial

2605. A qué tipo de baño pertenece el 'Baño de Nauheim':

a. Salado
b. Galvánico
c. Carbónico
d. De oxígeno

2606. En una epitrocleitis se ven involucradas las inserciones tendinosas de estos músculos EXCEPTO:

a. Pronador redondo
b. Palmar mayor
c. Palmar menor
d. Pronador cuadrado

2607. Es contraindicación absoluta para la realización de ejercicio físico durante el embarazo:

a. Embarazo múltiple
b. Tercer trimestre con presentación de nalgas
c. Enfermedad tiroidea
d. Retraso del crecimiento fetal

2608. Anomalía congénita caracterizada por la actitud de sobreelevación de las escápulas:

a. Escápulas aladas
b. Enfermedad de Pierre Marie y Sainton
c. Hombros en percha
d. Platibasia

2609. En los periodos avanzados de la espondilitis anquilosante se producen:

a. Fracturas vertebrales, deformaciones de cráneo y hemartrosis
b. Paresias musculares, hipertonía e hiperreflexia osteotendinosa
c. Rectificación lumbar y cervical, dolor dorsal, cifosis dorsal acentuada y disminución de la amplitud de los movimientos respiratorios
d. Desviación cubital de los dedos de las manos, bursitis y hallux valgus

2610. Según la escala modificada de Ashworth (EMA) 2006, el grado 2 se corresponde con un incremento:

a. pequeño en el tono muscular
b. considerable en el tono muscular
c. moderado en el tono muscular
d. Nulo en el tono muscular

2611. Es característico de los ejercicios de cadena cinética abierta frente a los de cadena cinética cerrada:

a. Estimulan las cocontracciones musculares generando estabilización muscular dinámica
b. Mejoran la propiocepción por aumento del número de mecanorreceptores estimulados
c. Implican mayor distracción y fuerzas rotatorias
d. Las contracciones musculares que se producen son predominantemente excéntricas

2612. Señale la INCORRECTA respecto al índice de Barthel para valoración de las actividades de la vida diaria en el anciano:

a. Valora 10 actividades diferentes
b. Puntúa de 0 a 80 puntos máximo si el anciano usa silla de ruedas
c. Normalmente, el rendimiento del paciente durante las 24-48 horas previas es la observación más importante
d. Valora, entre otras actividades, el uso de escaleras y el vestido

2613. Indique la INCORRECTA. El desinfectante 'ideal' para la desinfección hospitalaria debe ser:

a. De acción rápida
b. De amplio espectro
c. Compatible con aguas duras y/o cloradas
d. Con pH neutro

2614. Músculo clave en la clasificación ASIA para valorar la lesión medular:

a. Isquiotibiales
b. Trapecio
c. Abductor del dedo meñique
d. Transverso del abdomen

2615. Cómo será más fácil movilizar horizontalmente el miembro inferior de un paciente dentro del agua:

a. Sumergido totalmente el miembro inferior
b. Sumergido parcialmente el miembro inferior
c. Situando el cuerpo del paciente en posición horizontal estática
d. Situando el cuerpo del paciente en posición vertical estática

2616. En el tratamiento de las alteraciones del tono muscular:

a. La prevención es el mejor abordaje de las contracturas
b. No se usan complementos para apoyar los medios físicos
c. El entrenamiento de la resistencia muscular está contraindicado en presencia de cambios del tono
d. No hay pruebas a favor del ejercicio aeróbico en alteraciones del tono

2617. En qué enfermedad se requiere una actuación rápida para solucionar los efectos deletéreos de la afectación respiratoria:

a. Distrofia miotónica de Steinert
b. Síndrome de Guillain-Barré
c. Enfermedad de Duchenne
d. Esclerosis Lateral Amiotrófica

2618. Los objetivos del tratamiento de fisioterapia en las alteraciones del tono y el movimiento del paciente neurológico incluyen:

a. Disminuir la longitud de los tejidos blandos
b. Subir el tono muscular
c. Reducir la longitud de las estructuras subyacentes
d. Reeducar el movimiento

2619. El examen fisioterápico debe ser:

a. Objetivado, concreto y alineado
b. Objetivado, concreto y cuantificado
c. Objetivado, concreto y sincrónico
d. Subjetivo, concreto y cuantificado

2620. Sobre el Ejercicio Terapéutico Cognoscitivo o método Perfetti, es FALSO:

a. Prefiere las informaciones visuales a las cinestésicas y exteroceptivas
b. Considera la rehabilitación como un proceso de aprendizaje en condición patológica
c. Durante la realización del ejercicio el paciente debe dirigir la atención de forma específica hacia partes o características de su cuerpo
d. La espasticidad se concibe como la suma de varios síntomas: déficit de reclutamiento motor, reacción de estiramiento, irradiación y esquemas elementales

2621. Sobre la sintomatología y a las complicaciones secundarias de la espina bífida:

a. En el lipomeningocele no existe afectación neurológica
b. En el nivel medio (L1-L2-L3) existe parálisis de la musculatura de los miembros inferiores excepto del psoas y abductores de cadera
c. La incontinencia vesical y anal sólo aparece en el mielomeningocele Grado I (paraplejia completa)
d. La siringomielia y la hidrocefalia son complicaciones secundarias del mielomeningocele y provocan problemas de motricidad manual

2622. El masaje de puntos reflejos de Knapp: Señale la FALSA:

a. Se trata de una forma de masaje profundo que permite atenuar el dolor
b. Se realiza con los dedos índices hundiéndose perpendicularmente en puntos precisos
c. Los puntos de Knapp son emergencias nerviosas que se encuentran al nivel de las inserciones musculares ligamentosas y tendinosas
d. Los puntos de Knapp son zonas de masaje más grueso que los puntos de acupuntura

2623. Los movimientos de flexo-extensión se realizan en el eje:

a. Vertical
b. Sagital
c. Anteroposterior
d. Transversal

2624. La técnica de movilización por fricción transversa profunda está indicada en:

a. Bursitis
b. Calcificaciones
c. Entesitis
d. Radiculitis

2625. Qué segmento branquial drenaremos con la posición de drenaje postural consistente en colocar al paciente sentado con el dorso enderezado y las piernas flexionadas sirve para drenar:

a. Segmento anterior del lóbulo superior
b. Segmento anterior del lóbulo medio
c. Segmento anterior del lóbulo inferior
d. Segmento apical

2626. Según Vojta, las 7 reacciones posturales evolucionan de un modo regular desde el período neonatal hasta la verticalización completa. Son anomalías de las reacciones todas, EXCEPTO:

a. La extensión de la pierna de arriba con rotación interna de la misma, en la reacción de Vojta
b. La cabeza en opistótonos en la reacción de Landau
c. La postura asimétrica de la cabeza e incurvación del tronco hacia un lado en la reacción de Landau
d. El movimiento de abrazo tipo Moro en la primera fase (1-10 semanas) de la reacción de Vojta

2627. Del 'efecto nocebo', es FALSO:

a. Las expectativas negativas pueden hacer que el dolor sea más severo
b. La ansiedad hace que la respuesta al dolor nocebo sea más probable
c. El efecto nocebo es una mejora en el estado de salud que ocurre con la administración de una intervención simulada
d. El efecto nocebo produce resultados adversos resultantes de expectativas negativas

2628. En la cadena cinética cerrada:

a. El extremo distal de la cadena es libre
b. El extremo distal de la cadena permanece fijo
c. Los dos extremos de la cadena son móviles
d. Los dos extremos de la cadena son fijos

2629. Señale la INCORRECTA en relación a la ergonomía:

a. Tiene como finalidad contribuir a reducir y prevenir los efectos nocivos de las condiciones del trabajo sobre el organismo
b. Sería una adaptación del trabajo al hombre
c. No se incluyen los mobiliarios
d. Es una ciencia pluridisciplinaria

2630. Cuándo está contraindicado un calentamiento intenso:

a. Procesos inflamatorios agudos
b. Inflamaciones musculoesqueléticas agudas
c. Estados infecciosos
d. Todas son correctas

2631. Estos músculos tienen su origen en la epitróclea, EXCEPTO:

a. Palmar menor
b. Cubital anterior
c. Flexor común superficial de los dedos
d. Flexor común profundo de los dedos

2632. La esclerosis o fibrosis pulmonar consiste en:

a. Retracción del parénquima pulmonar
b. Cicatrización del tejido profundo pulmonar
c. Disminución del epitelio de los bronquios
d. Distensión de los bronquios y de los alvéolos pulmonares

2633. En la dosificación de las corrientes de alta frecuencia el Grado III corresponde a:

a. Calor suave, ligeramente perceptible. Es supraliminal pero con leve sensación térmica
b. Calor intenso, fuertemente perceptible. Puede llegar a rozar el umbral del dolor, sobre todo después de cierto tiempo
c. Calor moderado, claramente perceptible. La sensación de calor está bien definida pero es agradable
d. Calor quemante, percepción de quemadura, el calor se vuelve doloroso

2634. Tras un movimiento brusco de la rodilla, como una patada a un balón se puede originar desinserción del cuerno...

a. posterior del menisco interno
b. anterior del menisco interno
c. posterior del menisco externo
d. anterior del menisco externo

2635. Primer paso para establecer un Sistema de Registro:

a. Listar los datos a recoger
b. Definir las necesidades de información
c. Elaborar un manual para la recogida, clasificación y codificación de los datos
d. Elegir correctamente los soportes para la recogida de datos

2636. Las articulaciones radiocubitales inferiores y superiores son tipo:

a. Trocoide
b. Encaje recíproco
c. Condilea
d. Artrodia

2637. Según Bobath:

a. Las reacciones de enderezamiento son reacciones automáticas que sirven para mantener y restablecer la posición normal de la cabeza en el espacio y su relación normal con el tronco
b. Las reacciones de equilibrio se superponen gradualmente al desarrollo de las reacciones de enderezamiento
c. La adaptación de los músculos a los cambios de postura son reacciones automáticas que se pueden observar en el tronco y en los miembros
d. Las tres son correctas

2638. El uso del método Kabat está indicado en:

a. Problemas de espasticidad severa
b. Neuropatías periféricas
c. Patologías psicosomáticas
d. Patologías cardiorespiratorias

2639. Para qué segmento bronquial está indicada la posición de drenaje que se realiza en decúbito dorsal, elevando 40 cm el pie de la cama:

a. Segmento anterior del lóbulo superior
b. Segmento anterior del lóbulo medio
c. Segmento anterior del lóbulo inferior
d. Segmento apical

2640. En la utilización de ultrasonido continuo qué intensidad será la más adecuada si queremos calentar los tejidos profundos

a. 1,2 a 2 W/cm2
b. 0,3 a 1,2 W/cm2
c. 0,5 a 1,2 W/cm2
d. Menos de 0,3 W/cm'

2641. Según la CIF, la discapacidad se define como:

a. Todo proceso patológico asociado con un conjunto de síntomas y signos característicos e identificables
b. La pérdida o anormalidad psicológica, fisiológica o anatómica de una estructura dentro de un órgano específico o sistema del cuerpo
c. Toda restricción o laguna de la habilidad para realizar una actividad de manera normal
d. La desventaja que limita o evita el normal cumplimiento de una acción

2642. Tipo de marcha del lesionado medular que coloca ambas muletas delante de los pies y pulsa sobre ellas balanceando ambas piernas hacia delante simultáneamente, de forma que los pies sobrepasan las muletas:

a. semipendular
b. pendular corta
c. pendular larga
d. reciproca

2643. Para aplicar el masaje transverso profundo descrito por Cyriax, los músculos y tendones a tratar se colocarán en posición de:

a. relajación o acortamiento ambos
b. ligero estiramiento ambos
c. acortamiento el músculo, y de ligero estiramiento el tendón
d. acortamiento el tendón, y de ligero estiramiento el músculo

2644. Función principal de la vaina de mielina:

a. Aumentar la sensibilidad del nervio
b. Enlentecer la conducción nerviosa
c. Acelerar la velocidad de propagación del impulso nervioso
d. Transportar proteínas

2645. Qué tipo de articulación es la radiocubital superior e inferior:

a. Artrodia
b. Troclear
c. Trocoide
d. En silla de montar

2646. En qué tipo de articulación se produce la 'Paradoja de Codman':

a. Encaje recíproco
b. Enartrosis
c. Artrodias
d. Ninguna es cierta

2647. En la evaluación de programas , se entiende por estándar o norma:

a. El nivel óptimo deseable de las variables del programa que se evalúa
b. Los instrumentos que miden los cambios producidos con la implantación de un programa
c. La meta en salud a conseguir
d. La comparación entre el valor real obtenido y el valor de referencia

2648. En situación de reposo, frecuencia cardíaca en adultos (lpm):

a. 105 - 200
b. 105 - 160
c. 60 - 100
d. 75 - 120

2649. Engloba todas las variables que dependen del agua y del cuerpo sumergido y determinan la fuerza que necesita éste para moverse dentro del agua:

a. Empuje hidrostático
b. Presión hidrostática
c. Resistencia hidrodinámica
d. Efecto metacéntrico

2650. Los músculos infrahioideos actúan en la:

a. Inspiración normal
b. Inspiración forzada
c. Espiración normal
d. Espiración forzada

2651. Qué frecuencia elegiremos en una corriente interferencial para conseguir un fortalecimiento muscular:

a. 50 Hz
b. 2.000 Hz
c. 2.500 Hz
d. Son correctas B y C

2652. En la alteración de los reflejos osteotendinosos, el reflejo del supinador largo evalúa fundamentalmente la integridad del nivel neurológico de:

a. C3   b. C4   c. C6   d. C7

2653. En los traumatismos craneoencefálicos, según la escala modificada de Ashworth, el grado 2 se utiliza para valorar:

a. Un incremento moderado en el tono muscular
b. Sin incremento del tono muscular
c. Un incremento considerable en el tono muscular
d. Un pequeño incremento del tono muscular

2654. Favorece el trabajo en equipo la utilización de...

a. herramientas diagnosticas
b. herramientas paliativas
c. protocolos clínicos
d. sistemas GRD (grupos relacionados con el diagnóstico)

2655. Para una aplicación mediante sonofóresis necesitaremos:

a. Corriente galvánica
b. Corriente interferencial
c. Ultrasonido
d. Láser

2656. En qué patología tiene su indicación el vendaje multicapa:

a. Esguince de tobillo
b. Linfedema
c. Luxación
d. Fracturas no desplazadas

2657. Sobre la fibromialgia, es FALSO:

a. Existen dos grandes síntomas propios de la fibromialgia: dolor crónico generalizado y sensibilidad dolorosa
b. Se puede diagnosticar a través de pruebas de laboratorio (radiografías, análisis de sangre y biopsias musculares)
c. La presencia de dolor a la presión se debe dar en por lo menos 11 de los 18 puntos sensibles
d. Un porcentaje elevado de pacientes con fibromialgia sufren alteraciones del sueño y fatiga

2658. A la hora de analizar el desarrollo motor de un niño con sus iguales y descartar la presencia de signos neurológicos realizaremos:

a. El 'Checklist for Austism in Toddlers'
b. La Guía Portage de Educación Preescolar
c. La escala de Bayley
d. Escala infantil motora Alberta

2659. De las siguientes poliradiculopatías, es la más frecuente:

a. Síndrome de Guillain-Barré
b. Polineuropatía desmielinizante idipática crónica
c. Enfermedad de Déjèrine-Sottas
d. Enfermedad de Refsum

2660. Los ligamentos laterales de la rodilla son ligamentos potentes que aseguran la estabilidad:

a. Lateral en extensión
b. Lateral en flexión
c. Lateral en rotación externa
d. Lateral en rotación interna

2661. En un varón de 50 años la aparición durante el ejercicio de dolor precordial intenso opresivo que irradia al cuello y cede absolutamente con el reposo sugiere:

a. Insuficiencia cardiaca
b. Angina de pecho
c. Infarto agudo de miocardio
d. Embolia pulmonar

2662. En la marcha con ayuda:

a. En la marcha alternante en 2 tiempos, hay un avance y apoyo simultáneos del bastón y el mismo miembro inferior homolateral
b. En la marcha en 4 tiempos siempre hay 3 puntos de apoyo
c. En la marcha simultánea en 2 tiempos hay un avance y apoyo simultaneo del bastón y el miembro inferior contralateral
d. La marcha en 4 tiempos permite la descarga completa de uno de los miembros inferiores

2663. Señala lo INCORRECTO respecto a la facilitación neuromuscular propioceptiva (FNP):

a. Es un enfoque de ejercicio terapéutico basado en anatomía y neurofisiología funcional
b. Utiliza información propioceptiva, auditiva y visual
c. Se debe realizar una extensión rápida antes de la contracción muscular para facilitar una mayor respuesta muscular (reflejo de estiramiento)
d. La estabilización rítmica consiste en una contracción isotónica del agonista, seguida por una contracción isotónica del antagonista

2664. Según Genot, es FALSO:

a. Las tracciones articulares se aplican a nivel del raquis o de las extremidades
b. La repetición de las tracciones realiza variaciones de presión articular que favorecen el trofismo cartilaginoso
c. La decoaptación de las superficies articulares se traduce en una separación física real de las piezas cartilaginosas
d. La tracción articular de la cadera debe efectuarse siguiendo el eje longitudinal diafisario del fémur

2665. Las quemaduras de primer grado afectan:

a. músculos y tendones
b. la parte profunda de la dermis
c. la epidermis
d. la parte superficial de la dermis

2666. Cuál de las siguientes técnicas NO es recomendable usar en las neuropatías diabéticas periféricas:

a. TENS
b. Corrientes galvánicas
c. Campos magnéticos pulsados de baja frecuencia
d. Estimulación eléctrica percutánea

2667. Que músculos podemos palpar desde el hueco axilar:

a. Dorsal ancho
b. Pectoral menor
c. Subescapular
d. Son correctas B y C

2668. Qué es 'epidea':

a. El Estudio de Prevalencia de Efectos Adversos en la asistencia hospitalaria
b. El Estudio Piloto de Efectos Adversos en la Asistencia sanitaria
c. El Estudio de Prevención interna de los Efectos Adversos en la asistencia hospitalaria
d. Ninguna de las anteriores

2669. En una radiculopatía de la raíz situada en el espacio C7-D1:

a. Se ve afectada la raíz C7
b. Se ve afectado el reflejo estilorradial
c. Puede existir dolor y/o parestesias en el 4° y 5° dedo
d. Todas son correctas

2670. Las tracciones y elongaciones terapéuticas vienen definidas por:

a. Intensidad
b. Tiempo
c. Desplazamiento angular
d. son correctas A y B

2671. Es una complicación de la fractura de Colles:

a. Síndrome doloroso regional complejo
b. Rizartrosis del pulgar
c. Rotura del flexor corto de los dedos 4° y 5° de la mano
d. Hiperlaxitud

2672. Medida NO aconsejable cuando tenemos un paciente con espondilitis anquilosante:

a. Empleo de ortesis de reposo
b. Posiciones en decúbito prono
c. Utilización de almohadas bajas
d. Actividades deportivas

2673. Sobre la iontoforesis:

a. Es fácil determinar la cantidad exacta de fármaco introducido
b. El número de iones transferido es directamente proporcional a la densidad de la corriente
c. El número de iones transferido es directamente proporcional a la duración del pulso de la corriente
d. Son correctas B y C

2674. El niño ha adquirido una sedestación autónoma cuando:

a. Controla la cabeza y tronco y usa sus manos como soporte anterior
b. Controla la cabeza y tronco y usa las manos lateralmente para equilibrarse
c. Mantiene la posición de sentado jugando libremente con sus manos, alcanzando objetos laterales en el suelo sin que se altere su equilibrio
d. Ninguna es correcta

2675. Cuál de estos mecanismos puede causar una insuficiencia respiratoria:

a. Aumento de la presión inspirada de oxígeno
b. Trastornos de la difusión
c. Hiperventilación alveolar
d. Equilibrio de la ventilación-perfusión

2676. La deformidad del dedo en cuello de cisne se trata:

a. De una flexión de la metacarpo falángica con una flexión de la falange proximal y con hiperextensión de la falange distal
b. De una subluxación en flexión palmar de la metacarpo falángica, con una hiperextensión de la falange proximal y con flexión de la falange la distal
c. De una flexión de la articulación metacarpo falángica con desviación cubital de las interfalángicas
d. Ninguna de las tres

2677. Sobre el niño con mielomeningocele:

a. Nunca presenta alteraciones de la sensibilidad
b. Los cuidados posturales en la incubadora durante las primeras semanas de vida son fundamentales
c. Solamente presenta afectación de meninges y líquido cefalorraquídeo, sin afectación de médula espinal y raíces nerviosas
d. La circulación del líquido cefaloraquídeo está siempre indemne

2678. La tabaquera anatómica se localiza entre qué tendones:

a. Abductor largo del pulgar y extensor corto del pulgar
b. Abductor largo del pulgar y extensor largo del pulgar
c. Extensor largo del pulgar y extensor corto del pulgar
d. Flexor del pulgar y oponente del pulgar

2679. La prevención primaria pretende:

a. Impedir o disminuir la probabilidad de padecer la enfermedad
b. Retrasar el curso de la enfermedad, mejorando las funciones residuales del paciente y atenuar las incapacidades cuando existan
c. Mejorar el pronóstico mediante la detección precoz de la enfermedad
d. Ninguna es correcta

2680. El conducto linfático derecho recibe la linfa procedente de:

a. Mitad izquierda de la cabeza y cuello
b. Mitad derecha de la cabeza y cuello
c. Extremidad inferior derecha
d. Extremidad inferior izquierda

2681. La apraxia del vestir es:

a. Ideatoria
b. Constructiva
c. Especializada
d. Ideomotora

2682. Sacudida que aparece espontáneamente en el músculo en reposo y que es favorecida por el frío:

a. Miotonía
b. Miocimia
c. Fasciculación
d. Calambre muscular

2683. En metodología de la intervención en Fisioterapia, 'patología' es:

a. La pérdida total o parcial de un segmento corporal
b. La pérdida total de una extremidad
c. La lesión inicial que puede ser un traumatismo, la afectación de un sistema de control o sistema vital
d. Ninguna de las tres

2684. La escala de Lawton evalúa:

a. Las actividades instrumentales de la vida cotidiana
b. Las manifestaciones clínicas de la depresión en el anciano
c. El rendimiento físico del anciano
d. La disminución de la capacidad respiratoria del anciano

2685. El resultado de la espirometría de un paciente muestra una relación FEV1/CVF del 80% y una CVF del 90% del predicho:

a. Muestra una espirometría normal
b. Presenta un patrón restrictivo
c. Presenta un patrón obstructivo
d. Presenta un patrón mixto (obstructivo y restrictivo)

2686. Sobre la marcha humana, según Viel:

a. La flexión de la rodilla durante la fase de apoyo aumenta la elevación del centro de gravedad
b. Durante la fase de oscilación, los músculos del miembro inferior actúan en cadena cinética abierta
c. La pelvis bascula hacia abajo en el lado de carga
d. Todas son correctas

2687. Qué sustancia se coloca en el electrodo de polo positivo en una iontoforesis:

a. Aconitina
b. Yoduro potásico
c. Yoduro sódico
d. B y C son correctas

2688. Teniendo en cuenta las técnicas de Facilitación Neuromuscular Propioceptiva, cuál de los siguientes patrones de movimiento lo es de las extremidades superiores:

a. Flexión, abducción y rotación interna
b. Extensión, aducción y rotación externa
c. Flexión, aducción y rotación externa
d. Extensión, abducción y rotación externa

2689. NO son signos de patología radicular de las raíces L3 y L4:

a. Ausencia o debilidad del reflejo rotuliano
b. Alteración de la sensibilidad en la ingle y parte proximal ventral y media del muslo
c. Paresia del músculo ilipsoas
d. Signo de Lasègue invertido positivo

2690. La prueba de Finkelstein se emplea para determinar presencia de:

a. Síndrome del túnel carpiano
b. Contractura de Dupuytren
c. Isquemia de Volkmann
d. Tendinitis de Quervain

2691. En el sistema sanitario la atención especializada comprenderá:

a. La atención paliativa a enfermos terminales
b. La actividad de información y vigilancia en la protección de la salud
c. La atención a la salud bucodental
d. Ninguna de las tres

2692. En la terapia de locomoción refleja de Vojta, la zona de estimulación del volteo reflejo será:

a. En el espacio costal, entre la sexta y octava costilla, del lado nucal
b. En el ángulo posteroinferior de la escápula del lado nucal
c. En el punto pectoral, punto de intersección de la línea mamilar con el diafragma, del lado facial
d. Justo por encima del pezón del lado facial

2693. Sobre los impulsos de acción:

a. Los nervios de conducción lenta necesitan estímulos cortos
b. Los nervios de conducción rápida necesitan estímulos cortos
c. Los nervios de conducción lenta necesitan estímulos largos
d. Son correctas A y B

2694. Para realizar una iontoforesis qué sustancia se coloca en el electrodo de polo positivo:

a. Yoduro potásico
b. Yoduro sódico
c. Cloruro sódico
d. Cloruro cálcico

2695. Qué es una contracción isotópica de un músculo:

a. Contracción estática
b. Contracción muy larga
c. Acortamiento activo de las fibras
d. Contracción muy rápida

2696. La bronconeumonía:

a. Casi nunca es infecciosa
b. Suele afectar a un solo lóbulo pulmonar
c. No produce disnea
d. La fisioterapia es importante en la fase regresiva

2697. El papel del fisioterapeuta en educación para la salud en la comunidad tendrá como ejes principales los siguientes, EXCEPTO:

a. Fomentar la actividad física
b. Fomentar los autocuidados en conducta articular
c. Prevenir caídas y accidentes
d. Aconsejar sobre la forma de ser lo menos independientes posible

2698. Señale la INCORRECTA. En el anciano amputado de miembro inferior:

a. Cuanto más alto es el nivel de amputación, mayor será la energía consumida en la deambulación
b. El vendaje semirrígido de Unna proporciona un soporte no elástico adaptado que previene y reduce el edema en el muñón postoperatorio
c. La posición en decúbito ventral ayuda a prevenir las contracturas en flexión de la cadera
d. El entrenamiento para las actividades de la vida diaria se realizará siempre con la prótesis prescrita

2699. Es una característica de la contracción isométrica:

a. Provoca desplazamiento articular
b. Hay un desequilibrio entre el momento resistente y el momento motor
c. Ofrece una gama de ejercicios diversificados
d. No permite el mantenimiento del esquema espacial

2700. La determinación de la fuerza de la musculatura respiratoria se realizará a través de:

a. Flujo Espiratorio Pico
b. Gasometría
c. Presiones Respiratorias Máximas
d. Capacidad Vital Forzada

2701 B	2726 C	2751 C	2776 D
2702 D	2727 C	2752 B	2777 D
2703 A	2728 D	2753 C	2778 A
2704 B	2729 A	2754 D	2779 A
2705 B	2730 B	2755 A	2780 D
2706 D	2731 B	2756 D	2781 B
2707 D	2732 D	2757 B	2782 D
2708 B	2733 B	2758 B	2783 B
2709 B	2734 C	2759 C	2784 A
2710 C	2735 B	2760 A	2785 A
2711 B	2736 B	2761 A	2786 D
2712 B	2737 D	2762 B	2787 D
2713 D	2738 D	2763 B	2788 D
2714 A	2739 D	2764 A	2789 A
2715 C	2740 A	2765 A	2790 D
2716 D	2741 B	2766 A	2791 C
2717 C	2742 D	2767 D	2792 B
2718 D	2743 D	2768 A	2793 C
2719 B	2744 C	2769 B	2794 B
2720 A	2745 D	2770 C	2795 C
2721 C	2746 B	2771 B	2796 C
2722 D	2747 A	2772 D	2797 D
2723 C	2748 B	2773 A	2798 D
2724 B	2749 A	2774 A	2799 D
2725 C	2750 D	2775 C	2800 C

FALLOS:

2701. En la prevención de caídas en el anciano:

a. La prevención primaria tiene como finalidad reducir las consecuencias que conlleva la caída

b. La prevención secundaria va dirigida al grupo de ancianos con mayor riesgo de presentar una caída, es decir, a los que ya se han caído alguna vez

c. La prevención terciaria va dirigida a la detección precoz de los factores de riesgo

d. Todas son correctas

2702. Paciente en unidad de quemados que presenta quemaduras de tipo B (profunda) y al cual le han realizado autoinjerto hace 3 días. Nos encontramos en la tercera etapa del tratamiento de fisioterapia. En esta etapa NO estaría indicado:

a. Tratamiento de la cicatriz con masaje cicatricial para evitar adherencias

b. Masaje en estiramiento para romper los nódulos fibróticos de tejido cicatricial y ultrasonido pulsado

c. Potenciación muscular y actividad continua

d. Las tres están indicadas en la tercera etapa

2703. La sintomatología de la neuralgia C6, a qué territorio sensitivo corresponde:

a. Cara anterior del brazo y parte externa del antebrazo hasta el pulgar

b. Cara posterior del brazo y del antebrazo hasta los tres dedos medios

c. Cara interna del brazo y del antebrazo hasta el meñique

d. Muñón del hombro

2704. Cuántos grados de amplitud articular se consiguen en la flexión activa de la rodilla con cadera en flexión:

a. 160°   b. 140°   c. 120°   d. 110°

2705. 'Osteomalacia' o necrosis aséptica del semilunar:

a. Enfermedad de Köhler

b. Enfermedad de Kiembock

c. Enfermedad de Sever

d. Enfermedad de Freiberg

2706. Sobre la Facilitación Neuromuscular Propioceptiva, es FALSO:

a. Durante el tratamiento se utiliza resistencia para, entre otros objetivos, conseguir aumentar fuerza y ayudar al paciente a relajarse

b. La resistencia aplicada correctamente produce irradiación y refuerzo

c. Al aumentar la resistencia se incrementa la magnitud y extensión de la respuesta muscular

d. La aplicación de presión en el mismo sentido del movimiento sobre cualquier punto del miembro móvil estimula los músculos sinérgicos a reforzar el movimiento

2707. Es una técnica de relajación

a. Schultz

b. Jacobson

c. Mézières

d. Son correctas A y B

2708. Qué ligamento se fija en el cuerno anterior del menisco interno:

a. Ligamento cruzado posterointerno

b. Ligamento cruzado anteroexterno

c. Ligamento lateral externo

d. Ligamento lateral interno

2709. Anestesia térmica y dolorosa de la cara del lado de la lesión por afectación de la raíz descendente del trigémino:

a. Síndrome de Lhermite

b. Síndrome de Wallenberg

c. Síndrome de Brown-Séquard

d. Síndrome espinotalámico

2710. En qué consiste la técnica de tensión-contratensión de Jones:

a. Abordaje directo, activo y no doloroso

b. Abordaje indirecto, pasivo, no doloroso y traumático

c. Abordaje indirecto, pasivo, no doloroso y no traumático

d. Abordaje indirecto, activo y espasmódico

2711. En la neuralgia L4 el dolor se manifiesta en:

a. Cara posterior de la nalga, el muslo y la pantorrilla hasta el talón y planta del pie

b. Cara externa del muslo, borde anterior de la pierna hacia el maléolo interno y el dedo gordo

c. Parte posteroexterna del muslo y cara externa de la pierna hasta el dorso del pie

d. Parte posteroexterna del muslo

2712. Las corrientes interferenciales permiten estimular fibras nerviosas:

a. amielínicas

b. gruesas, tipo II

c. finas, tipo I

d. eferentes

2713. Sobre la marcha en triple flexión que se puede observar en parálisis cerebral, es FALSO:

a. Aparece fatiga y deterioro de la capacidad ambulatoria

b. Favorece la aparición de rotula alta

c. Funcionalmente las cadera están en rotación interna y aducción

d. El pie tiene tendencia a la supinación

2714. 'Cinesiterapia activa' es el conjunto de ejercicios...

a. ...analíticos o globales, realizados por el mismo paciente con sus propias fuerzas, de forma voluntaria o automática refleja y controlados, corregidos o ayudados por fisioterapeuta

b. ...de cadenas musculares, realizados por el mismo paciente con sus propias fuerzas, de forma voluntaria o automática refleja y controlados, corregidos o ayudados por fisioterapeuta

c. ...analíticos o globales, realizados por el mismo paciente o con ayuda externa, de forma voluntaria o automática refleja y controlados, corregidos o ayudados por fisioterapeuta

d. ...analíticos o globales, realizados por el mismo paciente con sus propias fuerzas, de forma voluntaria o automática refleja, sin necesidad de fisioterapeuta

2715. En una escoliosis Cuatro Curvas Típica Derecha, según Schroth, encontramos:

a. Giba anterior derecha
b. Giba posterior izquierda
c. Giba anterior izquierda
d. Pelvis prominente izquierda

2716. Es objetivo de la Fisioterapia Analítica, basada en el Concepto Sohier:

a. La recuperación de una cinemática articular normal
b. Equilibrar las tensiones capsulo-ligamentarias y mecano-receptoras
c. Reducir los excesos de tensión músculo-tendinosa por estiramiento
d. Los tres

2717. NO es un objetivo del Método fisioterápico de Cinesiterapia Resistida por contracciones dinámicas de McGovern y Luscombe:

a. Recuperar o mantener la función muscular y facilitar los movimientos articulares
b. Recuperar o mantener el tono muscular e incrementar la potencia muscular, lo que llevará a su hipertrofia
c. Limitar los movimientos articulares, conservando o recuperando su amplitud
d. Mejorar la coordinación neuromuscular

2718. Sobre la condropatía rotuliana, es FALSO:

a. El ángulo Q esté aumentado
b. El objetivo del tratamiento sea la estabilización de la rótula en posición adecuada para evitar compresiones anómalas en el cartílago
c. El signo de Zohlen sea positivo
d. En la exploración se preste especial atención a la atrofia del vasto externo

2719. Qué es la neumonía lobar y qué la desencadena:

a. Espasmo de los bronquios desencadenado por un factor irritante
b. Inflamación del tejido pulmonar producida por gérmenes invasores
c. Dilatación de los bronquiolos y bronquios por acumulación de secreciones
d. Inflamación crónica de tráquea y bronquios ocasionada por el tabaco

2720. Es una de las principales tareas de la entrevista de Fisioterapia:

a. Empatizar
b. Disgregar
c. Descargar de forma emocional
d. Reorganizar los síntomas y signos

2721. Desde el enfoque fisioterápico, una afección reumática considerada como una patología articular inflamatoria crónica es:

a. La epicondilitis
b. La hernia discal
c. La espondilitis anquilosante
d. La gota

2722. Músculo inervado por el crural:

a. Sartorio
b. Cuádriceps
c. Psoas mayor
d. Son correctas A y B

2723. En la artritis reumatoide la crioterapia está contraindicada:

a. Siempre
b. En brotes inflamatorios
c. En trastornos sensitivos, arteriopatias y crioglobulinemia
d. En articulaciones pequeñas

2724. Qué frecuencias utilizaremos para tratar estructuras profundas con ultrasonido:

a. De 0,25 a 2 MHz
b. De 0,5 a 1 MHz
c. De 0,75 a 3 MHz
d. De 1 a 2 MHz

2725. En la estimulación eléctrica neuromuscular NO se debe de aplicar el tratamiento sobre:

a. Seno carotídeo
b. Tronco en mujeres gestantes
c. No se debe aplicar sobre ninguna de las dos
d. Se puede aplicar sobre ambas

2726. Hombre de 50 años que presenta fatigabilidad en músculos de las extremidades con predominio proximal y en los músculos oculomotores, la cual mejora tras el reposo y fluctúa en el tiempo empeorando al final del día; con autoanticuerpos contra el receptor de la acetilcolina del músculo esquelético. Posible diagnóstico:

a. Miosotis necrosante autoinmune
b. Síndromes miasténicos congénitos
c. Miastenia grave
d. Polimiositis

2727. Los efectos vasomotores de la corriente galvánica van a provocar:

a. Una acción analgésica
b. Galvanonarcosis
c. Un eritema galvánico
d. Galvanotaxis

2728. Sobre la prótesis KBM, es FALSO:

a. Es una prótesis para amputado por debajo de rodilla
b. Se diseñó para mejorar la estabilidad de la rodilla en amputados tibiales
c. La pared anterior del encaje realiza un buen apoyo sobre el tendón rotuliano
d. Las paredes laterales cubren toda la rótula

2729. En la facilitación neuromuscular propioceptiva, si queremos trabajar los músculos isquiotibiales, qué patrón de miembro inferior NO utilizaremos:

a. Flexión-abducción-rotación interna extendiendo la rodilla
b. Flexión-abducción-rotación interna flexionando la rodilla
c. Extensión-aducción-rotación externa
d. Extensión-aducción-rotación externa extendiendo la rodilla

2730. Sobre el tibial anterior, es FALSO:

a. Tiene su origen en la cara externa de la tibia y membrana interósea
b. Se inserta en la segunda cuña y base del segundo metatarsiano
c. Realiza la flexión dorsal e inversión del pie
d. Está inervado por el nervio peroneo profundo (L4, L5)

2731. Los vasos linfáticos están presentes en todo el cuerpo EXCEPTO:

a. Abdomen
b. Sistema nervioso central
c. Nariz
d. Piel

2732. Es FALSO:

a. El plano coronal divide al cuerpo en una porción anterior y otra posterior
b. La rotación se realiza en el plano trasversal
c. El eje sagital se sitúa en el plano sagital
d. La flexión lateral del tronco se realiza en el plano sagital

2733. NO es corriente de alta frecuencia:

a. Diatermia
b. Ultrasonido
c. Microonda
d. Onda corta

2734. Según DM Walsh, la corriente eléctrica de baja frecuencia NO se clasifica en:

a. continua
b. pulsada
c. móvil
d. alterna

2735. Es músculo extensor del codo:

a. Cubital posterior
b. Ancóneo
c. Primer radial externo
d. Segundo radial externo

2736. En pacientes PCI, la musicoterapia recomienda la utilización de instrumentos musicales de tipo:

a. Instrumentos de cuerda
b. Instrumentos de viento simples
c. Instrumentos de percusión determinada
d. No se recomienda el uso de instrumentos musicales

2737. Método de medida del producto hospitalario que se define como el conjunto de todos los procesos que son tratados en el hospital:

a. Peer review
b. Audit medico
c. Estándar
d. Case mix

2738. Sobre un paciente hemipléjico con espasticidad:

a. La intensidad de la espasticidad es constante
b. La hipertonía espástica se suele limitar a un solo grupo muscular
c. La hipertonía espástica siempre se acompaña de hiporeflexia
d. Ninguna de las tres

2739. Antes de iniciar cualquier tipo de entrenamiento contra resistencia, se debe (señale la INCORRECTA):

a. Realizar una evaluación completa del paciente
b. Interpretar los hallazgos para determinar si es apropiada la indicación de ejercicios contra resistencia
c. Revaluar periódicamente al paciente
d. Realizar las pruebas de rendimiento funcional en contra resistencia

2740. Deporte preferentemente indicado para prevenir la osteoporosis en miembros inferiores:

a. Marcha
b. Bicicleta
c. Natación
d. Ninguno de los anteriores

2741. El signo de Babinski positivo nos indica afectación de:

a. La vía extrapiramidal
b. La vía piramidal
c. Origen cerebeloso
d. Semiología atáxica

2742. Síndrome se caracteriza por la presencia de un movimiento brusco, explosivo, anárquico e imprevisible:

a. Distonía
b. Ataxia
c. Atetosis
d. Corea

2743. Músculos que actúan en la flexión plantar del tobillo:

a. Sóleo, gemelo y plantar
b. Tibial anterior, peroneo lateral largo y peroneo lateral corto
c. Tibial posterior, peroneo lateral largo y peroneo lateral corto
d. Son correctas A y C

2744. NO es una contraindicación absoluta para realizar punción seca a un paciente:

a. Belonefobia
b. Punción profunda en pacientes con problemas de coagulación
c. Embarazo
d. Las tres son contraindicación absoluta

2745. Un termóforo usa como principal modo de transferencia del calor:

a. Conversión
b. Radiación
c. Convección
d. Conducción

2746. Después de una luxación anterior o anterointerna del hombro, en un primer momento se deberán evitar los siguientes movimientos:

a. Rotación interna y retropulsión
b. Rotación externa, abducción y retropulsión
c. Aducción
d. Ninguno de los anteriores

2747. La fractura de Bennett es:

a. Una fractura intraarticular, con dos fragmentos, de la base del primer metacarpiano
b. Una fractura conminuta del semilunar
c. Una fractura del escafoides de la mano, asociada a necrosis avascular del mismo
d. Una fractura proximal del radio con rotura completa de la membrana interósea

2748. Sobre la fibromialgia, es FALSO:

a. Existen dos grandes síntomas propios de la fibromialgia: dolor crónico generalizado y sensibilidad dolorosa
b. Se puede diagnosticar a través de pruebas de laboratorio (radiografías, análisis de sangre y biopsias musculares)
c. La presencia de dolor a la presión se debe dar en por lo menos 11 de los 18 puntos sensibles
d. Un porcentaje elevado de pacientes con fibromialgia sufren alteraciones del sueño y fatiga

2749. NO cursa con una disminución de la complianza pulmonar y/o torácica:

a. Enfisema
b. Postoperatorio inmediato de una cirugía abdominal
c. Lesión medular
d. Derrame pleural

2750. La movilidad activa NO es utilizada para:

a. Aumentar la fuerza muscular
b. Mejorar la coordinación
c. Mejorar la irrigación
d. Mejorar la relajación

2751. Zona del cerebelo encargada de la regulación del gesto:

a. Arquicerebelo
b. Paleocerebelo
c. Neocerebelo
d. Núcleos del cerebelo

2752. Técnica de masaje en la que los dedos del fisioterapeuta NO se desplazan sobre la piel, sino que permanecen fijos sobre la misma:

a. Amasamiento
b. Fricción
c. Frotación
d. Acariciamiento

2753. Considerando que los roles funcionales de producción son todos aquellos comportamientos que contribuyen al desarrollo del grupo y a la productividad, cuál de los siguientes NO pertenece a ellos:

a. El cohesionador
b. El resolutivo
c. El crítico
d. El iniciador

2754. La crioterapia está contraindicada en pacientes que sufren:

a. Deficiencias sensoriales
b. Sensibilidad al frío
c. Urticaria inducida por frío
d. Las tres son correctas

2755. Sobre el entrenamiento mediante ejercicios pliométricos es FALSO que:

a. Está indicado cuando la amplitud articular está limitada por alteración de las diferentes estructuras periarticulares
b. Es un tipo de potenciación muscular basado en la capacidad reactiva del músculo esquelético de pasar de la contracción excéntrica a la concéntrica
c. Incrementa la velocidad de reacción y la fuerza desarrollada por el músculo
d. Los saltos con los pies juntos son un ejemplo de ejercicio pliométrico

2756. Es una 'máquina simple':

a. Palanca
b. Poleas
c. Plano inclinado
d. Las tres

2757. Para explorar el signo de Tinel (rama del nervio tibial posterior) en el tobillo, percutiremos...

a. detrás del maléolo externo
b. detrás del maléolo interno
c. delante del maléolo externo
d. delante del maléolo interno

2758. En la terapia de estimulación orofacial:

a. Es un concepto de estimulación motora para mejorar actividades motoras de la expresión facial
b. Fundamenta la reorganización del complejo orofacial en la totalidad de la motricidad del cuerpo
c. Las posiciones de inicio de la técnica son el decúbito supino y el decúbito prono
d. No es una condición del tratamiento la correcta alineación corporal

2759. En las luxaciones del hombro y en fracturas del cuello del húmero desplazadas, nervio que se lesiona con más frecuencia:

a. Axilar
b. Circunflejo
c. A y B son ciertas
d. Radial

2760. "Un cuerpo sumergido en un líquido experimenta un empuje vertical de abajo hacia arriba igual al peso del volumen de liquido desalojado"

a. Principio de flotación o de Arquímedes
b. Peso aparente
c. Flotabilidad
d. Presión hidrostática

2761. Sobre la valoración clínica y el tratamiento de la patología del manguito rotador del hombro:

a. El acromion tipo III se asocia con frecuencia al síndrome subacromial y con una mayor incidencia de rotura del manguito rotador
b. El dolor del síndrome subacromial se evidencia en un arco que abarca de los 10 a los 60 grados de abducción del hombro
c. El ejercicio terapéutico y la terapia por ondas de choque están contraindicadas en el síndrome subacromial
d. Se recomienda la prueba de impingement de Neelson para la valoración del síndrome subacromial

2762. Entre qué músculos pasan las ramas de origen del plexo braquial y la arteria subclavia:

a. Escalenos medio y posterior
b. Escalenos anterior y medio
c. Escalenos anterior y posterior
d. Esternocleidomastoideo y escaleno anterior

2763. Incapacidad de identificar un objeto por el tacto, en ausencia de información visual o auditiva:

a. Anosognosia
b. Astereognosia
c. Somatognosia
. Autotopoagnosia

2764. Técnicas de punción:

a. La técnica descrita por Hong se basa principalmente en la entrada y salida rápidas de la aguja, con la intención de provocar espasmo local
b. La técnica en punción seca que describe Gunn se basa principalmente en la palpación del punto motor
c. La técnica en punción seca que describe Baldry se basa principalmente en la entrada y salida rápidas más giros de la aguja
d. La técnica en punción seca que describe Gunn se basa principalmente en la entrada y salida de la aguja

2765. NO es un bronquio del pulmón izquierdo:

a. Medial básico
b. Superior apical
c. Inferior basal
d. Superior Ungular

2766. Polimiositis asociada a un eritema difuso y que afecta a cara, cuello y parte superior de brazos y tronco:

a. Dermatorniositis
b. Polimiositis pura
c. Esclerosis sistémica
d. Psoriasis

2767. Ante un paciente con sospecha de Accidente Cerebrovascular la escala de Cincinatti tendrá en cuenta:

a. La asimetría facial
b. La fuerza en los brazos
c. El Lenguaje
d. Todas son correctas

2768. Andrea sufre trastornos sensitivos en la región deltoidea, borde externo del antebrazo y pulgar, déficit motor en la abducción del brazo, rotación externa del brazo, flexión del codo y pronosupinación del antebrazo más abolición o disminución del reflejo bicipital. Diagnóstico más probable:

a. Síndrome radicular superior o de Duchenne-Erb
b. Síndrome radicular medio o de Remak
c. Síndrome radicular inferior o de Klumpke
d. Ninguno de los tres

2769. Señale la INCORRECTA:

a. El 'Trotte-Lapin' se utiliza en la prevención del descentrado de la cabeza femoral en el niño con Parálisis cerebral
b. La orientación de los muslos en los asientos moldeados debe ser simétrica
c. La posición de 'rana aplastada' en el recién nacido puede originar antetorsión femoral
d. El mantenimiento de la posición de sedestación en W puede originar torsión tibial en el niño

2770. En un individuo en inmersión parcial a nivel umbilical, porcentaje del peso real que desaloja por el principio de flotación:

a. 20 %
b. 33 %
c. 50 %
d. 90 %

2771. Actividad muscular en la que el movimiento es superior a la resistencia:

a. Trabajo estático
b. Trabajo dinámico concéntrico
c. Trabajo dinámico excéntrico
d. Trabajo isométrico

2772. Biomecánicamente la flexión del tronco sobre los miembros inferiores estirados está contraindicado en:

a. Potenciación paravertebral
b. Hernia de hiato
c. Hipertensión
d. Lumbalgias y espondilolistesis

2773. Los movimientos de flexo-extensión se realizan en:

a. Plano sagital y eje coronal
b. Plano coronal y eje antero-posterior
c. Plano transversal y eje vertical
d. Ninguno de los tres

2774. Según los principios generales de la movilización pasiva analítica, es FALSO:

a. Combina planos y ejes de movimiento
b. Moviliza en toda la amplitud de movimiento sin provocar dolor
c. Se dosifica en cuatro secuencias
d. No intercala articulaciones intermedias

2775. Forma parte del equipamiento fijo de Mecanoterapia:

a. Bicicleta isocinética
b. Zapato Delorme
c. Banco de Colson
d. Mesa de Kanavel

2776. Transfiere calor al paciente por conducción:

a. Ultrasonidos
b. Infrarrojos
c. Diatermia
d. Parafina

2777. Acerca de la estimulación eléctrica neuromuscular (EENM):

a. La estimulación del punto motor muscular produce un menor estrés muscular, mecánico y metabólico
b. A mayor distancia entre los electrodos, mayor es la profundidad de penetración de la corriente en el músculo
c. Utilizaremos electrodos pequeños para estimular áreas musculares grandes con el fin de evitar dolor durante la terapia
d. La estimulación del punto motor muscular evita la rápida aparición de la fatiga inducida por la estimulación tetánica sostenida

2778. En un paciente adulto con enfermedad pulmonar restrictiva con asistencia ventilatoria, la dosificación de la ventilación percusiva intrapulmonar aconsejada será: (Señale la INCORRECTA):

a. Frecuencia >280 ciclos/min
b. Presión de trabajo 2-4 bares
c. Inspiración/espiración 1/1 a 2/1
d. Presión en vía aérea de 10-40 cm de H2O

2779. Sobre el neuroma de Morton, es FALSO:

a. El signo de Foucher permite hacer el diagnóstico diferencial con la metatarsalgia
b. El dolor suele aparecer en el tercer espacio interdigital del pie con o sin hormigueo
c. Ser corredor o llevar zapatos apretados pueden ser factores desencadenantes del neuroma
d. El signo de Mulder es un signo clínico típico del neuroma de Morton

2780. Son principios de la bioética:

a. Beneficencia y autonomía
b. Justicia, autonomía, no maleficencia
c. La justicia es un principio del Derecho
d. Justicia, beneficencia, no maleficencia, autonomía

2781. Un bloqueo elástico de la extensión completa de la rodilla puede indicarnos:

a. Atrofia del vasto interno
b. Desgarro del menisco en forma de asa de cubo
c. Desgarro del ligamento cruzado anterior
d. Desgarro del ligamento cruzado posterior

2782. Sobre la duración de la sesión de onda corta:

a. En patología aguda, el tiempo de aplicación será largo
b. En patología subaguda será corto
c. En patología crónica será corto
d. En patología aguda será corto

2783. Uno de los siguientes parámetros NO está incluido en el protocolo PERFECT de valoración de suelo pélvico:

a. Fuerza muscular
b. Distancia anovulvar
c. Número de contracciones rápidas
d. Número de contracciones lentas

2784. Signos clínicos característicos en un paciente con síndrome de Parkinson:

a. Temblor, hipocinesia y rigidez
b. Temblor, disestesias y demencia
c. Temblor, hipercinesia y disminución respiratoria
d. Temblor, disfagia y depresión

2785. Duración necesaria de un impulso de intensidad doble de la reobase para producir una contracción muscular:

a. Cronaxia
b. Reobase
c. Umbral de excitación
. Señal eléctrica

2786. Pieza ósea que NO forma parte del arco externo del pie:

a. Quinto metatarsiano
b. Cuboides
c. Calcáneo
d. Astrágalo

2787. Sobre la valoración de los músculos isquiotibiales:

a. Todos los músculos isquiotibiales reciben inervación del nervio ciático
b. Para su valoración clínica se dividen en semitendinoso y semimembranoso o internos y bíceps femoral o externo
c. Se usa rotación interna de cadera y rodilla para valorar los internos y rotación externa de cadera y rodilla para valorar el externo
d. Todas son correctas

2788. Puede ser causa de síndrome compartimental:

a. Quemaduras
b. Mordeduras de serpiente
c. Ejercicio excesivo
d. Todas pueden serlo

2789. Sobre las fracturas de la muñeca y del antebrazo, es FALSO:

a. La de Pouteau-Colles, da lugar a la 'mano en pala de jardín', y la fractura Goyrand-Smith da lugar a la 'mano en dorso de tenedor'
b. La de Colles invertida es una fractura de la extremidad distal del radio con desplazamiento del fragmento distal palmar o volarmente
c. La de Galeazi es una fractura del tercio distal del radio con luxación de la articulación radio-cubital distal, llamada también 'fractura de necesidad'
d. La de Essex-Lopresti es una fractura proximal de la cabeza del radio con rotura completa de la membrana interósea

2790. Músculos que intervienen en una espiración forzada:

a. Rectos de abdomen
b. Dorsal ancho
c. Escalenos
d. Son correctas A y B

2791. Señale la FALSA Durante la marcha del paciente con parkinsonismo se aprecia:

a. Desaparición de la sincinesia brazos-piernas
b. Inercia a la pulsión
c. Tiende a adelantar los pies respecto al centro de gravedad
d. Aumento de la fase de apoyo en el ciclo de la marcha

2792. Para colocar una tracción lumbar a un paciente que presenta una hernia discal subligamentaria poco lateralizada, tendremos en cuenta estos puntos, EXCEPTO:

a. La dirección de la fuerza de la tracción vertebral nos la proporcionará el cable o la cuerda que une el motor o la polea con el arnés pélvico o torácico
b. Al utilizar el arnés de Sayre seremos muy cuidadosos, ya que nos pueden surgir complicaciones como dolor en cresta ilíaca por el exceso de compresión de las partes blandas de la zona contra la misma
c. Las piernas extendidas pueden provocar una hiperlordosis, que debemos evitar compensando esta posición con una flexión de ambas caderas y rodillas (entre 70° y 90°)
d. La fuerza de la tracción vertebral sobre el paciente debe comenzar lentamente y no de una manera brusca para no desencadenar contracturas musculares importantes

2793. Valor medio del ángulo sacro:

a. 90°   b. 60°   c. 30°   d. 15°

2794. Técnica empleada para favorecer la formación del callo óseo:

a. Ultrasonidos
b. Ultravioletas
c. Infrarrojos
d. Iontoforesis

2795. En la reacción de Landau, si un niño mantiene una extensión simétrica del cuello y una extensión del tronco hasta la charnela dorso-lumbar, y las piernas están en ángulo recto y en ligera abducción con los brazos relajados. Edad cronológica si el bebé fuera un sujeto sano:

a. 5 meses   b. 7   c. 6   d. 8

2796. Dolor localizado en la mitad de la pantorrilla que se caracteriza por un fuerte dolor o en los casos menos graves por un calambre puntual y que presenta como signo característico la marcha en puntas y las rodillas flexionadas. Músculo afectado:

a. Tibial anterior
b. Isquiotibiales
c. Gemelo interno
d. Gemelo externo

2797. El conocido como "cinturón pélvico" o "corsé anatómico muscular" del que depende la estabilización lumbopélvica, está constituido por la activación simultánea de:

a. Glúteos y abdominales
b. Diafragma, multífido y tensor de la fascia lata
c. Glúteos, paravertebrales y abdominales
d. Multífido, transverso abdominal, diafragma y musculatura del suelo pélvico

2798. Músculos que intervienen de forma accesoria en una inspiración forzada

a. Esternocleidomastoideos
b. Pectorales mayores
c. Pectorales menores
d. Los tres

2799. Con respecto al método de relajación progresiva de Jacobson:

a. Consiste en trabajar sistemáticamente los grupos musculares, creando y liberando la tensión
b. Se denomina 'tensión residual' a aquella que persiste en un músculo en reposo
c. Es preferible aprender la técnica tumbado
d. Todas son correctas

2800. Qué tipo de suspensión es la que el punto de anclaje de ésta se realiza al aplomo del extremo distal de la extremidad a movilizar:

a. lateral
b. axial
c. pendular
d. proximal

2801 **C**	2826 **A**	2851 **D**	2876 **A**
2802 **D**	2827 **C**	2852 **C**	2877 **B**
2803 **B**	2828 **C**	2853 **B**	2878 **D**
2804 **A**	2829 **A**	2854 **C**	2879 **B**
2805 **C**	2830 **D**	2855 **D**	2880 **D**
2806 **C**	2831 **A**	2856 **A**	2881 **C**
2807 **B**	2832 **A**	2857 **A**	2882 **B**
2808 **D**	2833 **B**	2858 **A**	2883 **C**
2809 **D**	2834 **D**	2859 **D**	2884 **C**
2810 **C**	2835 **B**	2860 **D**	2885 **C**
2811 **C**	2836 **C**	2861 **B**	2886 **C**
2812 **A**	2837 **A**	2862 **B**	2887 **B**
2813 **C**	2838 **C**	2863 **D**	2888 **B**
2814 **C**	2839 **C**	2864 **B**	2889 **B**
2815 **C**	2840 **D**	2865 **B**	2890 **C**
2816 **D**	2841 **A**	2866 **A**	2891 **D**
2817 **A**	2842 **D**	2867 **B**	2892 **A**
2818 **C**	2843 **D**	2868 **B**	2893 **C**
2819 **D**	2844 **A**	2869 **A**	2894 **B**
2820 **D**	2845 **B**	2870 **D**	2895 **C**
2821 **D**	2846 **A**	2871 **A**	2896 **B**
2822 **A**	2847 **C**	2872 **B**	2897 **B**
2823 **C**	2848 **A**	2873 **B**	2898 **D**
2824 **B**	2849 **C**	2874 **C**	2899 **D**
2825 **C**	2850 **A**	2875 **B**	2900 **C**

FALLOS:

2801. En el modelo de calidad de Donabedian en qué nivel estaría la disminución de mortalidad o morbilidad evitable:

a. La estructura
b. El proceso
c. El resultado
d. Ninguna de las tres

2802. Un pie en flexión plantar hacia dentro es:

a. Pie zambo varo
b. Pie zambo talo varo
c. Pie zambo equino valgo
d. Pie zambo equino varo

2803. La amplitud total de la flexo-extensión de la columna cervical, situando el punto fijo a nivel del raquis cervical inferior RCI (según Kapandji), se sitúa entre:

a. 90-95º
b. 100-110º
c. 70-80º
d. 55-60º

2804. La perfusión es:

a. El mecanismo por el que el corazón aporta sangre a la membrana alveolo-capilar
b. El movimiento de oxígeno y dióxido de carbono en la sangre y líquidos corporales
c. La entrada y salida de aire a los alveolos
d. Ninguna de las tres

2805. Complicación más habitual sobre la piel al tratar mediante la aplicación de corriente galvánica:

a. Sudoración
b. Aumento de la temperatura local
c. Quemadura
d. Aumento de la sensibilidad cutánea

2806. El síndrome de Klippel-Feil constituye:

a. Presencia de una costilla cervical
b. Una estenosis raquídea
c. La formación de un bloque vertebral por fusión de varias vértebras cervicales
d. Todas son correctas

2807. Normas de higiene postural en sedestación; es importante:

a. Cruzar las piernas
b. Mantener las rodillas alineadas o un poco más altas que las caderas
c. Que el asiento sea mullido y con apoyabrazos alto
d. Que el respaldo del sillón permita mantener la espalda un poco arqueada

2808. Cuál de los siguientes grupos musculares se afecta en la contractura isquémica de Volkman:

a. Los extensores de muñeca y dedos
b. Los pronadores y extensores
c. Los supinadores y extensores
d. Los flexores de muñeca y dedos

2809. En el postoperatorio inmediato de prótesis de rodilla realizaremos:

a. Fortalecimiento muscular y masaje cicatrizal
b. Movilizaciones pasivas de rótula
c. Flexo-extensión pasiva
d. Son ciertas B y C

2810. Los reflejos secundarios, que suceden a los llamados reflejos primarios o arcaicos, vienen apareciendo en el recién nacido a la edad de:

a. Alrededor del primer año de vida
b. De los dos a tres meses de vida
c. De los cuatro a siete meses de vida
d. Alrededor del segundo año de vida

2811. El para-podium se utiliza sobre todo en niños con:

a. Síndrome de Down
b. Enfermedad de Rett
c. Espina bífida
d. Síndrome de West

2812. Interrupción localizada de la conducción nerviosa, sin lesión distal y con continuidad intacta de los axones:

a. Neuroapraxia
b. Axonotmesis
c. Neurotmesis
d. Ninguna de las tres

2813. Los síntomas y signos de la fractura por estrés son:

a. Tumefacción, dolor en reposo y a la palpación
b. Tumefacción, dolor en reposo y crepitación
c. Tumefacción, dolor a la actividad y a la palpación
d. La radiografía no mostrará trazos de fractura

2814. La prueba de Schöber mide:

a. la flexo-extensión de la columna cervical
b. la prono-supinación del antebrazo
c. la movilidad de la columna lumbar
d. Ninguna de las tres

2815. La eutanasia que consiste en omisión planificada de los cuidados que seguramente prolongarían la vida del enfermo es Eutanasia...

a. activa
b. positiva
c. pasiva
d. Antidistanasia

2816. En la artritis reumatoide está indicado:

a. Calor en los brotes inflamatorios
b. Los isocinéticos con alta resistencia
c. No utilización de órtesis
d. Los estiramientos activos y pasivos

2817. Es una termoterapia por conducción:

a. Parafangos
b. Aire caliente
c. Onda corta
d. Actino-terapia

2818. La Fibromialgia:

a. Se asocia a niveles alto de serotonina
b. Es un proceso reumático agudo e inflamatorio
c. Presenta dolor a la presión en al menos 11 de los 18 puntos específicos
d. Todas son ciertas

2819. Los síndromes de la enfermedad de Alzheimer son:

a. Invalidantes   b. Invalidantes y degenerativos
c. Involutivos   d. Involutivos y degenerativos

2820. En el drenaje de las secreciones del neonato estará indicado:

a. Clapping
b. Movilizar o estimular la musculatura respiratoria
c. Provocar la tos refleja
d. Son ciertas B y C

2821. Un signo de Gowers positivo es característico de:

a. Parálisis del nervio mediano
b. Luxación congénita de cadera
c. Síndrome de ganglios basales
d. Distrofia muscular de Duchenne

2822. En las las miopatías se da:

a. Una degeneración progresiva de las fibras musculares
b. Daño neurológico de las fibras musculares
c. Una alteración inflamatoria de las fibras musculares
d. Son correctas A y B

2823. Saber, saber hacer y saber ser son competencias profesionales:

a. Genéricas   b. Transversales
c. Específicas   d. Ninguna de las tres

2824. Con la finalidad de mejorar a un paciente que padece Epicondilitis:

a. Drenaje linfático
b. Ultrasonidos
c. Kabat
d. Los tres tratamientos serían correctos

2825. La articulación occipitoatloidea permite fundamentalmente los movimientos de:

a. Rotación axial
b. Lateroflexión
c. Flexo-extensión
d. Todas son ciertas

2826. Es contraindicacións para realizar ejercicios durante el embarazo:

a. Presencia de placenta previa
b. Presencia de insomnio
c. Presencia estreñimiento
d. Sensación de cansancio

2827. La persistencia anormal del reflejo de Galant dificulta:

a. La bipedestación
b. La marcha
c. Equilibrio en sedestación
d. Llevarse la mano a la boca

2828. 'Polineuropatía ascendente aguda', o también:

a. Poliomielitis
b. Accidente cerebro-vascular
c. Síndrome de Guillain-Barré
d. Charcot-Marie-Tooth

2829. Primer objetivo fisioterápico en el tratamiento de la fibromialgia:

a. Alivio del dolor
b. Reanudación de la práctica deportiva
c. Reeducación de la movilidad articular
d. Liberación de adherencias

2830. La eficiencia es:

a. Cantidad de mejoría del estado de salud de una población con una determinada práctica
b. Relación entre las necesidades de una población y la atención recibida
c. Satisfacción del paciente ante una actuación
d. Conseguir un nivel de calidad determinado al menor coste posible

2831. Si la flexión plantar no llega al ángulo recto, la deformidad es pie...

a. talo
b. plano
c. equino
d. cabo

2832. Deformidad consistente en un descenso de la bóveda plantar:

a. Pie plano
b. Pie valgo
c. Pie zambo
d. Pie varo

2833. En la técnica de vendajes funcionales los anclajes se colocan:

a. de forma circular cerrada
b. de forma circular abierta
c. siguiendo las líneas cutáneas de la piel
d. en forma de < 8 > en los problemas de ligamentos cruzados de rodilla

2834. Las polirradiculopatías pueden afectar a:

a. Los nervios motores
b. Los nervios mielinizados
c. A ninguno de los dos
d. A ambos

2835. La espina bífida es una:

a. Anomalía genética
b. Anomalía congénita
c. Anomalía traumática
d. Lesión perinatal

2836. La 'marcha de chalán' se da en:

a. El Parkinson
b. La hemiplejía
c. La ciatalgia
d. La esclerosis múltiple

2837. Actitud viciosa del muñón en los amputados transfermorales:

a. Flexión y abducción de cadera
b. Flexión y aducción de cadera
c. Extensión y abducción de cadera
d. Extensión y aducción de cadera

2838. La cinesiterapia activa está contraindicada en:

a. Obesidad mórbida
b. Artritis
c. Artrodesis
d. Tortícolis

2839. El Órgano de Golgi:

a. Nos avisa del dolor máximo
b. Evita que luxemos las articulaciones
c. Evita rupturas en el colágeno y el músculo
d. No existe tal Órgano de Golgi

2840. En la realización de los vendajes funcionales en el pie EVITAREMOS:

a. Las arrugas en las planta del pie
b. Comprimir la base del 5º metatarsiano
c. La compresión del Tendón de Aquiles
d. Las tres

2841. En los vendajes funcionales, reemplazar los elementos lesionados para garantizar estabilidad:

a. Acción mecánica
b. Acción psicológica
c. Acción propioceptiva
d. Las tres son correctas

2842. Dentro de la suspensión axial se encuentra el tipo de suspensión:

a. indiferente
b. elástica
c. pendular
d. concéntrica

2843. Manifestación clínica habitual en el Síndrome de Down:

a. Hipotonía
b. Reflejos arcaicos disminuidos
c. Retraso mental
d. Todas son ciertas

2844. Un 'pretaping' es:

a. Un vendaje que se utiliza para preservar la piel del adhesivo de las vendas
b. Un calentamiento que se realiza a nivel cutáneo antes de realizar un vendaje funcional
c. Colocar los anclajes con mayor superficie para que el vendaje sea más efectivo
d. Ninguna de las anteriores

2845. Decimos que un músculo está a '4' en la escala Kendall cuando:

a. Supera la gravedad y le podemos realizar una resistencia máxima
b. Supera la gravedad pero no una resistencia máxima según la referencia que hemos realizado con el miembro sano
c. No supera la gravedad pero sí tiene una contracción evidente
d. Supera la gravedad pero no podemos realizarle ninguna resistencia

2846. Si nuestro paciente manifiesta un signo de Trendelemburg positivo, observamos que:

a. La pelvis se inclina hacia el lado sano
b. La pelvis se inclina hacia el lado afecto
c. Impera una retroversión pélvica
d. Impera una anteversión pélvica

2847. En la enfermedad de Dupuytren, indicador que se busca para aconsejar la intervención quirúrgica:

a. Aparición de nódulos sobre la aponeurosis palmar superficial
b. Presencia de una induración subcutánea sobre la zona central de la palma de la mano
c. Manifestación clínica de la retracción en flexión de los dedos afectos
d. Todas son ciertas

2848. Causa de la incontinencia de esfuerzo:

a. Alteración de los mecanismos de cierre de la uretra
b. Aumento de presión intra-abdominal
c. Contracción inadecuada del detrusor
d. Descoordinación del reflejo miccional

2849. La contracción en el tipo de músculo liso es:

a. Voluntaria
b. Desordenada
c. Involuntaria
d. Semiautomática

2850. Intervención quirúrgica en una articulación anquilosada para suprimir las retracciones de partes blandas:

a. Artrolisis
b. Artrodesis
c. Telonisis
d. Tenodesis

2851. Es específico del tejido muscular:

a. Contractibilidad
b. Elasticidad
c. Tono muscular
d. Las tres

2852. La crioterapia está indicada en:

a. Distrofias musculares
b. Bloqueos articulares
c. Espasticidad muscular
d. Ninguna de las tres

2853. Una sinostosis radio-cubital imposibilita al individuo realizar:

a. La flexo-extensión de codo
b. La prono-supinación del antebrazo
c. La flexo-extensión de muñeca
d. Todas son ciertas

2854. El arco doloroso, en la tendinitis del supraespinoso, aparece en la abducción del hombro y entre:

a. Los 15 primeros grados
b. Los 25 y 50 grados
c. Los 80 y 120 grados
d. Los 50 y 80 grados

2855. Es una medida estadística de dispersión:

a. Media
b. Mediana
c. Moda
d. Desviación típica

2856. La espasticidad es la consecuencia de la lesión...

a. de la vía piramidal o de la corteza cerebral
b. de la placa motora del músculo
c. del asta anterior de la médula
d. hipotalámica

2857. El test de Jackson consiste en:

a. Aplicar una compresión axial en la cabeza
b. Aumentar la presión del LCR pidiendo al paciente que tosa
c. Estiramiento del ciático
d. Aumentar la presión intratecal mediante compresión de las yugulares

2858. Con la articulación del codo en flexión de 90º, la rotación axial de antebrazo (según Kapandji), tiene una amplitud de:

a. 175º
b. 160º
c. 130º
d. 110º

2859. Sobre la técnica de Bobath:

a. Es de rehabilitación neuromuscular
b. El fisioterapeuta guía los ejercicios a través de los puntos clave de control motor
c. Pretende abolir las sincinesias y esquemas motores anormales
d. Las tres son ciertas

2860. Las reacciones de equilibrio desaparecen:

a. Sobre los 2 años
b. Sobre los 4 años
c. Depende del estado de maduración del niño
d. No desaparecen nunca

2861. En qué indicación es correcto el uso de microondas (Radar):

a. Fiebre
b. Periostitis crónica
c. Portador de marcapasos
d. Embarazo

2862. Cuando buscamos reducir la prevalencia de una enfermedad, estaremos realizando prevención:

a. Primaria
b. Secundaria
c. Terciaria
d. Cuaternaria

2863. Es un tipo de goniómetro:

a. Goniómetro de dos brazos con un eje común
b. Goniómetro ortocéntrico
c. Goniómetro de Clark
d. Son correctas A y B

2864. El origen del nervio radial es:

a. C7-D1
b. C5-C8
c. C5-C6
d. C7.C8

2865. Es una contraindicación para la aplicación del vendaje funcional:

a. Distensiones ligamentosas de primer grado
b. Roturas musculares
c. Descargas del tendón de Aquiles
d. Distensiones y elongaciones musculares

2866. Las corrientes que también se llaman neuroestimulación transcutánea son las:

a. Corrientes TENS
b. Corrientes rusas
c. Corrientes alternas de media frecuencia
d. Corrientes Strom

2867. Localización más frecuente de un mielommeningocele:

a. La zona cervical
b. La zona lumbosacra
c. La zona dorsolumbar
d. En L3

2868. El adormecimiento, debilidad, cambios de reflejo en la pierna o en el brazo, como también dolor, es característico de:

a. Esguince de disco intervertebral
b. Hernia de disco
c. Defensa muscular y espasmo
d. Esguince articular

2869. Por regla general, el paciente dará el consentimiento informado:

a. Verbalmente
b. Por escrito
c. A través de su representante
d. Ninguna de las anteriores

2870. En Atención Primaria los fisioterapeutas pertenecen a:

a. Equipo Básico de Salud
b. Unidades de Ayuda al Equipo Básico de Salud
c. Equipo Fundamental de Salud
d. Unidades de Apoyo del Equipo básico de Salud

2871. La artrosis primaria es frecuente en:

a. Mayores de 75 años
b. Traumatismos
c. Procesos infecciosos
d. Ninguna de las anteriores

2872. Para la valoración y/o reeducación de la musculatura con un BM a 1 ó 0, opción más adecuada:

a. Dentro del agua
b. Flotación aérea en jaula de Rocher
c. Deslizamiento sobre un plano
d. Movimientos a favor de la gravedad

2873. Es FALSO:

a. Durante la valoración articular, observaremos primero las actitudes espontáneas de éstas
b. Pondremos en tensión los músculos poli-articulares para valorar la articulación
c. La movilidad de una articulación la compararemos con la contralateral
d. La palpación de las articulaciones es un examen subjetivo

2874. Cuando estimulamos a un recién nacido, presionando simultáneamente ambas palmas de las manos y obtenemos como respuesta la apertura de la boca estamos explorando el reflejo:

a. Acústico facial
b. Presión palmar
c. Babkin
d. Búsqueda

2875. 'Fractura por estrés' es:

a. Una fractura de un hueso osteoporótico

b. Una fractura ósea por traumatismo repetitivo moderado

c. Una fractura ósea por traumatismo agudo violento

d. Una fractura ósea en sujetos nerviosos

2876. La preso-terapia consiste en:

a. Un estímulo mecánico que ayuda a la reabsorción de edemas

b. La presión que se realiza con ambas manos para realizar una tracción

c. Aplicar presión en los dermatomas

d. La presión que se aplica en los músculos contracturados

2877. Sobre músculos:

a. Los intercostales internos intervienen en la inspiración

b. Los intercostales externos intervienen en la inspiración

c. Los abdominales son músculos inspiratorios

d. Los esternocleidomastoideos intervienen en la espiración

2878. Son funciones del fisioterapeuta en el campo de la Ergonomía:

a. La identificación de factores de riesgo en el lugar del trabajo

b. Desarrollar programas de prevención de riesgos laborales y reeducación

c. Supervisar y verificar la eficacia de los programas de corrección y reeducación

d. Las tres

2879. Bajo el punto de vista eléctrico y magnético qué elemento es mejor conductor:

a. Hueso

b. Músculo

c. Grasa

d. Cartílago

2880. La articulación de escasa movilidad es:

a. Diartrosis

b. Sinartrosis

c. Gonfosis

d. Anfiartrosis

2881. La profundidad máxima que alcanza el descenso de la temperatura en un músculo durante la aplicación de crioterapia (hielo), por un tiempo de 10 minutos es de aproximadamente:

a. 0´5 cm

b. 1 cm

c. 4 cm

d. 8 cm

2882. El fisioterapeuta en Atención Primaria desarrollará:

a. Tareas estrictamente asistenciales

b. Investigación y docencia

c. Exclusivamente funciones de prevención y promoción de la salud

d. Ninguna de las tres

2883. La alteración cromosómica del Síndrome de Down es la Trisomía del par...

a. 13   b. 18   c. 21   d. 23

2884. La deformidad completa que caracteriza al pie zambo incluye las siguientes:

a. Talo, varo, adducto, supinado

b. Equino, valgo, adducto, pronado

c. Equino, varo, adducto, supinado

d. Equino, varo, abducto, supinado

2885. Cuál de los siguientes principios de la movilización pasiva analítica es FALSO:

a. Hay que respetar los ejes y planos fisiológicos

b. Hay que movilizar en toda la amplitud del movimiento

c. Solo hay que utilizar la toma

d. No hay que provocar dolor

2886. Misión de los ganglios linfáticos:

a. Evitar que se bloquee el paso de la linfa

b. Aumentar el caudal si hace falta

c. Filtrar la linfa de agentes patógenos

d. Ninguna de las tres

2887. El índice de Brooke mide:

a. El dolor

b. La incapacidad funcional

c. El deterioro cognitivo

d. Ninguno de las tres

2888. La incontinencia urinaria de urgencia se produce por:

a. Parálisis del esfínter interno

b. Hiperactividad del detrusor

c. Incapacidad para controlar el esfínter externo

d. Las tres

2889. Método de valoración más utilizado en la medición de la curva de la escoliosis:

a. Ángulo de Ferguson

b. Ángulo de Cobb

c. Test de Risser

d. Método de Raimondi

2890. Si aplicamos una termoterapia por conversión, cuál de las siguientes respuestas se ajustaría a ella:

a. Parafina

b. Aire caliente

c. Microondas (Radar)

d. Arena caliente

2891. Al valorar la radiología de una escoliosis y referirnos al Test de Risser; estamos indicando:

a. El valor angular de la curva

b. El grado de osificación de los cuerpos vertebrales

c. El grado de deformación de los cuerpos vertebrales

d. El grado de osificación de la epífisis de la cresta ilíaca

2892. Apraxia o dispraxia es:

a. Alteración de la normal actividad gestual

b. Alteración en la comprensión del lenguaje

c. Problemas de deglución

d. Alteración en la comprensión y expresión del lenguaje

2893. NO es una contraindicación en hidroterapia:

a. Procesos infecciosos

b. Hipertensión arterial inestable

c. Secuelas de lesiones neurológicas centrales

d. Reumatismos inflamatorios en fase aguda

2894. Inflamación en la zona de inserción del tendón en el periostio:

a. Tendinitis

b. Entesitis

c. Miotendinitis

d. Tenosinovitis

2895. NO existe el 'Masaje de...'

a. Dicke   b. Vogler

c. Wintrebert   d. Cyriax

2896. En la reeducación de la marcha, si un paciente camina con una muleta, nos colocaremos:

a. Delante de él, cogiéndole del brazo libre

b. Detrás del paciente, con un contacto ligero de las manos sobre la pelvis

c. Junto al lado de la muleta

d. Al lado contrario de la muleta

2897. La Cisterna de Pecquet tiene relación directa con:

a. La sangre venosa

b. La linfa

c. El riñón

d. El bazo

2898. Sobre las normas de higiene postural al levantar pesos, en las actividades de la vida diaria:

a. Debemos girar el tronco mientras elevamos una carga pesada

b. Los objetos se mantendrán asidos a cierta distancia del cuerpo y a la altura del pecho

c. Lo haremos de la forma más rápida posible para aprovechar la inercia

d. Buscaremos ayuda cuando la carga sea muy pesada

2899. La causa de la mayoría de las escoliosis estructuradas es:

a. Neuropática

b. Osteopática

c. Miopática

d. Idiopática

2900. La técnica de masaje transversal profundo, descrita por Cyriax, es aplicada generalmente:

a. Con la región hipotenar de la mano

b. Con toda la superficie palmar, sin contactar con los dedos

c. Con la yema del dedo índice

d. Con la yema de los dedos meñique, anular, corazón e índice

2901 C	2926 A	2951 D	2976 B
2902 C	2927 D	2952 D	2977 A
2903 D	2928 A	2953 D	2978 C
2904 A	2929 A	2954 A	2979 D
2905 D	2930 B	2955 B	2980 B
2906 B	2931 D	2956 A	2981 C
2907 D	2932 D	2957 B	2982 B
2908 B	2933 C	2958 A	2983 A
2909 D	2934 A	2959 B	2984 C
2910 D	2935 B	2960 C	2985 B
2911 D	2936 B	2961 A	2986 C
2912 B	2937 D	2962 A	2987 A
2913 C	2938 C	2963 C	2988 C
2914 B	2939 C	2964 D	2989 B
2915 C	2940 B	2965 A	2990 B
2916 C	2941 D	2966 D	2991 A
2917 C	2942 D	2967 B	2992 B
2918 B	2943 D	2968 C	2993 C
2919 C	2944 B	2969 A	2994 A
2920 D	2945 A	2970 C	2995 B
2921 D	2946 B	2971 A	2996 D
2922 C	2947 A	2972 D	2997 C
2923 C	2948 A	2973 D	2998 B
2924 A	2949 D	2974 C	2999 B
2925 C	2950 D	2975 A	3000 C

FALLOS:

2901. En la lesión del cerebelo vemos:

a. Trastornos de la sensibilidad
b. Paresias
c. Alteraciones en la ejecución y la coordinación de los movimientos voluntarios
d. Todas son ciertas

2902. La agenesia lumbosacra es una anomalía congénita en la que se ha producido un fallo en:

a. El desarrollo del sacro
b. Alguna de las vértebras lumbares o de ambas
c. Ambas son correctas
d. Ninguna lo es

2903. En una flebitis y tromboflebitis:

a. La técnica de fisioterapia más apropiada es la fricción
b. La técnica de fisioterapia más apropiada es el amasamiento
c. La técnica de fisioterapia más apropiada es la de las vibraciones
d. Está contraindicada la masoterapia

2904. Corrientes de media frecuencia que se pueden usar para conseguir la elongación de un músculo, aprovechando el periodo de relajación después de una fuerte contracción:

a. de Kotz
b. difarádicas
c. de Tesla
d. de Foucault

2905. Método de propiocepción que utiliza esquemas de movimiento facilitador de carácter espiral y diagonal:

a. Bobath
b. Perfetti
c. Klapp
d. Kabat

2906. Cuando existe defecto del equilibrio y de la marcha se denomina:

a. Atetoide
b. Atáxico
c. Hipertónico
d. Hipotónico

2907. La incontinencia de esfuerzo puede ser secundaria a:

a. Cistocele
b. Lesión obstétrica que afecta a la musculatura perineal
c. Pérdida de la resistencia uretral normal
d. Las tres

2908. Evaluación muscular analítica del cuádriceps según Daniels, Williams y Worthingham Cuando contra gravedad no completa el arco de movimiento es Grado:

a. 1   b. 2   c. 3   d. 4

2909. La intervención en educación sanitaria debe llevarse a cabo en:

a. La familia
b. La escuela
c. Las empresas
d. Las tres

2910. Son causas de la ACV:

a. Enfermedades parasitarias
b. Tumores cerebrales
c. Infecciones
d. Todas son ciertas

2911. Son consecuencias de una parada cardíaca:

a. El fallo multiorgánico
b. La isquemia miocárdica
c. La encefalopatía hipóxico isquémica
d. Las tres

2912. En plano horizontal, única suspensión que permite el desplazamiento:

a. pendular
b. axial
c. proximal
d. elástica

2913. La contracción violenta acompañada de un chasquido audible, de dolor muy intenso y vivo, acompañado de impotencia funcional y signo del hachazo es:

a. Desgarro
b. Distensión
c. Rotura
d. Elongación

2914. La utilización de la poleoterapia esta indicada en:

a. Anquilosis
b. El desarrollo de la conciencia motora
c. Fracturas recientes
d. Son correctas A y B

2915. Usaremos el disco de Freeman en:

a. Secuelas post-ictus
b. En la recuperación de pacientes post-infarto de miocardio
c. En la fase final de tratamiento fisioterápico de cirugía de los ligamentos cruzados
d. En las crisis agudas de gonartritis

2916. La pérdida de movimiento voluntario con alteración del tono muscular en toda la extensión de uno de los lados del cuerpo es:

a. Distonía
b. Paraplejia
c. Hemiplejia
d. Ninguna de las tres

2917. Cuando un paciente ejecuta el movimiento con la ayuda del fisioterapeuta en una dirección dada, a fin de percibir la manera exacta de cómo debe realizarse el movimiento, lo denominaremos movimiento...

a. activo rítmico
b. activo controlado
c. activo dirigido
d. activo sostenido

2918. Cuando la primera vértebra sacra se individualiza del resto, pasando a parecerse a la quinta vértebra lumbar, hablamos de:

a. Sacralización
b. Lumbarización
c. Cifosis lumbar
d. Espondilolistesis

2919. Qué nervio está lesionado en la denominada parálisis de Bell:

a. Trigémino
b. Circunflejo
c. Facial
d. Hipogloso

2920. Una acción terapéutica que puede, de forma indirecta, causar la muerte del enfermo es Eutanasia...

a. Pasiva
b. Activa Directa
c. Activa Indirecta
d. Ninguna de las tres

2921. Es una estrategia de prevención secundaria:

a. Cribaje
b. Cribado poblacional
c. Screening
d. Todas son ciertas

2922. La suspensionterapia NO se utiliza en:

a. Cinesiterapia activa resistida
b. Cinesiterapia activa asistida
c. Cinesiterapia pasiva
d. Reeducación motriz analítica

2923. La articulación que produce la paradoja de Codman es:

a. Toroidea
b. Encaje Recíproco
c. Enartrosis
d. Tróclea

2924. Efecto mecánico de los ultrasonidos que provoca la formación y colapso de burbujas de gas disuelto:

a. Cavitación
b. Vibración
c. Movimiento de vaivén
d. Presión

2925. La Fisioterapia, como disciplina dentro de las Ciencias de la Salud, actúa:

a. En el tratamiento físico del paciente dependiente
b. En la prevención de la enfermedad y el tratamiento de los problemas traumatológicos del paciente
c. En la promoción de la salud, prevención de la enfermedad y tratamiento de los problemas de salud
d. En la prevención de la enfermedad, pero no en la promoción de la salud

2926. Enfermedad de Paget, o también:

a. Osteítis deformante hipertrófica
b. Osteomielitis aguda
c. Osteomalacia
d. Osteoporosis

2927. Si definimos una luxación con el signo de Barlow es de:

a. muñeca
b. codo
c. hombro
d. cadera

2928. Valor más alto de la escala de coma de Glasgow:

a. 15   b. 3   c. 25   d. 30

2929. Qué músculo debe estar completamente normal para que el paciente medular pueda realizar una marcha 'a cuatro puntos':

a. cuadrado lumbar
b. Psoas ilíaco
c. cuádriceps
d. glúteo mayor

2930. Deformidad característica de la artritis reumatoide:

a. Nódulos de Heberden
b. Dedo en ojal o Boutonniere
c. Nódulos de Bouchard
d. Las tres

2931. La tabes dorsal afecta a:

a. Los cordones anteriores de la médula
b. Los cordones laterales de la médula
c. Al canal raquídeo
d. Los cordones posteriores de la médula

2932. Sobre la ergonomía en las aulas escolares:

a. El mobiliario tendría que adaptarse a las distintas edades y medidas de los alumnos y adecuarse a las distintas actividades que realiza el estudiante
b. Las mesas y sillas deberían ser independientes, seguras y estables
c. Las sillas deberían asegurar una distribución óptima de presiones entre las nalgas y los muslos, además de mantener el tronco erguido y apoyado sobre el respaldo
d. Todas son ciertas

2933. Sobre las características del desarrollo motor del niño, es FALSO:

a. Continuo y progresivo
b. Progresivo e irreversible
c. Secuencia fija disto-proximal
d. Secuencia fija céfalo-caudal

2934. La amputación mediotarsiana es la amputación de:

a. Chopart
b. Lisfranc
c. Syme
d. Ninguna de las tres

2935. La hipotonía de qué músculos pueden conducir a un pie plano:

a. Peroneo lateral largo y tibial anterior
b. Peroneo lateral largo y tibial posterior
c. Tibial anterior y extensor común de los dedos
d. Gemelos y sóleo

2936. El principal factor predisponente en la afección de un ACV es:

a. Diabetes
b. HTA
c. Hipercolesterolemia
d. Obesidad

2937. La detección precoz de problemas de salud en prevención secundaria, se lleva a cabo a través de:

a. Cribado
b. Screening
c. Programa de detección
d. Las tres

2938. El masaje transverso profundo de Cyriax produce lo siguiente, EXCEPTO:

a. Reducir adherencias y cicatrices
b. Provocar una hiperemia local
c. Mejorar las compresiones nerviosas
d. Producir una analgesia por híper-estimulación

2939. Huesos del carpo más susceptibles de sufrir necrosis avascular:

a. Semilunar y grande
b. Escafoides y piramidal
c. Semilunar y escafoides
d. Pisiforme y piramidal

2940. Para valorar los músculos interóseos dorsales pediremos al paciente que:

a. Cierre fuertemente los dedos
b. Abra los dedos
c. Realice la flexión de las metacarpofalángicas de los dedos y extienda las interfalángicas
d. Realice la extensión de las metacarpofalángicas de los dedos y flexione las interfalángicas

2941. La neosinaptogénesis resulta del brote colateral de axones, que crea nuevas conexiones en el territorio sináptico, liberado por las fibras nerviosas lesionadas Dónde admite que exista este fenómeno de restauración anatómica:

a. A nivel del sistema nervioso central
b. A nivel del sistema de los nervios periféricos
c. En ningún caso
d. Tanto a nivel del sistema nervioso central, como a nivel de los nervios periféricos

2942. En hidroterapia, los efectos hidrodinámicos nos enseñan que la resistencia al movimiento dentro del agua esta en relación directa con:

a. La densidad del agua
b. La viscosidad del agua
c. La velocidad de ese movimiento, al cuadrado
d. Todas son correctas

2943. En la fisioterapia prequirúrgica:

a. Enseñaremos y educaremos en los ejercicios respiratorios
b. Enseñaremos las posiciones de drenaje más adecuadas
c. Enseñaremos las técnicas de tos y expectoración
d. Todas son correctas

2944. Cuando vamos a aplicar Iontoforesis a un paciente es INCORRECTO:

a. Conocer a fondo la patología que se nos presenta
b. Conectar los electrodos con el generador encendido
c. Identificar el ION apropiado para tratar la patología
d. Limpiar con suavidad la piel del paciente en la zona a tratar

2945. El índice de Swaroop establece la:

a. Tasa de mortalidad proporcional por edades
b. Tasa de mortalidad
c. Tasa de mortalidad infantil
d. Tasa de mortalidad materna

2946. En la lesión de la raíz S1 hay una alteración del reflejo:

a. Rotuliano
b. Aquíleo
c. Ambas son ciertas
d. Ninguna lo es

2947. La flotación en el agua tiene un efecto:

a. Antigravitatorio, se realizan los ejercicios con menos esfuerzo y disminución del dolor, además puede utilizarse una progresión regulada del ejercicio
b. Antigravitatorio y analgésico
c. Antigravitatorio, sedante y relajante
d. Antigravitatorio, tónico y vigorizante

2948. Distrofia muscular más grave:

a. Duchenne
b. Becker
c. Gowers-Wellander
d. escápulo-peroneal

2949. Qué acciones provocará la aplicación del vendaje funcional:

a. Acción mecánica
b. Acción propioceptiva y exteroceptiva
c. Acción psicológica
d. Todas son ciertas

2950. La tendencia del hombro a la adducción se debe a qué músculo:

a. pectoral menor
b. bíceps
c. tríceps
d. pectoral mayor

2951. Minutos máximos establecidos de aplicación de ultrasonido, a partir de los que NO se van a conseguir mejores resultados y sí pueden darse efectos secundarios:

a. 5   b. 6   c. 9   d. 15

2952. Falta de consolidación y continuidad ósea, cuando han finalizado todos los procesos reparadores de un hueso fracturado:

a. Osteoporosis
b. Algodistrofias
c. Osteopenia
d. Pseudoartrosis

2953. La tendinitis calcificante se da más frecuentemente en:

a. Pectoral menor
b. Pectoral mayor
c. Subescapular
d. Supraespinoso

2954. Los ejercicios de Codman:

a. Son movimientos pendulares donde se aprovecha la inercia con relación a la gravedad
b. Son ejercicios al 50% de la resistencia máxima para ganar trofismo muscular
c. Son ejercicios forzados por el fisioterapeuta para conseguir mayor amplitud articular
d. Se usan para reducir la contranutación del sacro

2955. NO es una contraindicación del DLM:

a. Insuficiencia cardiaca
b. Vértigos
c. Tromboflebitis
d. Crisis asmáticas

2956. Cuando un paciente nos manifiesta su disconformidad y posibilitamos que exprese sus opiniones y las abordamos con tolerancia, qué tipo de respuesta es:

a. evaluativa
b. justificativa
c. evasiva
d. Ninguna de las tres

2957. Para la rigidez articular, el mejor tratamiento es:

a. La fisioterapia
b. Intentar evitar su aparición
c. La cirugía
d. La inmovilización

2958. Las cargas crecientes indirectas son las de:

a. Rocher
b. Codman
c. Luscombe
d. Delorme-Watkins

2959. La articulación condílea tiene:

a. 1 grado de movilidad
b. 2 grados de movilidad
c. 3 grados de movilidad
d. No tiene movilidad

2960. En relación con las distrofias musculares:

a. Se desencadenan por alteración endógena del SNC
b. Ocasionalmente tienen un componente genético que las determina
c. Son un grupo de enfermedades degenerativas de la fibra muscular estriada
d. Los cambios histopatológicos del músculo se acompañan de alteraciones sensitivas en el dermatoma correspondiente

2961. La fractura de las cuatro ramas del pubis es:

a. Fractura en ala de mariposa
b. Fractura de Diverney
c. Fractura de Malgaine
d. Fractura del libro abierto

2962. Ausencia completa del miembro superior:

a. Amelia
b. Agenesia
c. Desmelia
d. Hemimelia

2963. Cuando en una investigación estudiamos las variables en un determinado momento es un estudio:

a. Retrospectivo
b. Experimental
c. Transversal
d. Longitudinal

2964. Se da la condición isométrica cuando...

a. se produce un exceso de contracción
b. el terapeuta es vencido por la fuerza del paciente
c. se produce un exceso de contracción
d. la contracción muscular interviene sobre un músculo cuya longitud permanece constante

**2965. Lo siguientes son efectos tera-
péuticos de la terapia mediante la
aplicación de onda corta, EXCEPTO:**

a. Fuerte contracción muscular
b. Aceleración de la cicatrización de heridas y
   rupturas tisulares
c. Reducción del dolor articular
d. Potente estimulación de la circulación periférica

**2966. La exploración muscular analí-
tica debe englobar:**

a. Valoración pasiva
b. Análisis visual del volumen de la masa muscular
c. Palpación manual selectiva
d. Todas son correctas

**2967. Pérdida cutánea parcial que se
presenta como una abrasión, ampo-
lla o pequeño cráter Será una úlcera
por presión en estado:**

a. 1   b. 2   c. 3   d. 4

**2968. La técnica de elongación mus-
cular por estimulación eléctrica, esta
indicada en:**

a. Tendinitis con acortamiento en el tejido conjuntivo
b. Epicondilitis
c. Acortamientos musculares producidos por
   hipertonicidad o rigidez del tejido conjuntivo
d. Bursitis

**2969. Los fangos utilizados como pe-
loides están compuestos, en una pequeña proporción, por componentes
de tipo:**

a. Orgánico
b. Inorgánico
c. Sintético
d. Son correctas B y C

**2970. E= Esfuerzo F= Fulcro o apoyo
P=Peso. Cuál de las siguientes palancas es de tercer género:**

a. P——F——E
b. F——P——E
c. F——E——P
d. Ninguna de las tres

**2971. Uno de los objetivos de la fisio-
terapia en pacientes críticos es:**

a. Tratamiento postural
b. Reeducación propioceptiva
c. Adaptación al esfuerzo
d. Ninguna de las anteriores

**2972. Método o técnica de tratamiento
en la hemiplejía que se basa en la teoría de la ontogénesis postural y locomoción refleja:**

a. Bobath
b. Kabat
c. Brunnstrom
d. Votja

**2973. Sobre la arteriosclerosis corona-
ria, es FALSO:**

a. En la actualidad es la causa más frecuente
   de enfermedad cardiaca en los adultos
b. Se caracteriza por el engrosamiento de las
   paredes de las arterias coronarias
c. Conducen a la formación de estenosis
d. Es la cardiopatía congénita más frecuente
   en el adulto

**2974. Las corrientes de alta frecuencia
se caracterizan por superar los:**

a. 2.000 voltios
b. 1.000 amperios
c. 100.000 Hz
d. 100.000 MHz

2975. En la suspensión axial:

a. El anclaje se sitúa en la vertical que pasa
   por el eje de la articulación a movilizar
b. La suspensión opondrá cierta resistencia al
   movimiento
c. La extremidad distal del miembro se desplazará siguiendo una línea horizontal
d. Ninguna de las tres

**2976. Las manipulaciones cervicales
están contraindicadas en caso de:**

a. Neuralgia de Arnold
b. Insuficiencia vertebrobasilar
c. Tortícolis
d. Cervicobraquialgias

2977. 'Pretissage', o también:

a. Amasamiento
b. Frotamiento
c. Effleurage
d. Roce

**2978. Cuántos grados de pronación re-
aliza la articulación de la muñeca:**

a. 45°
b. 90°
c. 0°
d. 60°

**2979. Qué enfermedad se caracteriza
por la desmielinización:**

a. Parkinson
b. Friedreich
c. Esclerosis lateral amiotrófica
d. Esclerosis múltiple

**2980. Dolor localizado en la piel, rápido
y de corta duración:**

a. Protopático
b. Epicrítico
c. Talámico
d. Somático

**2981. NO está indicada magnetoterapia
en:**

a. Quemaduras
b. Retardo de consolidación ósea
c. Micosis
d. Enfermedad de Raynaud

**2982. En Masoterapia, el roce profundo
está absolutamente contraindicado
en:**

a. Trismus
b. Tromboflebitis
c. Tendinitis
d. Distrofias musculares

**2983. Toda pérdida o anormalidad de
una estructura o función psicológica, fisiológica o anatómica es:**

a. Deficiencia
b. Discapacidad
c. Ambas son correctas
d. Ninguna lo es

**2984. Qué clase de corriente tiene
efecto térmico en el organismo:**

a. media frecuencia
b. baja frecuencia
c. alta frecuencia
d. Ninguna de las tres

**2985. El desgarro de algunas fibras li-
gamentosas con edema y hemorragia local es esguince de grado:**

a. I
b. II
c. III
d. IV

**2986. En las técnicas específicas de
reprogramación de las neuropatías,
tanto periféricas como centrales, y
en la fase deficitaria inicial, el tratamiento fisioterápico se centrará en:**

a. La restauración del programa motor, mediante el aprendizaje
b. Estrategias de compensación a las ayudas
   técnicas
c. El mantenimiento de las amplitudes articulares, la sensibilidad cutánea y propioceptiva y el drenaje vascular
d. La adaptación del individuo al entrono

**2987. Cuál de los siguientes signos NO
corresponde a una parálisis cerebral
infantil espástica:**

a. Hipotonía
b. Hiperreflexia
c. Clonus
d. Escaso movimiento voluntario

**2988. La hidroterapia esta contraindi-
cada en:**

a. Enfermedades miopáticas
b. Quemados
c. Enfermedades infecciosas
d. Lesiones de partes blandas

**2989. Esta contraindicada la aplicación
de corrientes pulsantes en:**

a. La lucha contra la atrofia muscular
b. La miopatía primitiva progresiva
c. La reintegración de partes aun activas de un
   músculo
d. La eliminación de movimientos compensa-
   torios

2990. En un esguince, cuando existe rotura parcial del ligamento, éste se considera de Grado...

a. 1
b. 2
c. 3
d. 4

2991. En la enfermedad de Duchenne, 'Marcha con balanceo de la pelvis por debilidad de la cintura pelviana':

a. de ánade
b. de cigüeña
c. de segador
d. pendular

2992. Proporción de individuos de una población que padece una enfermedad en un momento dado:

a. Incidencia
b. Prevalencia
c. Riesgo Relativo
d. Riesgo Atribuible

2993. El uso de la mecanoterapia está contraindicada en:

a. Polineuritis
b. Artrosis
c. Fracturas óseas recientes
d. Periartritis

2994. En el pie talo:

a. Se observa que la prono-supinación se realiza fácilmente
b. Se cree que sea debido a una malformación uterina
c. Se suele asociar a pie equino varo del contralateral
d. Se altera el reflejo rotuliano

2995. La espondilolistesis es:

a. Destrucción del cuerpo vertebral
b. Subluxación delantera del cuerpo vertebral
c. Malformación de las apófisis transversas
d. Defecto óseo del cuerpo neural

2996. Colocamos al paciente para drenar de oclusiones totales o parciales el segmento apical pulmonar:

a. Acostado sobre el dorso, con una almohada debajo del hombro
b. Decúbito dorsal, elevando 40 cm el pie de la cama
c. Decúbito ventral, con elevación en 30 cm el pie de la cama
d. Sedente, con el dorso enderezado, piernas flexionadas y almohada debajo de las rodillas

2997. En un genu valgo bilateral, podemos observar:

a. Un acercamiento de los maléolos internos y la separación de las rodillas
b. El contacto de ambos maléolos internos y de ambas rodillas
c. Una separación inter-maleolar y la aproximación de las rodillas
d. El distanciamiento de los maléolos internos y de las rodillas

2998. Sobre la fijación de Steinman o Kirshchener, es FALSO:

a. Es una fijación percutánea
b. Es un fijador externo
c. Requiere una protección externa parcial
d. Están indicados en fracturas metafisiarias

2999. Toda evidencia objetiva de enfermedad es:

a. Síndrome
b. Signo
c. Síntoma
d. Todas son ciertas

3000. Densidad de energía Láser a aplicar en procesos inflamatorios crónicos (en julios/cm2):

a. 2 a 4
b. 3 a 6
c. 7 a 8
d. 1 a 3

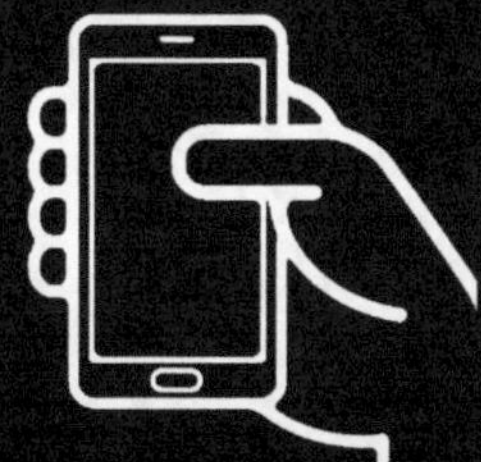